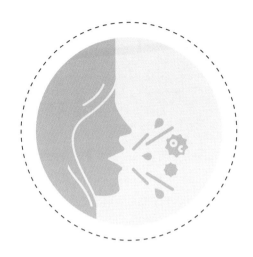

百日咳防治手册

主　　审　刁连东

主　　编　尹遵栋　徐爱强

副 主 编　李艺星　邵祝军　安志杰

编　　者　（按姓氏笔画排序）

丁亚兴　丁峥嵘　马　霄　王四全　王丽婵　尹遵栋

刘元宝　刘倩倩　闫婷婷　汤奋扬　安志杰　孙晓冬

李艺星　李克莉　李明爽　吴　丹　吴　疆　何寒青

辛美哲　张　丽　张　倩　张　颖　张少白　张延炀

张国平　张慧敏　邵祝军　郑　徽　秦　伟　徐爱强

高　源　郭永豪　崔　峰　崔伟红　蒋荣猛　漆　琪

谭亚军

编写秘书　吴　丹　高　源

人民卫生出版社

·北　京·

图书在版编目（CIP）数据

百日咳防治手册 / 尹遵栋，徐爱强主编 . —北京：
人民卫生出版社，2023.8

ISBN 978-7-117-35048-8

Ⅰ.①百… Ⅱ.①尹…②徐… Ⅲ.①百日咳 – 防治
– 手册 Ⅳ.①R516.6-62

中国国家版本馆 CIP 数据核字（2023）第 135341 号

人卫智网	www.ipmph.com	医学教育、学术、考试、健康， 购书智慧智能综合服务平台
人卫官网	www.pmph.com	人卫官方资讯发布平台

百日咳防治手册
Bairike Fangzhi Shouce

主　　编：尹遵栋　　徐爱强
出版发行：人民卫生出版社（中继线 010-59780011）
地　　址：北京市朝阳区潘家园南里 19 号
邮　　编：100021
E - mail：pmph @ pmph.com
购书热线：010-59787592　　010-59787584　　010-65264830
印　　刷：北京顶佳世纪印刷有限公司
经　　销：新华书店
开　　本：710×1000　1/16　　印张：16
字　　数：270 千字
版　　次：2023 年 8 月第 1 版
印　　次：2023 年 9 月第 1 次印刷
标准书号：ISBN 978-7-117-35048-8
定　　价：59.00 元
打击盗版举报电话：010-59787491　　E-mail：WQ @ pmph.com
质量问题联系电话：010-59787234　　E-mail：zhiliang @ pmph.com
数字融合服务电话：4001118166　　E-mail：zengzhi @ pmph.com

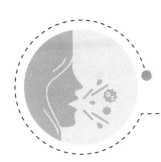

序

百日咳(pertussis)是由百日咳鲍特菌(Bordetella pertussis)引起的急性呼吸道传染病。我国古代医书上对百日咳早有记载,指儿童感受时邪、痰浊阻滞气道、肺气不畅所引起的一种疾病。因其有传染性,且易引起流行,故又称"疫咳";因患者咳嗽的状态和咳嗽的连续性,又称"鹭鸶咳""顿咳";因患者咳嗽时带特殊的哮吼声,又称"鸡咳"。国际上对百日咳的早期描述可以追溯到中世纪,当时缺乏对该病的统一命名。Guillaume De Baillou 描述了 1578 年夏天在巴黎发生的一起百日咳暴发疫情,这是有关百日咳最早的记录。1679 年,Pertussis 首次被用来描述百日咳,其原意是指剧烈的咳嗽。

随着医学的进步和发展,人们对百日咳疾病的关注和研究逐渐深入。1840 年,Monlton 等人的研究证实了该病具有传染性。1906 年,Bordet 和 Gengou 等从 Bordet 儿子的痰液中成功地分离出百日咳鲍特菌,从而确定了致病病原体。1912 年,Rucker 详细描述了百日咳发病的临床过程,以及有关发病率和死亡率的统计数据,引起了人们对百日咳导致死亡的关注。

现代医学证实,百日咳鲍特菌具有极强的传染性,主要通过飞沫传播,且各年龄段人群感染后均存在发病风险,其中婴幼儿发病风险更高。在无免疫史的家庭密切接触者中,二代续发率超过 80%。临床上典型的症状以迁延数周的阵发性、痉挛性咳嗽和咳后鸡鸣样回声为主,病程可长达 3 个月,故称为"百日咳"。重症病例易合并肺炎及脑病,是导致死亡的主要原因。

百日咳曾经是全球婴儿发病和死亡的重要原因之一。据世界卫生组织报道,在全球实施扩大免疫规划(expanded program on immunization, EPI)前,在 81 个发展中国家,每年约有 300 万儿童死于百日咳,百日咳是儿童常见的疾病和死亡原因。在实施 EPI 后,至 1998 年,全球百日咳发病人数减少了 8561.1 万例,死亡人数减少 72.6 万例。2014 年,全球仍然约有 2 400 万 5 岁以下的百日咳患者,其中近 16 万死亡。百日咳的有效控制与疫苗纳入免疫规划相关,死亡主要见于发展中国家的未免疫儿童。但自20 世纪 90 年代以来,在一些已经有效控制百日咳发病的国家和地区,百日咳的发病率重新回升,也称为"百日咳再现",百日咳再度成为备受关注的威胁人类健康的疾病。

中国疾病预防控制中心尹遵栋研究员等人,持续关注百日咳等细菌性疾病预防控制及疫苗的研发和应用,与疫苗和免疫学、临床医学、预防医学等专家一起,从百日咳的病原学、流行病学、诊断治疗,实验室检测和疫苗免疫预防及其他预防措施等多方面进行了系统的文献梳理,对重要知识和前沿信息进行了翔实总结描述,完成了《百日咳防治手册》。相信这本书可帮助临床医生、实验室工作人员、疾控工作者和接种医生更好地了解百日咳,掌握百日咳疫苗以及相应的防治知识,从而更好地指导医疗与公共卫生实践。

王宇光

2023 年 2 月

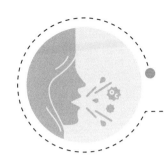

前言

　　百日咳是百日咳鲍特菌引起的急性呼吸道传染病,是传染性最强的疾病之一,曾经是全球婴幼儿死亡的重要原因之一。在疫苗大规模应用前,大部分成人在其儿童期都曾患过百日咳。20世纪五六十年代,随着含百日咳成分疫苗开始使用,部分国家的百日咳发病率和死亡率大幅下降。20世纪70年代,世界卫生组织推荐将含百日咳成分的疫苗纳入各国扩大免疫规划,随着疫苗的广泛使用和接种率的提高,百日咳的发病率和死亡率进一步下降并维持在低流行状态。然而,自20世纪90年代以来,百日咳又出现卷土重来的趋势,在一些疫苗高接种率的国家,百日咳发病率出现显著回升,甚至发生了近几十年来最严重的百日咳暴发疫情,严重威胁着人类健康。百日咳的疾病流行特征也发生了改变,婴幼儿仍为百日咳感染高危人群,但近年来青少年和成人发病出现上升态势。部分地区百日咳发病也出现回升,并相继出现聚集性疫情。"百日咳再现"已成为备受关注的全球公共卫生问题。为加强和提高我国百日咳防控水平,我们组织相关专家撰写了《百日咳防治手册》,从百日咳的病原学、流行病学、疾病的诊断治疗和实验室检测、疫苗免疫预防及其他预防措施等多方面进行了全面总结,对重要知识和前沿信息进行翔实地梳理和汇总,旨在帮助临床医生、实验室工作人员、疾控工作者和接种医生更好地了解和掌握相关的防治知识,指导日常工作。在编写过程中,尽管对所有内容已进行多次审阅、讨论和修订,但难免仍存在疏漏之处,恳请读者不吝指正。

《百日咳防治手册》编委会
2023年1月

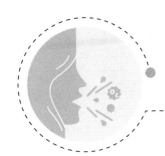

目录

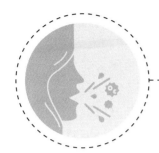

第一章

病原学

第一节　概　　述

百日咳鲍特菌（Bordetella pertussis，B.pertussis）亦称百日咳杆菌。1900 年 Jules Bordet 和 Octave Gengou 在百日咳患者的痰内发现了疑似百日咳杆菌的革兰氏阴性杆菌，继而于 1906 年首次在一名儿童的痰标本中使用鲍-金（Bordet-Gengou Agar Medium，B-G）培养基分离到该细菌。百日咳鲍特菌属于鲍特菌属（Bordetella），亦称为博德特菌属，系统分类学上属细菌界（Bacteria）、变形菌门（proteobacteria）、β-变形菌纲（betaproteobacteria）、伯克菌目（burkholderiales）、产碱杆菌科（alcaligenaceae）。

目前研究报道鲍特菌属有 17 个种，百日咳鲍特菌、副百日咳鲍特菌和支气管败血鲍特菌通常被称作"经典鲍特菌"。百日咳鲍特菌是人类百日咳的致病菌。副百日咳鲍特菌（B.parapertussis）包括羊副百日咳鲍特菌（ovine associated B.parapertussis，Bppov）和人副百日咳鲍特菌（human associated B.parapertussis，Bpphu）两个亚种，可引起人类轻度的类百日咳综合征；支气管败血鲍特菌（B.bronchiseptica）可引起一些哺乳动物的急慢性感染或无症状感染。除"经典鲍特菌"之外，其他鲍特菌称作"非经典鲍特菌"，包括霍氏鲍特菌、禽鲍特菌、欣氏鲍特菌、假欣氏鲍特菌和创伤鲍特菌等。

鲍特菌属细菌为革兰氏染色阴性菌，菌体短小，呈杆状或球杆状，单个或成对排列，有时菌体呈长丝状。采用甲苯胺蓝染色，菌体两极可见异染颗粒。

鲍特菌无芽孢结构,支气管败血鲍特菌、禽鲍特菌(B.avium)和创伤鲍特菌(B.trematum)有鞭毛,具有运动性。新鲜的百日咳鲍特菌和支气管败血鲍特菌可有荚膜结构,与细菌的毒力和致病性有关。鲍特菌属为需氧菌,大多数鲍特菌最适生长温度为 35~37℃,最适 pH 值为 6.8~7.0。百日咳鲍特菌对生长营养条件需求较高,一般含有 10%~25% 无菌脱纤维血的培养基,培养 2~3 天后可见典型菌落生长。相对于百日咳鲍特菌,其他种的鲍特菌生长对营养条件的需求不高,生长时间也相对较短,培养 18~24 小时即可见典型菌落。

鲍特菌属细菌生化反应不活跃,菌种鉴定时常结合多种生化反应试验结果。鲍特菌不分解糖类,副百日咳鲍特菌和霍氏鲍特菌(B.holmesii)氧化酶试验阴性,其他鲍特菌的氧化酶试验为阳性。副百日咳鲍特菌和支气管败血鲍特菌尿素酶试验阳性,其他鲍特菌尿素酶试验为阴性,见表 1-1-1。

表 1-1-1　鲍特菌属细菌的生物学特性

菌种	血平板(麦康凯)培养基生长	动力试验	氧化酶试验	尿素酶试验	枸橼酸盐利用试验	硝酸盐还原试验
百日咳鲍特菌	−	−	+	−	−	−
副百日咳鲍特菌	+	−	−	+	+	−
支气管败血鲍特菌	+	+	+	+	+	+
禽鲍特菌	+	+	+	−	−	−
欣氏鲍特菌	+	+	+	−	+	−
霍氏鲍特菌	+	−	−	−	−	−

第二节　百日咳鲍特菌

一、生长特征

百日咳鲍特菌为专性需氧菌,生长温度为 20~37℃,最适生长温度为 35~37℃,最适生长 pH 值为 6.8~7.0。百日咳鲍特菌初次分离培养时对培养基营养要求较高,需要烟酸、半胱氨酸和甲硫氨酸等营养成分,但不需要 X 因子和 V 因子。细菌生长过程中可形成过多的脂肪酸,抑制细菌生长,对百日咳鲍特菌有毒性作用。培养基中通常加入 10%~25% 无菌脱纤维血、甘油和活性炭或离子交换树脂等物质,其中活性炭或离子交换树脂可吸收不饱和脂肪酸,促进细菌生长。

百日咳鲍特菌初次分离培养时常用 B-G 培养基,含甘油、马铃薯和血液等成分;也可用木炭琼脂(Regan-Lowe,部分商品名称为 Charcoal agar)培养基,含有木炭、牛肉提取物、蛋白胨和血液等成分。在 B-G 培养基培养,35~37℃,需氧,培养 3~5 天,形成细小、光滑、圆形、凸起、银灰色、不透明、珍珠样的菌落,菌落周围有狭窄的溶血环;在 Regan-Lowe 培养基培养,可形成光滑、有光泽、水银样的菌落(图 1-2-1)。百日咳鲍特菌在液体培养基呈均匀混浊样生长,可产生少量黏性沉淀。

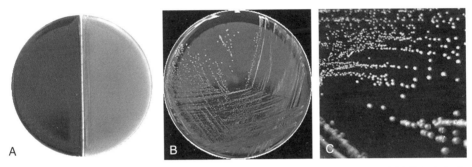

A-Regan-Lowe 培养基、B-G 培养基;B-百日咳鲍特菌在 Regan-Lowe 培养基上生长状态;C-百日咳鲍特菌在 Regan-Lowe 培养基菌落形态。

图 1-2-1　百日咳鲍特菌培养基外观及菌落形态

百日咳鲍特菌为革兰氏阴性球杆菌,无动力,短小呈卵圆形,大小为(0.5~1.5μm)×(0.2~0.5μm)。单个或成对出现,短链排列,无芽孢和鞭毛。光滑型菌落,长时间培养后菌落出现不规则的多形性。革兰氏染色极易脱色(图 1-2-2),用甲苯胺蓝染色时可见两极异染颗粒。

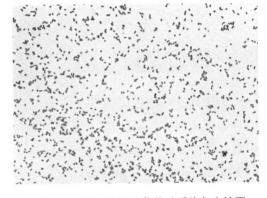

图 1-2-2　百日咳鲍特菌革兰氏染色光镜图

培养基营养成分或培养条件不适宜时,影响百日咳鲍特菌生长,百日咳鲍特菌多次传代后会发生由光滑型到粗糙型的相变(S-R 变异)。百日咳鲍特菌分为 4 种不同的相变形态(Ⅰ、Ⅱ、Ⅲ、Ⅳ),其中Ⅰ相菌为 S 型,Ⅳ相菌为 R 型,Ⅱ相和Ⅲ相菌为 S-R 相的过渡状态,两者不存在时间上或进程上的必然联系。Ⅰ相菌有荚膜和菌毛,菌落光滑,毒力强,有狭窄的溶血环。Ⅳ相菌菌落大而粗糙,荚膜和菌毛消失,K 抗原消失,无毒力,菌落呈白色,无溶血性。Ⅱ相和Ⅲ相菌的特点介于Ⅰ相和Ⅳ相菌之间。经多次传代后,百日咳鲍特菌对培养基营养的需求降低,血清琼脂或普通琼脂平板也可生长,但其毒力消失。非溶血性的细菌不能与百日咳患者血清发生凝集反应,因此制备疫苗时,应选用Ⅰ相菌株。

百日咳鲍特菌生化反应极不活跃,不发酵任何糖类,不液化明胶,不生成硫化氢,不产生吲哚,不还原硝酸盐,不利用枸橼酸盐,不产生尿素酶和苯丙氨酸脱氨酶;氧化酶阳性,70% 以上菌株触酶(过氧化氢酶)阳性。

百日咳鲍特菌对外界理化因素抵抗力较弱,人体外只能短期存活。56℃条件下 30 分钟即可死亡,日光照射 1 小时、干燥 3~5 小时也可致死亡。低温环境中(0~10℃)可较长时间存活。百日咳鲍特菌对紫外线及一般化学消毒剂敏感,对多黏菌素、氯霉素、红霉素、氨苄西林敏感,对青霉素不敏感。

二、毒力因子与致病性

百日咳鲍特菌含有菌体(O)抗原和荚膜(K)抗原。O 抗原为耐热抗原,是鲍特菌属的共同抗原;K 抗原为不耐热抗原,是百日咳鲍特菌的特有抗原。K 抗原又称 K 凝集原,是百日咳鲍特菌的表面成分,包括凝集因子 1~6,其中,凝集因子 1 为百日咳鲍特菌特异性抗原。根据 K 抗原主要成分(凝集因子 1、凝集因子 2、凝集因子 3)的不同组合,百日咳鲍特菌分为不同的血清型。

人是百日咳鲍特菌的唯一宿主。百日咳鲍特菌对人呼吸道纤毛上皮细胞有明显趋向性和黏附性,可进入上皮细胞,但一般不会穿透黏膜下层细胞侵入血液。百日咳鲍特菌产生的各种毒力因子可进入血液,共同作用产生生物学活性,引发百日咳疾病的发生(表 1-2-1,图 1-2-3)。百日咳鲍特菌的致病力与其毒力因子相关,毒力因子可大致分为黏附因子和毒素两类。黏附因子包括丝状血凝素、菌毛、百日咳黏附素、Ⅲ型分泌系统(type Ⅲ secretion system,T3SS)、脂多糖/脂寡糖和一些代谢蛋白(如 BrkA、BapC 和 BatB)等。毒素主要包括百日咳毒素、腺苷酸环化酶毒素(adenylate cyclase toxin,ACT)、气管细胞毒素和皮肤坏死性毒素(dermonecrotic toxin,DNT)等。百日咳鲍特菌的毒力因子受到毒力表达系统(BvgAS)的调控,其中,BvgA 是一种 DNA 结合调节因子,BvgS 是一种 135kDa 的跨膜感受激酶。BvgAS 双组分信号传导系统在百日咳致病性中起着关键作用,*bvg*AS 基因可控制多种毒力因子的表达,包括百日咳毒素(pertussis toxin,PT)、腺苷酸环化酶(adenylate cyclase,AC)、DNT、丝状血凝素(filamentous hemagglutinin,FHA)、TcfA、Peractn、菌毛(fimbriae,FIM)、BrkA、BipA、BcfA 和 Vag8。

表 1-2-1 百日咳鲍特菌主要毒力因子及其生物学活性

毒力因子	主要作用	生物学活性	免疫性
百日咳毒素	毒素和黏附因子	分泌外毒素,有组胺致敏性,促进淋巴细胞增殖,引起白细胞增高,激活胰岛素细胞	疫苗保护性抗原
丝状血凝素	黏附因子	可协助百日咳鲍特菌黏附于呼吸道纤毛上皮细胞,并具有免疫调节功能	疫苗保护性抗原
菌毛	黏附因子	凝聚原,与百日咳鲍特菌黏附于呼吸道纤毛上皮细胞有关;宿主免疫应答的重要刺激因子,与吞噬细胞相互作用,维持感染	可用于疫苗抗原
黏附素	黏附因子	外膜蛋白,可在菌体与上皮细胞及中性粒细胞黏附过程中发挥作用	疫苗保护性抗原
腺苷酸环化酶毒素	毒素	抑制吞噬功能	具有疫苗开发前景
气管细胞毒素	毒素	麻痹黏膜纤毛清除系统,引起纤毛功能停滞和气管黏膜的细胞病变	不具有免疫原性
血清抗性蛋白 BrkA	黏附因子	外膜蛋白,抵抗经典补体途径对菌体的攻击	与 PRN、Brk 及 Vag-8 羧基端同源
皮肤坏死毒素	毒素	动物实验显示能引起皮肤坏死和血管收缩	与疾病的关系未知

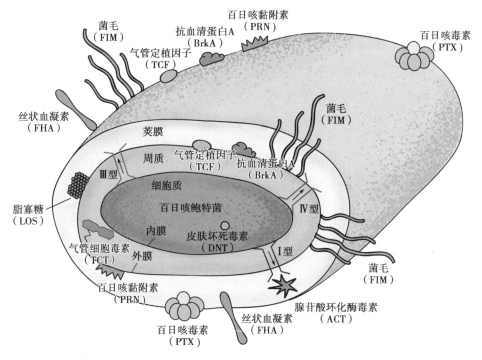

图 1-2-3　百日咳鲍特菌毒力因子示意图

1. **百日咳毒素**　百日咳毒素（pertussis toxin，PT）是无细胞百日咳疫苗（acellular pertussis vaccine，aP）的主要成分，为百日咳鲍特菌的特异性外毒素，以往被称为促淋巴细胞增多因子。PT含有5个不同亚基（S1~S5），形成A、B两个亚单位，属于典型的A-B型结构细菌毒素（图1-2-4）。S1亚基（A原体）能破坏ADP-核糖与GTP结合调节蛋白的连接，不能下调环腺苷酸（cyclic adenosine monophosphate，cAMP）的表达，导致大量cAMP生成。A原体具有百日咳毒素的大部分已知生物学活性，包括：促进淋巴细胞增多，影响淋巴细胞的循环；激活胰岛素细胞，降低血糖；增强组胺敏感性，导致毛细血管通透性增加，引起低血压和休克；引起中国仓鼠卵巢细胞（Chinese hamster ovary cells，CHO）聚集生长。环状结构的B寡聚体由一个S2、S3、S5亚基和两个S4亚基组成，S5将S2-S4和S3-S4两个二聚体连接在一起。B寡聚体有助于百日咳鲍特菌黏附在呼吸道纤毛细胞上，具有一定的酶活性，可促进血细胞凝集，促使T细胞有丝分裂。A原体的主要酶活性依赖于完整的百日咳毒素分子，失去B寡聚体后，A原体将失去生物学活

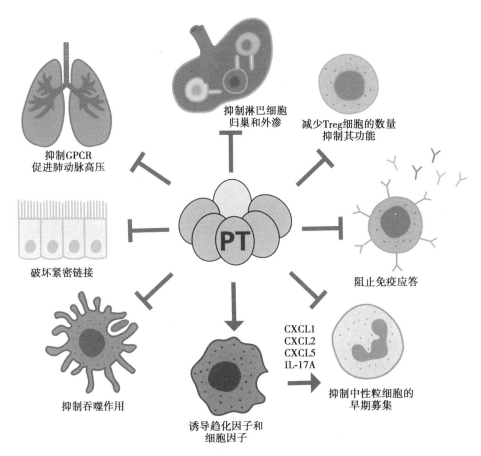

抑制淋巴细胞
归巢和外渗

减少Treg细胞的数量
抑制其功能

抑制GPCR
促进肺动脉高压

破坏紧密链接

阻止免疫应答

抑制吞噬作用

CXCL1
CXCL2
CXCL5
IL-17A

抑制中性粒细胞的
早期募集

诱导趋化因子和
细胞因子

图 1-2-4 百日咳毒素结构组成及功能示意图

性。通过化学方法或分子生物学技术可灭活 PT,使其失去毒性而保留其免疫原性。鲍特菌属的细菌中,仅百日咳鲍特菌产生并分泌 PT,虽然副百日咳鲍特菌和支气管败血鲍特菌也携带百日咳毒素基因(ptx),但其相应启动子未被激活,转录处于静止状态,无法表达百日咳毒素。流行菌株和历史菌株的 ptx 基因测序分析表明,PT 具有多态性,ptx 基因可分为 $ptx1$、$ptx2$ 等,目前流行菌株多为 $ptx1$ 基因型。PT 操纵子区的基因也具有多态性,对 PT 的表达进行修饰。

PT 是百日咳鲍特菌主要的致病因子,可诱导机体免疫系统产生抗体,也可通过抑制中性粒细胞迁移和募集,使病原体避开抗体介导的清除作用,促进百日咳鲍特菌黏附于呼吸道纤毛上皮细胞,增强其黏附能力。PT 具有细胞毒性作用,可刺激呼吸道纤毛上皮细胞导致阵发性痉挛咳嗽。另外,PT 在引起机体急性感染、维持和延长感染期以及对抗抗体方面均可发挥作用。近年来研究发现,PT可抑制淋巴细胞归巢(B细胞和T细胞),以改变机体的固有免疫和适应性免疫,这也可能是百日咳容易出现继发感染的原因之一。PT是一种强免疫原,刺激机体产生的抗百日咳毒素的抗体是最重要的保护性抗体之一,并与免疫保护力有关。

2. 丝状血凝素　丝状血凝素(filamentous hemagglutinin,FHA)是一种由367kD的前体蛋白经两端修饰和水解后形成的220kD丝状大分子蛋白,因其对红细胞有凝集作用而得名。FHA不具有酶活性,在百日咳鲍特菌最初黏附定植的过程中发挥重要作用。FHA可介导黏附素,促使细菌黏附到上呼吸道的纤毛上皮细胞。FHA有4个独立的黏附区域,协助细菌黏附于呼吸道纤毛上皮细胞、单核细胞、巨噬细胞和非纤毛上皮细胞,FHA缺失或突变的百日咳鲍特菌黏附能力减弱。FHA具有免疫调节功能,FHA与巨噬细胞受体相互作用,通过IL-10依赖机制可抑制早期炎症细胞因子IL-12的产生,从而限制保护性Th1的细胞应答,使病原体逃避机体的清除。FHA可促进人体单核细胞和呼吸道上皮细胞的炎症反应和细胞凋亡,也可与吞噬细胞表面的整联蛋白CR3(补体C3b的受体)结合,促进其被吞噬。进入吞噬细胞后,百日咳鲍特菌利用其他毒素(如腺苷酸环化酶毒素)破坏吞噬细胞的杀菌活性,持续寄生于吞噬细胞内。

FHA是一种强免疫原,具有很强的免疫原性,自然感染或接种含FHA的疫苗后可诱导机体产生抗FHA抗体,抵抗百日咳鲍特菌对呼吸道的致死性攻击。百日咳疫苗免疫后的学龄前儿童抗FHA抗体水平与预防百日咳发病相关。

3. 菌毛　菌毛(fimbriae,FIM)是百日咳鲍特菌表面的细丝状聚合蛋白,具有辅助细菌在动物或人体气管内定植的作用。无菌毛的百日咳鲍特菌,因不能在小鼠鼻咽部和气管定植而无繁殖能力。支气管败血鲍特菌虽然也具有丝状血凝素及其他黏附因子,但也因缺乏菌毛而不能在动物的气管内定植。自然发病或接种含菌毛蛋白的疫苗后,血清中均可检测到抗菌毛抗体。体外连续培养传代会使百日咳鲍特菌的血清型发生转换,百日咳病程中血清型也会发生转换。英国血清流行病学数据显示,1941—1953年百日咳鲍特菌流行株含有凝集因子1、凝集因子2和凝集因子3,但1968年,75%的分离株仅含有凝集因子1和凝集因子3,其原因可能是疫苗免疫对流行株起到筛选的作用,在之后的疫苗中增加凝集因子3的含量后,增强了疫苗的免疫效力。世界卫生组织（World Health Organization, WHO）对于百日咳疫苗要求,疫苗要含有 FIM 凝集原,WHO 推荐全细胞百日咳疫苗（whole-cell pertussis vaccine, wP）应包含 FIM1、FIM2 和 FIM3,aP 中也可能含有 FIM2/3。抗 FIM 抗体水平与预防百日咳临床发病密切相关。

4. 百日咳黏附素　百日咳黏附素（pertactin, PRN）是一种 69kD 的外膜蛋白,参与细菌与中性粒细胞和上皮细胞的黏附过程。副百日咳鲍特菌和支气管败血鲍特菌也含有 PRN。百日咳 PRN 具有强免疫原性,自然发病或接种含 PRN 的疫苗均能产生抗百日咳 PRN 抗体。小鼠被动免疫抗百日咳 PRN 抗体后,可抵抗百日咳鲍特菌毒力株的呼吸道致死性攻击。

5. 腺苷酸环化酶毒素　腺苷酸环化酶毒素（adenylate cyclase toxin, ACT）是一种具有腺苷酸环化酶结构域和重复子毒素（repeats in toxin, RTX）溶血结构域的蛋白毒素,大小为 45kD。ACT 能裂解红细胞,血琼脂培养基培养的菌落周围可产生溶血环,最初被认为是溶血素。腺苷酸环化酶由原毒素单体合成,原毒素分子经蛋白酶水解形成活性分子,有助于病原体进入真核细胞。在真核细胞内,该毒素发挥活性须有钙调蛋白的存在,细菌进入细胞,ACT 被钙调蛋白激活,通过上调 cAMP 的表达而抑制巨噬细胞的氧化活性,抑制中性粒细胞的趋化、吞噬和杀伤活性,抑制 NK 细胞的溶细胞作用,其细胞毒性作用导致巨噬细胞凋亡。体内试验结果显示,腺苷酸环化酶的突变体不能引起致死性的感染,在感染过程中主要起抗炎和抑制吞噬作用。

6. 气管细胞毒素　百日咳鲍特菌所产生的毒力因子中,仅气管细胞毒素（tracheal cytotoxin, TCT）可麻痹呼吸道黏液纤毛清除系统。TCT 可与气管纤毛上皮细胞特异性结合,低浓度时可抑制纤毛的摆动,高浓度时可导致呼吸道纤毛上皮细胞坏死和脱落。TCT 是百日咳鲍特菌细胞壁肽聚糖派生的成分,体外气管组织和细胞培养结果显示,TCT 可引起细胞内线粒体肿胀,破坏细胞间的紧密连接,进而挤压纤毛上皮细胞。TCT 亦能刺激细胞因子白细胞介素 IL-1 的释放,从而引起发热。

7. 热不稳定毒素　热不稳定毒素因其在 56℃可被灭活而得名,分子量 140kD。动物实验显示,皮下注射热不稳定毒素可致外周血管收缩、白细胞渗出及出血,从而导致皮肤坏死,因此也被称为皮肤坏死毒素。腹腔或静脉注射该毒素可致动物死亡。热不稳定毒素存在于菌体内,当菌体破裂时释放,所有具备毒力的鲍特菌属细菌均能产生该毒素。该毒素是一种弱免疫原,相应抗体在动物攻击试验中没有保护性。

8. 血清抗性蛋白A 血清抗性蛋白A(BrkA)是一种73kD的外膜蛋白,属于膜蛋白自转运蛋白家族。BrkA可抵抗补体系统,避免其受到经典补体激活途径造成的攻击。BrkA的C端跨膜结构域在菌体外膜上形成孔道,N端穿过孔道后,输出外膜并定位在菌体表面,可阻止或封闭抗体与靶菌体结合,抗BrkA抗体可增强对百日咳鲍特菌的杀伤作用。初次感染时,机体抗BrkA抗体产生缓慢,但再次暴露后很快上升。这可能是百日咳出现反复感染现象的一个原因。aP中不含有BrkA。

9. 脂多糖/脂寡糖 百日咳鲍特菌细胞壁上具有脂多糖(lipopolysaccharide,LPS)结构和脂寡糖(lipooligosaccharide,LOS)结构,脂寡糖在结构上比脂多糖缺少O抗原成分,但生物学功能基本类似。脂多糖/脂寡糖是特异性菌体抗原,能诱导IL-1,激活补体,导致发热和低血压等。

第三节 副百日咳鲍特菌

副百日咳鲍特菌为革兰氏染色阴性菌,菌体短小,呈单个或成双排列,无芽孢、无鞭毛,甲苯胺蓝染色可呈现两极浓染。与百日咳鲍特菌相比,副百日咳鲍特菌对营养要求条件不高,在血琼脂、普通琼脂和麦康凯琼脂上均可生长。B-G培养基上培养18~24小时后,可出现肉眼可见菌落,菌落较大,可产生棕色色素,含血培养基上的菌落周围可有明显的溶血环。副百日咳鲍特菌可利用枸橼酸盐,触酶阳性,氧化酶阴性,42℃不生长,不发酵任何糖类,不还原硝酸盐,不液化明胶,可分解尿素,产生水溶性色素。

副百日咳鲍特菌能感染多种宿主,副百日咳鲍特菌可分为羊副百日咳鲍特菌(*Bppov*)和人副百日咳鲍特菌(*Bpphu*)两个亚种。副百日咳鲍特菌能黏附感染宿主呼吸道上皮细胞,引起类百日咳综合征及急性呼吸道感染的症状,多表现为上呼吸道卡他症状或支气管炎症状,与百日咳鲍特菌感染比较,副百日咳鲍特菌感染病程较短,症状较轻。副百日咳鲍特菌也可与百日咳鲍特菌合并感染。

副百日咳鲍特菌与百日咳鲍特菌可发生交叉凝集但并无交叉免疫保护作用。副百日咳鲍特菌的O抗原可抵御百日咳鲍特菌感染产生的抗体作用,因此,百日咳鲍特菌感染产生的免疫力不能有效预防副百日咳鲍特菌感染。副百日咳鲍特菌能够黏附于宿主的呼吸道和肺泡表面,躲避百日咳疫苗的免疫清除作用。因此,接种含百日咳成分的疫苗并不能预防副百日咳鲍特菌感染。

副百日咳鲍特菌亦含有PT编码基因,但启动子未被激活,因此转录静止,不能表达和分泌PT。研究显示,百日咳鲍特菌和副百日咳鲍特菌可能由支气管败血鲍特菌菌株进化而来。百日咳鲍特菌和副百日咳鲍特菌可根据培养、生化和免疫原性等系列特征进行鉴别,见表1-3-1。

表1-3-1　百日咳鲍特菌和副百日咳鲍特菌生化特征比较

检测试验	百日咳鲍特菌		副百日咳鲍特菌	
	I相	IV相	I相	IV相
溶血	+	−	+	−
B-G 培养基生长	3~5 天		2~3 天	
氧化酶试验	+			
尿素酶	−		+	
硝酸还原酶	−		−	
枸橼酸	−		−	
碳水化合物发酵	−		−	
运动性	−		−	
色素	−		+ 棕色	

第四节　支气管败血鲍特菌

支气管败血鲍特菌是一种小的革兰氏阴性球杆菌,亦含有PT编码基因,但不产PT。支气管败血鲍特菌具有周生鞭毛,在18~24℃时有动力,37℃条件下会失去动力。新鲜培养的支气管败血鲍特菌有荚膜,无芽孢。支气管败血鲍特菌为需氧菌,在营养琼脂和麦康凯琼脂上均能生长。在B-G培养基上生长迅速,35℃培养24小时后,可形成直径约1毫米的菌落,呈灰黄色,不透明,部分菌落周边可形成溶血环。在营养肉汤中24小时培养,呈中等混浊伴轻度絮状或黏性沉淀。支气管败血鲍特菌不分解任何糖类,不产生吲哚,不液化明胶,不产生硫化氢,能迅速分解尿素,可还原硝酸盐为亚硝酸盐,可利用枸橼酸盐作为碳源,氧化酶阳性。

支气管败血鲍特菌与其他鲍特菌鉴别要点包括:有周生鞭毛,营养要求不高,能在普通营养琼脂生长,氧化酶阳性,尿素酶阳性,能利用枸橼酸盐还原硝酸盐为亚硝酸盐。18~24℃时有动力,该特征可与副百日咳鲍特菌相鉴别。

人不是支气管败血鲍特菌的天然宿主,该细菌主要引起家畜等动物疾病,通常感染一些小动物,如猪、猫、狗和兔子等,经常与患病的犬、兔、豚鼠等动物接触可致人感染。多杀性巴氏杆菌和支气管败血鲍特菌能够共同引起猪萎缩性鼻炎、生长迟缓和鼻甲变形;支气管败血鲍特菌可引起狗传染性急性卡他性气管支气管炎(kennel cough);兔鼻腔经常可发现支气管败血鲍特菌,属于无症状感染,常由多杀性巴氏杆菌和支气管败血鲍特菌合并感染引起。

第五节　其他鲍特菌

一、霍氏鲍特菌

1983年,美国疾病控制预防中心报道了霍氏鲍特菌感染病例,沙特阿拉伯及瑞士后期也分离到霍氏鲍特菌,起初霍氏鲍特菌被命名为 non-oxidiser group 2(NO-2),后期 16S rRNA 序列表明该菌株属于鲍特菌属。1995年,为了纪念英国微生物学家 Barry Holmes,将该菌命名为 *Bordetella holmesii*,即霍氏鲍特菌。*B.holmesii* 与 *B.pertussis* 的 16S rRNA 基因序列相似性高达99.5%。

霍氏鲍特菌为革兰氏阴性短小杆菌,生长缓慢,氧化酶阴性,无动力,不分解糖,尿素酶阴性,在血平板上培养不产生溶血。培养48小时后可产生可溶性的棕色色素,该特点可与其他鲍特菌和不动杆菌鉴别。霍氏鲍特菌氧化酶阴性,无溶血活性,该特征可用于与百日咳鲍特菌、支气管败血鲍特菌及禽鲍特菌的鉴别。霍氏鲍特菌尿素酶反应呈阴性可用于与副百日咳鲍特菌的鉴别。与其他鲍特菌种相比,霍氏鲍特菌培养较为困难,在麦康凯琼脂培养基中生长不良,且费时较长,需要特殊培养基进行转运和培养。

霍氏鲍特菌可引起百日咳样呼吸道感染症状,主要经呼吸道传播,也可经环境或血制品传播。目前,认为人可能是霍氏鲍特菌唯一的自然宿主,霍氏鲍特菌更易感染免疫功能低下的患者,如无脾或艾滋病患者,引起败血症、心内膜炎和呼吸系统疾病。

二、禽鲍特菌

禽鲍特菌为革兰氏阴性菌,有鞭毛结构,严格需氧,有动力,不发酵糖类,氧化酶试验阳性,不能分解尿素,不能利用枸橼酸盐,不能还原硝酸盐。

禽鲍特菌主要感染野生鸟类及家禽,病禽为传染源,经污染的水和饲料传播,可引起火鸡鼻炎和鼻气管炎等疾病。火鸡是该菌的自然宿主,感染后出现打喷嚏、干咳、张口呼吸、呼吸困难、发音改变和声音嘶哑等症状。鼻孔中可见流出清亮分泌物,渐成为黄褐色黏性物,阻塞鼻孔。眼睛有分泌物,眼睑粘连,下颌皮下水肿,有气管啰音。发病的火鸡饮水和吃料次数减少,生长迟缓。其他禽类也可分离到该菌,如鸡、鸭、鹅、鸽、鸵鸟、雉等。禽鲍特菌寄生在呼吸道上皮细胞,潜伏期为 7~10 天,具有高度传染性。一旦有鸟类发病,24 小时内鸟群中发病率可高达 80%~100%。作为机会性致病菌,近期亦有禽鲍特菌感染人病例报道。

三、欣氏鲍特菌与假欣氏鲍特菌

1957 年首次分离到欣氏鲍特菌,鉴定为新的菌种。欣氏鲍特菌为革兰氏阴性短杆状细菌,体外培养所需营养条件较高,氧化酶阳性和过氧化氢酶阳性。欣氏鲍特菌感染人类可引起呼吸道疾病,艾滋病患者感染可引起菌血症,免疫功能低下的患者和囊性纤维化患者感染后可引起呼吸道疾病,也有引起尿路感染的报道。研究发现,在实验小鼠呼吸道中有与之类似的假欣氏鲍特菌(*Bordetella pseudohinzii*),可引起动物疾病。假欣氏鲍特菌与欣氏鲍特菌具有较为相似的生化特性,但是该菌可利用 D- 酒石酸作为碳源而不是利用 D-半乳糖酸-γ- 内酯,此两项生化特征可与欣氏鲍特菌相鉴别。

四、创伤鲍特菌

1996 年首次确定创伤鲍特菌(*Bordetella trematum*)为一个新的鲍特菌种,LMG13506T 菌株是该菌种的参考菌株。"trema"是指某种刺穿或穿透的东西,"trematum"是指在伤口和身体其他暴露部位存在细菌。鲍特菌属的菌种通常感染人类呼吸道,创伤鲍特菌则分离自患者的耳部伤口和肢体感染伤口,创伤鲍特菌是条件致病菌,目前仅有分离自人体开放伤口的报道,迄今尚未从人类或动物呼吸道中分离到。感染该菌后无需任何医疗干预,人体可清除其感染。创伤鲍特菌为革兰氏阴性杆状菌,周生鞭毛,有荚膜,不形成芽孢。其最适生长温度为 35~37℃,可在微氧环境中生长。

五、其他鲍特菌

Bordetella ansorpii 首次是从一个化脓部位标本和血标本中分离,*Bordetella petrii* 首次是从环境(河床)标本中分离。两种细菌均有感染免疫功能受损患者的报道。*Bordetella bronchialis*、*Bordetella flabilis* 及 *Bordetella sputigena* 3 个种均分离自囊肿性纤维化患者呼吸道样本。*Bordetella muralis*、*Bordetella tumulicola* 和 *Bordetella tumbae* 3 个种的鲍特菌均分离自日本奈良县明日香村的高松冢墓室壁画中,经 16s RNA 基因序列分析和 DNA 杂交鉴定而得名,证明鲍特菌属的某些种可以长时间存活于土壤及水体中。

第六节　鲍特菌基因组学

一、鲍特菌系统发育遗传关系

2019 年,*Linz* 等人对鲍特菌属的 10 个种进行全基因组测序,基于单核苷酸多态性(single nucleotide polymorphism,SNP)和系统发育分析,鲍特菌属细菌形成 3 个主要的分支:第一个分支包括经典的百日咳鲍特菌、副百日咳鲍特菌和支气管败血鲍特菌;第二个分支包括创伤鲍特菌、欣氏鲍特菌、假欣氏鲍特菌、禽鲍特菌和霍氏鲍特菌,第三个分支包括 *B.petrii* 和 *B.ansorpii*。

二、鲍特菌基因组遗传特征

百日咳鲍特菌、副百日咳鲍特菌和支气管败血鲍特菌被称作"经典鲍特菌",3 个鲍特菌种的 DNA 同源性为 72%~94%,G+C 含量为 66%~77%。3 个鲍特菌种可能是同一个种的不同亚种。通过多位点序列分型(MLST)分析,百日咳鲍特菌、人副百日咳鲍特菌、绵羊副百日咳鲍特菌和支气管败血鲍特菌可以被分为不同克隆群,不同的鲍特菌种可归为相同克隆群,同一个种的鲍特菌也可归属不同克隆群。

基于 16S rRNA 序列构建系统发育树,霍氏鲍特菌与百日咳鲍特菌的亲缘关系比禽鲍特菌或创伤鲍特菌更为接近。如果基于 *atpD*、*rpoB*、*tuf* 和 *rnpB* 4 个管家基因序列构建系统发育树,与经典鲍特菌相比,霍氏鲍特菌、欣氏鲍特菌与禽鲍特菌的亲缘关系更近。虽然霍氏鲍特菌感染后的临床症状与百日咳相似,但比较基因组发现霍氏鲍特菌的基因组中不含 FIM、PT 和黏附素(PRN)编码基因。禽鲍特菌与支气管败血鲍特菌的基因组比较,非同源基因序列超过 50%。*B. petrii* 最初分离自外环境中,基因组序列分析表明其保留了 FHA 和 BvgAS 主要毒力调节因子编码基因,但缺失了 PT、ACT 和 DNT 编码基因。

三、鲍特菌适应性进化

一直认为鲍特菌属的各菌种多以人或动物为宿主,2015 年自日本一个 1 300 年的壁画灰泥墙面上分离出 *Bordetella muralis*、*Bordetella tumulicola* 和 *Bordetella tumbae* 3 个鲍特菌新种。基于鲍特菌遗传进化关系的分析,环境来源的鲍特菌具有明显的遗传多样性,且位于系统发育树的根部位置,另外系统发育树多个分枝中均有环境来源的鲍特菌,因此初步推断土壤环境来源的鲍特菌可能更为古老,是人和动物致病性鲍特菌的祖先来源菌种。支气管败血鲍特菌和 *B. hinzii* 在适应动物宿主的过程中仍保留了在土壤中生长和增殖的能力,土壤可为鲍特菌持续存在与传播提供条件。动物致病性的支气管败血鲍特菌可与土壤中的阿米巴共生,在感染哺乳动物的同时,还可以随着阿米巴传播。

百日咳鲍特菌和人副百日咳鲍特菌的基因组在进化过程中可能丢失基因,支气管败血鲍特菌 *RB50* 基因组(5.4Mb)大于副百日咳鲍特菌 *12822* 的基因组(4.8Mb),也大于百日咳鲍特菌 *Tohama I* 的基因组(4.1Mb)。与百日咳鲍特菌相同,*B. holmesii* 以人类为宿主,霍氏鲍特菌的基因组比 *B. hinzii* 和百日咳鲍特菌的基因组都要小一些,见表 1-6-1。

表 1-6-1 鲍特菌属物种的基因组大小、宿主及所致疾病

物种名称	基因组大小	宿主	疾病
B. bronchiseptica	5 338 400bp	人和各种哺乳动物	可致兔子的鼻塞、猪的萎缩性鼻炎和狗的犬咳,感染人可引起多种呼吸道疾病
parapertussis	4 773 551bp	人,羊	呼吸道感染,类百日咳
B. pertussis	4 086 186bp	人	呼吸道感染,百日咳
B. hinzii	4 885 897bp	火鸡,兔子,免疫缺陷的人群	火鸡和兔子呼吸道疾病,人类败血症

续表

物种名称	基因组大小	宿主	疾病
B. holmesii	3 699 674bp	人	呼吸道感染、百日咳样疾病、菌血症
B. avium	3 732 255bp	人,禽类	呼吸道疾病
B. trematum	4 485 537bp	人	耳朵感染,伤口感染
B. ansorpii	6 210 412bp	人	表皮囊肿,伤口感染
B. petrii	5 287 950bp	人,环境	伤口感染(骨髓炎),耳感染,慢性支气管炎

四、鲍特菌插入序列

插入序列(insertion sequence,IS)编码转座所需的酶,是最简单的转座子,它的两侧是短反向末端重复序列。IS 元件是细菌染色体和质粒的正常组成成分,多数 IS 元件在宿主 DNA 内有多个插入位点,存在多个拷贝,是高灵敏度 PCR 检测的优选靶点。

鲍特菌属细菌含有多种特有的 IS 元件,百日咳鲍特菌、支气管败血鲍特菌、副百日咳鲍特菌和霍氏鲍特菌相互之间均可进行 IS 元件的转移交换。百日咳鲍特菌均含有 *IS481* 和 *IS1002* 元件,*IS481* 的拷贝数分别可以超过 250个。无论是 *Bppov* 还是 *Bpphu*,副百日咳鲍特菌均含有 *IS1001* 元件,而 *Bpphu* 也含有 *IS1002* 元件。*IS481* 和 *IS1001* 序列用于区分百日咳鲍特菌和副百日咳鲍特菌,但 *IS481* 和 *IS1001* 序列两种 IS 元件在其他种鲍特菌中也有发现。如霍氏鲍特菌和支气管败血鲍特菌均可含有不同拷贝数的 *IS481* 元件。*Bppov* 和 *Bpphu* 也含有不同拷贝数的 *IS1001* 元件。此外,*IS1001* 元件也可存在于部分支气管败血鲍特菌中。除 *IS481* 外,霍氏鲍特菌中还有 *ISBho1* 和 *IS1001Bhii* 两个 IS 元件。所有百日咳鲍特菌均含有 *IS1663* 元件,拷贝数大约为 16,80% 的支气管败血鲍特菌(Ⅳ簇)也含有 *IS1663* 元件。表 1-6-2 显示了与人类咳嗽相关的鲍特菌种内几种 IS 元件的分布及估计的拷贝数,IS 元件的拷贝数均基于代表性菌株的完整闭环基因组序列估计获得。鲍特菌的 IS 元件具有多个拷贝,因此针对 IS 元件为靶基因进行 PCR 检测具有较高的灵敏度。*IS481* 和 *IS1001* 元件是用 PCR 方法检测百日咳鲍特菌和副百日咳鲍特菌的常用靶标基因,非鲍特菌属的其他病原体均未发现 *IS481* 和 *IS1001* 元件。

表 1-6-2　不同鲍特菌插入序列分布特征

鲍特菌种	拷贝数	IS1001	IS1002	IS1663	IS481	IS Bho1	IS1001 Bhii
百日咳鲍特菌（B1917）	28	0%	100%	100%	100%	0%	0%
支气管败血鲍特菌（M0149）	15	0%	0%	80%	0%	0%	0%
支气管败血鲍特菌（RB50）	79	29%	0%	0%	3%	0%	0%
羊副百日咳鲍特菌（BPP5）	3	100%	0%	0%	0%	0%	0%
人副百日咳鲍特菌（12822）	9	100%	100%	0%	0%	0%	0%
霍氏鲍特菌（ATCC 51541）	19	0%	0%	0%	100%	100%	100%

参 考 文 献

[1] KENNETH T. Todar's online textbook of bacteriology [M/OL]. (2021-02-07) [2022-08-11] http://www.textbookofacteriology.net.

[2] L.KASPER D,S.FAUCI A. 哈里森感染病学 [M]. 胡必杰,潘钰,高晓东,译. 上海:上海科学技术出版社,2019.

[3] LINZ B,MA L,RIVERA I,et al. Genotypic and phenotypic adaptation of pathogens: lesson from the genus Bordetella [J]. Curr Opin Infect Dis,2019,32(3):223-230.

[4] PITTET L F,EMONET S,SCHRENZEL J,et al. Bordetella holmesii:an under-recognised Bordetella species [J]. Lancet Infect Dis,2014,14(6):510-519.

[5] TARTOF S Y,GOUNDER P,WEISS D,et al. *Bordetella holmesii* bacteremia cases in the United States,April 2010-January 2011 [J]. Clin Infect Dis,2014,58(2):e39-43.

[6] BASSETTI M,NICCO E,GIACOBBE D R,et al. Bordetella holmesii endocarditis in a patient with systemic lupus erythematous treated with immunosuppressive agents [J]. J Chemother,2012,24(4):240-242.

[7] ODUGBO M O,MUSA U,EKUNDAYO S O,et al. Bordetella avium infection in chickens and quail in Nigeria:preliminary investigations [J]. Vet Res Commun,2006,30(1):1-5.

[8] KERSTERS K,HINZ K H,HERTLE A,et al. *Bordetella avium* sp. nov.,Isolated from the

respiratory tracts of turkeys and other birds [J]. International Journal of Systematic Bacteriology,1984,34(1):56-70.

[9] STENZEL T,PESTKA D,TYKALOWSKI B,et al. Detection of Bordetella avium by TaqMan real-time PCR in tracheal swabs from wildlife birds [J]. Pol J Vet Sci, 2017,20(1):31-36.

[10] LAVRENKO A,DIGTIAR N,GERASYMENKO N,et al. A rare case of Bordetella avium pneumonia complicated by Raoultella planticola [J]. Clin Case Rep,2020, 8(6):1039-1043.

[11] VANDAMME P,HOMMEZ J,VANCANNEYT M,et al. Bordetella hinzii sp. nov., isolated from poultry and humans [J]. Int J Syst Bacteriol,1995,45(1):37-45.

[12] PALACIÁN RUIZ M P,VASQUEZ MARTINEZ M A,LOPEZ CALLEJA A I. Respiratory infection caused by Bordetella hinzii [J]. Arch Bronconeumol,2013, 49(9):409-410.

[13] FUNKE G,HESS T,VON GRAEVENITZ A,et al. Characteristics of Bordetella hinzii strains isolated from a cystic fibrosis patient over a 3-year period [J]. J Clin Microbiol,1996,34(4):966-969.

[14] ARVAND M,FELDHUES R,MIETH M,et al. Chronic cholangitis caused by Bordetella hinzii in a liver transplant recipient [J]. J Clin Microbiol,2004,42(5): 2335-2337.

[15] COLLERCANDY N,PETILLON C,ABID M,et al. *Bordetella hinzii*:an unusual pathogen in human urinary tract infection [J]. J Clin Microbiol,2021,59(4):e02748-20.

[16] IVANOV Y V,LINZ B,REGISTER K B,et al. Identification and taxonomic characterization of Bordetella pseudohinzii sp. nov. isolated from laboratory-raised mice [J]. Int J Syst Evol Microbiol,2016,66(12):5452-5459.

[17] MA L,HUANG S,LUO Y,et al. Isolation and characterization of Bordetella pseudohinzii in mice in China [J]. Animal Model Exp Med,2019,2(3):217-221.

[18] CLARK S E,PURCELL J E,SAMMANI S,et al. *Bordetella pseudohinzii* as a confounding organism in murine models of pulmonary disease [J]. Comp Med,2016,66(5): 361-366.

[19] PERNISS A,SCHMIDT N,GURTNER C,et al. Bordetella pseudohinzii targets cilia and impairs tracheal cilia-driven transport in naturally acquired infection in mice[J]. Sci Rep,2018,8(1):5681.

[20] VANDAMME P,HEYNDRICKX M,VANCANNEYT M,et al. *Bordetella trematum* sp. nov.,isolated from wounds and ear infections in humans,and reassessment of Alcaligenes denitrificans Ruger and Tan 1983[J]. Int J Syst Bacteriol,1996,46(4): 849-858.

[21] DAXBOECK F,GOERZER E,APFALTER P,et al. Isolation of Bordetella trematum

from a diabetic leg ulcer [J]. Diabet Med,2004,21（11）:1247-1248.

[22] KO K S,PECK K R,OH W S,et al. New species of Bordetella,Bordetella ansorpii sp. nov.,isolated from the purulent exudate of an epidermal cyst [J]. J Clin Microbiol,2005,43（5）:2516-2519.

[23] VON WINTZINGERODE F,SCHATTKE A,SIDDIQUI R A,et al. Bordetella petrii sp. nov.,isolated from an anaerobic bioreactor,and emended description of the genus Bordetella [J]. Int J Syst Evol Microbiol,2001,51（Pt 4）:1257-1265.

[24] BIEDERMAN L,ROSEN M R,BOBIK B S,et al. Bordetella petrii recovered from chronic pansinusitis in an adult with cystic fibrosis [J]. IDCases,2015,2（4）:97-98.

[25] FRY N K,DUNCAN J,MALNICK H,et al. The first UK isolate of 'Bordetella ansorpii' from an immunocompromised patient [J]. J Med Microbiol,2007,56（Pt 7）:993-995.

[26] FRY N K,DUNCAN J,MALNICK H,et al. Bordetella petrii clinical isolate [J]. Emerg Infect Dis,2005,11（7）:1131-1133.

[27] LE COUSTUMIER A,NJAMKEPO E,CATTOIR V,et al. Bordetella petrii infection with long-lasting persistence in human [J]. Emerg Infect Dis,2011,17（4）:612-618.

[28] VANDAMME P A,PEETERS C,CNOCKAERT M,et al. Bordetella bronchialis sp. nov.,Bordetella flabilis sp. nov. and Bordetella sputigena sp. nov.,isolated from human respiratory specimens,and reclassification of Achromobacter sediminum Zhang et al. 2014 as Verticia sediminum gen. nov.,comb. nov [J]. Int J Syst Evol Microbiol,2015,65（10）:3674-3682.

[29] TAZATO N,HANDA Y,NISHIJIMA M,et al. Novel environmental species isolated from the plaster wall surface of mural paintings in the Takamatsuzuka tumulus: Bordetella muralis sp. nov.,Bordetella tumulicola sp. nov. and Bordetella tumbae sp. nov [J]. Int J Syst Evol Microbiol,2015,65（12）:4830-4838.

[30] LESLIE P H,GARDNER A D. The Phases of Haemophilus pertussis [J]. J Hyg （Lond）,1931,31（3）:423-434.

[31] KASUGA T,NAKASE Y,UKISHIMA K,et al. Studies on Haemophilus pertussis. I. Antigen structure of H. pertussis and its phases [J]. Kitasato Arch Exp Med,1953, 26（2-3）:121-133.

[32] SCANLON K,SKERRY C,CARBONETTI N. Role of Major Toxin Virulence Factors in Pertussis Infection and Disease Pathogenesis [J]. Adv Exp Med Biol,2019, 1183:35-51.

[33] DEWAN K K,LINZ B,DEROCCO S E,et al. Acellular Pertussis Vaccine Components:Today and Tomorrow [J]. Vaccines（Basel）,2020,8（2）:217.

[34] 王宇明,李梦东.实用传染病学[M].4版.北京:人民卫生出版社,2017.

[35] SCANLON K,SKERRY C,CARBONETTI N. Association of pertussis toxin with severe pertussis disease [J]. Toxins(Basel),2019,11(7):373.

[36] AYALA V I,TEIJARO J R,FARBER D L,et al. Bordetella pertussis infection exacerbates influenza virus infection through pertussis toxin-mediated suppression of innate immunity [J]. PLoS One,2011,6(4):e19016.

[37] CARBONETTI N H,ARTAMONOVA G V,MAYS R M,et al. Pertussis toxin plays an early role in respiratory tract colonization by Bordetella pertussis [J]. Infect Immun,2003,71(11):6358-6366.

[38] NASH Z M,COTTER P A. Regulated,sequential processing by multiple proteases is required for proper maturation and release of Bordetella filamentous hemagglutinin [J]. Mol Microbiol,2019,112(3):820-836.

[39] WILLIAMS M M,SEN K,WEIGAND M R,et al. Bordetella pertussis Strain Lacking Pertactin and Pertussis Toxin [J]. Emerg Infect Dis,2016,22(2):319-322.

[40] NASH Z M,COTTER P A. Bordetella Filamentous Hemagglutinin,a model for the two-partner secretion pathway [J]. Microbiology Spectrum,2019,7(2):24.

[41] HE L,YOUGBARE I,GAJEWSKA B,et al. Development of a pertactin-coated beads approach for screening of functional monoclonal antibodies [J]. J Pharm Sci,2020,109(2):1002-1007.

[42] HASAN S,RAHMAN W U,SEBO P,et al. Distinct spatiotemporal distribution of bacterial toxin-produced cellular cAMP differentially inhibits opsonophagocytic signaling [J]. Toxins(Basel),2019,11(6):362.

[43] VOEGELE A,O'BRIEN D P,SUBRINI O,et al. Translocation and calmodulin-activation of the adenylate cyclase toxin(CyaA)of Bordetella pertussis [J]. Pathog Dis,2018,76(8)

[44] O'BRIEN D P,PEREZ A C S,KARST J,et al. Calcium-dependent disorder-to-order transitions are central to the secretion and folding of the CyaA toxin of Bordetella pertussis,the causative agent of whooping cough [J]. Toxicon,2018,149(7):37-44.

[45] 骆鹏,马霄.百日咳和百日咳疫苗的现状与挑战[J].中国疫苗和免疫,2019,25(3):334-339.

[46] KHELEF N,BACHELET C M,VARGAFTIG B B,et al. Characterization of murine lung inflammation after infection with parental Bordetella pertussis and mutants deficient in adhesins or toxins [J]. Infect Immun,1994,62(7):2893-2900.

[47] FEDELE G,BIANCO M,AUSIELLO C M. The virulence factors of Bordetella pertussis:talented modulators of host immune response [J]. Arch Immunol Ther Exp(Warsz),2013,61(6):445-457.

[48] PARTON R,HALL E,WARDLAW A C. Responses to Bordetella pertussis mutant

strains and to vaccination in the coughing rat model of pertussis [J]. J Med Microbiol,1994,40(5):307-312.

[49] NAGAI M,WATANABE M,ENDOH M,et al. Failure of smooth muscle cells treated with collagenase to respond to Bordetella heat-labile toxin [J]. Biol Pharm Bull, 1996,19(11):1508-1510.

[50] NAGAI M,WATANABE M,ENDOH M,et al. Inhibitory effect of acyl-CoA and acyl-carnitine compounds on the ischemia-inducing activity of Bordetella heat-labile toxin in guinea pig skin [J]. Biol Pharm Bull,1997,20(2):193-195.

[51] GOEBEL E M,WOLFE D N,ELDER K,et al. O antigen protects Bordetella parapertussis from complement [J]. Infect Immun,2008,76(4):1774-1780.

[52] MARR N,OLIVER D C,LAURENT V,et al. Protective activity of the Bordetella pertussis BrkA autotransporter in the murine lung colonization model [J]. Vaccine,2008,26(34):4306-4311.

[53] FRÜUHWIRTH M,NEHER C,SCHMIDT-SCHLÄPFER G,et al. Bordetella pertussis and Bordetella parapertussis infection in an Austrian pediatric outpatient clinic[J]. Wien Klin Wochenschr,2002,114(10/11):377-382.

[54] 童明庆. 临床检验病原生物学[M]. 北京:高等教育出版社,2008.

[55] ZHANG J S,WANG H M,YAO K H,et al. Clinical characteristics,molecular epidemiology and antimicrobial susceptibility of pertussis among children in southern China [J]. World J Pediatr,2020,16(2):185-192.

[56] GUISO N,HEGERLE N. Other Bordetellas,lessons for and from pertussis vaccines [J]. Expert Rev Vaccines,2014,13(9):1125-1133.

[57] FU P,WANG C,TIAN H,et al. Bordetella pertussis Infection in Infants and Young Children in Shanghai,China,2016-2017:Clinical Features,Genotype Variations of Antigenic Genes and Macrolides Resistance [J]. Pediatr Infect Dis J,2019,38(4): 370-376.

[58] DIAVATOPOULOS D A,CUMMINGS C A,VAN DER HEIDE H G,et al. Characterization of a highly conserved island in the otherwise divergent Bordetella holmesii and Bordetella pertussis genomes [J]. J Bacteriol,2006,188(24):8385-8394.

[59] DIAVATOPOULOS D A,CUMMINGS C A,SCHOULS L M,et al. Bordetella pertussis, the causative agent of whooping cough,evolved from a distinct,human-associated lineage of B. bronchiseptica [J]. PLoS Pathog,2005,1(4):e45.

[60] PARK J,ZHANG Y,BUBOLTZ A M,et al. Comparative genomics of the classical Bordetella subspecies:the evolution and exchange of virulence-associated diversity amongst closely related pathogens [J]. BMC Genomics,2012,13(1):545.

[61] HARVILL E T,GOODFIELD L L,IVANOV Y,et al. Genome Sequences of Nine *Bordetella holmesii* Strains Isolated in the United States [J]. Genome Announc,2014,

2(3):e00438-14.

[62] RAFFEL T R,REGISTER K B,MARKS S A,et al. Prevalence of Bordetella avium infection in selected wild and domesticated birds in the eastern USA [J]. J Wildl Dis,2002,38(1):40-46.

[63] TEMPLE L M,WEISS A A,WALKER K E,et al. Bordetella avium virulence measured in vivo and in vitro [J]. Infect Immun,1998,66(11):5244-5251.

[64] GROSS R,GUZMAN C A,SEBAIHIA M,et al. The missing link:Bordetella petrii is endowed with both the metabolic versatility of environmental bacteria and virulence traits of pathogenic Bordetellae [J]. BMC Genomics,2008,9:449.

[65] BASHEER S M,BOUCHEZ V,NOVIKOV A,et al. Structure activity characterization of Bordetella petrii lipid A,from environment to human isolates [J]. Biochimie, 2016,120:87-95.

[66] HAMIDOU SOUMANA I,LINZ B,HARVILL E T. Environmental Origin of the Genus Bordetella [J]. Front Microbiol,2017,8:28.

[67] TAYLOR-MULNEIX D L,BENDOR L,LINZ B,et al. Bordetella bronchiseptica exploits the complex life cycle of Dictyostelium discoideum as an amplifying transmission vector [J]. PLoS Biol,2017,15(4):e2000420.

[68] MOLMERET M,HORN M,WAGNER M,et al. Amoebae as training grounds for intracellular bacterial pathogens [J]. Appl Environ Microbiol,2005,71(1):20-28.

[69] PARKHILL J,SEBAIHIA M,PRESTON A,et al. Comparative analysis of the genome sequences of Bordetella pertussis,Bordetella parapertussis and Bordetella bronchiseptica [J]. Nat Genet,2003,35(1):32-40.

[70] MORAN N A. Microbial minimalism:genome reduction in bacterial pathogens [J]. Cell,2002,108(5):583-586.

[71] VAN DER ZEE A,SCHELLEKENS J F,MOOI F R. Laboratory Diagnosis of Pertussis [J]. Clin Microbiol Rev,2015,28(4):1005-1026.

[72] RING N,ABRAHAMS J S,BAGBY S,et al. How Genomics Is Changing What We Know About the Evolution and Genome of Bordetella pertussis [J]. Adv Exp Med Biol,2019,1183:1-17.

[73] AMANO K,FUKUSHI K,WATANABE M. Biochemical and immunological comparison of lipopolysaccharides from Bordetella species [J]. J Gen Microbiol, 1990,136(3):481-487.

[74] LINZ B,IVANOV Y V,PRESTON A,et al. Acquisition and loss of virulence-associated factors during genome evolution and speciation in three clades of Bordetella species [J]. BMC Genomics,2016,17(1):767.

[75] BART M J,HARRIS S R,ADVANI A,et al. Global population structure and evolution of Bordetella pertussis and their relationship with vaccination [J]. mBio,2014,5

（2）:e01074.

[76] ASLANABADI A,GHABILI K,SHAD K,et al. Emergence of whooping cough:notes from three early epidemics in Persia [J]. Lancet Infect Dis,2015,15(12):1480-1484.

[77] SEALEY K L,HARRIS S R,FRY N K,et al. Genomic analysis of isolates from the United Kingdom 2012 pertussis outbreak reveals that vaccine antigen genes are unusually fast evolving [J]. J Infect Dis,2015,212(2):294-301.

[78] BARKOFF A M,HE Q. Molecular Epidemiology of Bordetella pertussis [J]. Adv Exp Med Biol,2019,1183:19-33.

[79] BARKOFF A M,MERTSOLA J,PIERARD D,et al. Surveillance of Circulating *Bordetella pertussis* Strains in Europe during 1998 to 2015 [J]. J Clin Microbiol,2018,56(5):e01998-17.

[80] PETRIDOU E,JENSEN C B,ARVANITIDIS A,et al. Molecular epidemiology of *Bordetella pertussis* in Greece,2010-2015 [J]. *J Med Microbiol*,2018,67(3):400-407.

[81] WAGNER B,MELZER H,FREYMÜLLER G,et al. Genetic Variation of Bordetella pertussis in Austria [J]. PLoS One,2015,10(7):e0132623.

[82] POLAK M,ZASADA A A,MOSIEJ E,et al. Pertactin-deficient Bordetella pertussis isolates in Poland-a country with whole-cell pertussis primary vaccination [J]. Microbes Infect,2019,21(3-4):170-175.

[83] CASSIDAY P,SANDEN G,HEUVELMAN K,et al. Polymorphism in *Bordetella pertussis* pertactin and pertussis toxin virulence factors in the United States,1935-1999 [J]. J Infect Dis,2000,182(5):1402-1408.

[84] BOWDEN K E,WILLIAMS M M,CASSIDAY P K,et al. Molecular epidemiology of the pertussis epidemic in Washington State in 2012 [J]. J Clin Microbiol,2014,52(10):3549-3557.

[85] SHUEL M,LEFEBVRE B,WHYTE K,et al. Antigenic and genetic characterization of *Bordetella pertussis* recovered from Quebec,Canada,2002-2014:detection of a genetic shift [J]. Can J Microbiol,2016,62(5):437-441.

[86] SHUEL M,JAMIESON F B,TANG P,et al. Genetic analysis of Bordetella pertussis in Ontario,Canada reveals one predominant clone [J]. Int J Infect Dis,2013,17(6):e413-417.

[87] OCTAVIA S,SINTCHENKO V,GILBERT G L,et al. Newly emerging clones of Bordetella pertussis carrying prn2 and ptxP3 alleles implicated in Australian pertussis epidemic in 2008-2010 [J]. J Infect Dis,2012,205(8):1220-1224.

[88] MORIUCHI T,VICHIT O,VUTTHIKOL Y,et al. Molecular epidemiology of Bordetella pertussis in Cambodia determined by direct genotyping of clinical specimens [J]. Int J Infect Dis,2017,62:56-58.

[89] YANG Y,YAO K,MA X,et al. Variation in Bordetella pertussis Susceptibility to Erythromycin and Virulence-Related Genotype Changes in China(1970-2014)[J]. PLoS One,2015,10(9):e0138941.

[90] 李丽君,袁林,贾举,等. 百日咳致病菌株的药物敏感性和疫苗相关基因型研究[J]. 中国实用儿科杂志,2019,34(8):660-665.

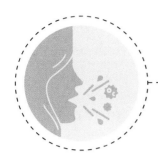

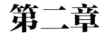

第二章

流行病学

百日咳是由百日咳鲍特菌引起的呼吸系统传染病,通过呼吸道飞沫传播,传染性极强,主要临床表现为迁延数周的反复剧烈咳嗽。人是百日咳鲍特菌的唯一宿主,人群普遍易感。在疫苗使用前,百日咳严重威胁婴幼儿的生命和健康;疫苗大规模应用后,百日咳发病率显著降低。近年来,在一些已经控制百日咳的国家出现发病率回升,称为"百日咳再现"。百日咳疾病传播模式也发生了改变,由疫苗使用前的儿童向青少年/成人传播,逐渐转变为青少年/成人向儿童传播的模式。由于许多国家尚未建立有效的百日咳监测系统,报告的百日咳病例数量难以真实反映百日咳的发病水平,疾病负担被低估。

第一节　流　行　过　程

一、传染源、传播途径和易感人群

(一) 传染源

人是百日咳鲍特菌的唯一宿主,患者是主要传染源。在卡他期和痉咳期开始前患者的传染性最强,然后传染性迅速下降。在百日咳感染的卡他期和痉咳早期,如未能明确诊断并得到及时有效治疗,传染性可持续到发病后6周。极少数无症状感染者可分离到百日咳鲍特菌,其传播风险尚无相关的研究。

百日咳的传染性非常强,家庭中感染率约90%,学校接触感染率在50%~80%。已完成百日咳疫苗全程接种的病例传染性低于未接种疫苗的病例,预防性服用红霉素等药物可降低传播风险。人是否会长期携带百日咳鲍特菌尚无定论。

(二) 传播途径

百日咳鲍特菌主要传播途径是呼吸道传播。

婴幼儿的感染主要来自家庭内传播。加拿大、法国、德国和美国开展的百日咳流行病学研究显示,76%~83% 的婴幼儿百日咳病例来自其家庭成员的传播。我国天津市百日咳聚集性疫情研究发现,85.33% 感染者为家庭聚集性传播,家庭聚集性发病又以成人向婴幼儿传播模式为主(67.19%),其中父母传播占 78.44%。在多子女的家庭中,患儿兄弟姐妹也是婴幼儿发病的重要传染源。1999—2010 年有关百日咳感染来源研究的一项系统综述表明,发达国家 6 月龄以下百日咳病例感染来源以家庭接触传播为主(74%~96%),主要来源于母亲(39%)、父亲(16%)、兄弟姐妹(16%~43%)。2003 年美国一项百日咳研究显示,1 306 例 <1 岁的患儿中 569 例确定了感染来源,其中兄弟姐妹占 35.5%,母亲占 20.6%,父亲占 10.0%;兄弟姐妹已成为婴儿百日咳感染的主要来源。

青少年百日咳感染的主要来源是其朋友和同学,成人百日咳感染主要来源是其子女或同事。一项 664 名青少年和成人百日咳病例的研究显示,青少年百日咳感染中 39% 来源于同学,39% 来源于朋友,9% 来源于家庭中已知的其他青少年病例;成人百日咳感染中 32% 来源于家庭接触。另一项研究表明,青少年百日咳感染的主要来源为同学、朋友和亲戚,分别占 43%、14% 和 5%;成人百日咳病例的主要感染来源为同事、亲戚和朋友,分别占 32%、14% 和 6%。教师、托幼机构人员和医务人员被感染后具有更大的传播风险。

2005 年 Hewlett 等学者提出,百日咳疫苗使用后百日咳鲍特菌传播模式发生改变。即在疫苗大规模接种前,百日咳病例多为儿童,该时期百日咳处于高流行水平,青少年和成人可通过反复接触百日咳鲍特菌维持较高的抗体水平,且孕妇体内的高水平抗体还可通过胎传抗体间接保护新生儿;这一时期的显著特征是百日咳鲍特菌主要由儿童向青少年和成人传播。疫苗大规模接种后,儿童因普遍接种疫苗而得到保护,百日咳发病率降低,百日咳长期处于低流行状态,儿童通过接种疫苗诱导产生的抗体逐渐衰减,此后发生的百日咳病例多为抗体已衰减至无保护作用的青少年、成人及尚未到疫苗基础免疫接种时间的婴儿,并可向未接种或未完成疫苗基础免疫的婴儿传播,该时期的百日咳传播显著特征是由青少年和成人传播给婴儿。

（三）易感人群

1. 人群易感性　人群对百日咳普遍易感。无论是接种百日咳疫苗还是自然感染百日咳鲍特菌,个体均不能获得终身免疫。自然感染百日咳鲍特菌后,80%~85% 的患者可检出百日咳特异性的 PT 抗体,但百日咳抗体的种类或浓度与临床保护之间均缺乏很好的相关性;自然感染不能提供对百日咳的长期保护,已感染过百日咳鲍特菌的儿童、青少年和成人均有可能发生再感染。虽然母亲的百日咳抗体可以通过胎盘传递给新生儿,但只有母亲于近期接种了百日咳疫苗,大多数婴儿才可在出生后几个月内因有母传抗体的保护而避免感染百日咳,提示母传自然感染获得的抗体对新生儿的保护作用有限。研究显示,多数受种儿童完成百日咳疫苗全程接种后可获得有效保护,但不能获得终生保护。一项关于英国全科医学社区百日咳发病率的观察研究显示,wP 的有效性从初次接种后第 1 年的 100% 下降到第 4 年的 84%,第 5 年的 52% 和第 6 年的 46%。数据表明,在低发病率地区,使用 aP 完成 3 剂次基础免疫并在出生后第 2 年加强接种,可能无法对 6 岁以上儿童提供足够的保护,需要在入学时再进行额外的加强接种。

2. 疫苗时代易感人群的变化　在百日咳疫苗时代,接种率较高的人群中的易感者可发生以下变化。

易感人群主要是未完成 3 剂基础免疫的小于 1 岁婴儿,其中 6 月龄以下婴儿最易感染。由于疫苗接种产生的抗体随年龄增长而下降,如孕妇在妊娠期未进行疫苗接种,新生儿不能获得足够的胎传抗体。因此,新生儿从出生到起始接种百日咳疫苗前,不能得到有效的抗体保护,极易感染百日咳。即使孕妇在怀孕前 2 年内曾接种百日咳疫苗,其通过胎盘传递给新生儿的抗体也难以维持到 2 月龄。因此,WHO 推荐新生儿出生后 6 周接种百日咳疫苗;也有一些国家建议孕妇接种百日咳疫苗,其目的都是尽早为新生儿提供免疫保护。

儿童与青少年成为高风险群体。从 20 世纪 90 年代末至 21 世纪初,全球多个国家和地区青少年百日咳发病增加。学龄期儿童与青少年发病率升高的原因可能与全细胞百白破疫苗(diphtheria,tetanus,whole-cell pertussis vaccine,DTwP)转变为无细胞百白破疫苗(diphtheria,tetanus,acellular pertussis vaccine,DTaP)的免疫策略调整有关。相对DTwP 和自然感染产生的抗体,DTaP 产生的抗体免疫持久性较短,保护效力仅能维持 4~7 年,导致儿童、青少年及成人的发病增多。2004 年美国疾病预防控制中心报告的百日咳病例中,11~18 岁青少年占比高达 34%。2010—

2012年北美地区报告的百日咳病例中,大多数儿童已完成免疫接种,但是10岁儿童与<5月龄婴儿发病率相当,原因可能是百日咳保护性抗体衰减以及症状不典型病例增多。中华预防医学会开展的一项持续性咳嗽儿童临床多中心研究显示,6~18岁连续咳嗽超过2周者,百日咳鲍特菌感染率为11.3%。另一项国内研究表明,慢性咳嗽儿童中,24.5%的儿童百日咳鲍特菌检测阳性,因此无典型的百日咳症状的感染者更需要引起足够重视。我国现行百日咳疫苗免疫策略尚未规定儿童入小学前进行百日咳疫苗加强接种,因此,学龄儿童和青少年也可成为百日咳感染的高风险人群。

成人发病存在漏报或误诊。目前各国成人百日咳报告病例仍较少,其原因可能与对百日咳疾病的认识和报告意识不强等因素有关。此外,出生后接种过疫苗的青少年和成人在感染百日咳鲍特菌后,可表现为轻症甚至无症状,往往不去就诊或由于症状不典型,易被漏诊或误诊为其他疾病。因此,成人实际百日咳感染的病例数可能远高于报告病例数。此外,超重、肥胖、患有慢性阻塞性肺疾病或哮喘的成年人,罹患百日咳的风险也会增加。美国研究表明,咳嗽超过2周的成人,其中12%~30%可能是百日咳鲍特菌感染;医护人员及保育员百日咳发病率也较高。欧洲初级保健机构的调查显示,3%的成人急性咳嗽由百日咳鲍特菌引起。2005—2014年10年间西安市共通过传染病报告系统上报百日咳病例230例;2012—2014年该市对咳嗽症状的儿童及成人开展症状监测,此3年间发现百日咳实验室检测阳性者518例。随着加强监测、专项研究的开展以及实验室检测技术的更新,使得百日咳监测的敏感性提高,报告病例数也在增多。

二、传播能力

一种传染病的传染性,即其引起疫情传播、扩散的能力,在传染源数量、人群易感水平等基本条件固定的情况下,主要与基本再生数、潜伏期、传染期等有关。本节主要对百日咳的基本再生数、潜伏期、传染期、代际间隔、续发率等进行描述。

(一)再生系数

1. 基本再生数和有效再生数   再生系数(reproduction number,R)是传染病动力学模型中的重要参数,它代表一个传染病患者在一个传染周期内平均可感染的人数。R分为基本再生数(basic reproduction number,R_0)和有效再生数(effective reproduction number,R_e)。

R_0 是指没有采取干预措施的情况下,在一个全部是易感人群的环境中,1 名感染者平均传染易感者的人数,不包括继发病例产生的新病例。R_0 表达的是一个传染病不加控制的内在传播能力,表示该病在人群中暴发的潜力。R_0 是判断传染病是否流行的重要参数,R_0 值越大,代表该类传染病传播能力越强。R_0 的估计值常用以下函数建模:R_0= 传染性持续时长 × 易感者与感染者接触时可能感染的概率 × 单位时间接触人次数。

R_e 是采取干预措施(如接种疫苗等)或自然感染的状态下,1 名感染者平均传染的人数,即疾病在实际传播过程中评估 1 例病例可以传染的人数。R_e 是有效 R_0,R_e=R_0×(1-I),I(即 immunity)代表有免疫力人群的比例。

2. 百日咳的基本再生数 百日咳是已知传染病中传染性最强的疾病之一。百日咳的 R_0 可达 12~17,仅次于麻疹,显著高于流行性感冒等。百日咳和其他部分传染病 R_0,见表 2-1-1。

表 2-1-1 百日咳和其他部分传染病的基本再生数(R_0)比较   单位:人

疾病	R_0	参考文献依据
麻疹	12~18	Anderson R. M. 等,1982 Guerra F. M. 等,2017
百日咳	12~17	Anderson R. M. 等,1982
风疹	5~7	Edmunds W.J. 等,2000
流行性腮腺炎	4~7	Edmunds W.J. 等,2000
手足口病	6~9	仲连发等,2015
流行性感冒	2~3	Petersen E.等
埃博拉	1.5~2.5	马勋等,2017

百日咳 R_0 值高,可能与其病原体本身特性、咳嗽症状明显且时间长等因素有关。各地区百日咳 R_0 可能不同,与当地人群密度、流动性、接触频次和人口规模有关。欧洲血清流行病学网络项目利用英国、意大利、德国、荷兰、芬兰 5 个国家 20 世纪 90 年代中期的血清学数据,计算百日咳 R_0 的估计值,计算结果均在 5.5 左右。该研究者认为虽然此估计值适用于未接种疫苗人群,但在接种疫苗人群中的 R_e 与之相比并没有多大差异,因为尽管疫苗能保护受种者免受显性感染,但几乎并不能阻止反复的亚临床或无症状的百日咳感染。该项目研究者指出,麻疹 R_0 估计值在 20 及以上,风疹 R_0 估计值在 7 左右,但两种疾病的传染期比百日咳短,这意味着一个百日咳感染者有更多时间产

生二代感染病例。因此该研究者认为百日咳在同一时间条件下传染性低于麻疹、风疹等其他传染性疾病。

正确理解百日咳的 R_0，需要注意以下几点：①对于一个病原体来说，R_0 不是一个生物学的常数，它受很多因素的影响，比如环境条件、感染人群的行为；②R_0 常通过数学模型进行估算，而估算值取决于模型的选择和其他参数值，因此，不同文献研究中给予的值可能仅在特定的背景下有意义；③R_0 本身并不能反映感染在人群中的传播速度，例如流感的 R_0 远小于麻疹，但流感在 1 个月内至少可以传播 10 代，而麻疹只能传播 2 代，即 1 个月后将会出现 $2^{10}=1\ 024$ 例流感病例，而麻疹则为 $14^2=196$ 例。

3. 百日咳防控的免疫屏障　R_e 可衡量传染病的实际可传播性，因此理论上可以通过实现阻断疾病传播水平所需的 R_e，计算预防控制某一传染病的人群免疫屏障水平要求。当 $R_e>1$ 时，传染病疫情将会在人群中迅速传播，形成流行，若不加以防控，将会呈指数增长；当 $R_e=1$，传染病是地方性的、可控的，与人群长期存在；只有 $R_e<1$ 时，传染病才会因为无法实现广泛传播而逐渐消失。

为了有效控制百日咳疫情，需要人群中百日咳的 R_e 小于 1。根据 $R_e=R_0×(1-I)$ 可以得出 $I=1-1/R_0$。如果取 $R_0=10$，则 $I=1-1/R_0=90\%$，即有效免疫力的人群比例至少维持在 90% 以上，才能阻断百日咳疫情传播。假定百日咳的 $R_0=15$，则 I 必须达到 93.3%（$1-1/15$）以上，即有效免疫力的人群比例至少维持在 93.3% 以上，才能阻断百日咳疫情传播。假设百日咳疫苗全程接种后，保护率为 95%，为了达到人群有效免疫屏障的要求，百日咳全程接种率至少需要达到 98%。

但是值得注意的是，百日咳疫苗接种后，尤其是 aP 接种后，可能无法阻断感染或阻断感染的能力不高，且疫苗接种后保护力不持久，因而实际工作中不能简单地以达到某一个接种率推断可以实现阻断百日咳传播。理论上，要真正实现阻断百日咳疫情传播，需要在人群中建立较高的免疫屏障。

（二）潜伏期与传染期

潜伏期和传染期是决定传染病引起疫情传播和扩散快慢的重要因素。潜伏期（incubation period）是指从病原微生物入侵机体开始，到最早出现临床症状或体征的一段时期。

百日咳的潜伏期通常为 7~10 天，最短为 2 天，最长可达 21 天。这与麻疹、风疹等疾病接近，但明显长于流行性感冒、非典型肺炎等传染病。潜伏期的长短有助于追溯传染源和确定传播途径,也决定了密切接触者的留验、检疫和医学观察期限。常见潜伏期的意义有:①根据潜伏期的长短判断患者受感染的时间,以进一步追查传染源,确定传播途径;②根据潜伏期长短可确定接触者的留验、检疫或医学观察期。普通疾病可以平均潜伏期加 1~2 天,危害严重的传染病可按最长潜伏期予以留验或检疫;③根据潜伏期长短可确定应急免疫接种时间;④根据潜伏期可评价预防措施的效果;⑤潜伏期的长短可影响疾病的流行特征。一般潜伏期短的传染病来势凶猛,病例成簇出现,并常形成暴发,如流行性感冒,潜伏期一般就 1~3 天,很容易引起暴发或流行;潜伏期长的传染病流行持续时间较长,如乙型肝炎,潜伏期一般为 60~90 天。

百日咳的传染期从潜伏期末至发病后 3-6 周。百日咳病例在潜伏期末已从呼吸道排菌,具有传染性,但常不被察觉,更具有流行病学意义。百日咳出现症状的第一阶段为卡他期,一般为 1~2 周,该期细菌数达到高峰,可通过咳嗽或喷嚏飞沫传播,传染性极强。之后患者进入痉咳期,其病程大概 1~6 周,部分患者的病程可长达 2~3 个月。最后进入恢复期,通常为数周或数月。有研究报道,经治疗的患者在出现症状后的 7 天内具有传染性,而未经治疗的患者出现症状后的 2~6 周仍具有传染性。可见,百日咳的传染期相对比较长,长于麻疹、流行性腮腺炎等一些疾病。

百日咳与其他一些传染病的常见潜伏期比较,见表 2-1-2。

表 2-1-2　百日咳与其他一些传染病的常见潜伏期比较

疾病	潜伏期范围	常见潜伏期	参考文献依据
百日咳	2~21 天	7~10 天	Plotkin SA 等,Vaccines,2018
麻疹	6~21 天	8~12 天	实用传染病学(第 4 版),2017
风疹	14~21 天	18 天	实用传染病学(第 4 版),2017
流行性腮腺炎	8~30 天	14~21 天	实用传染病学(第 4 版),2017
水痘	10~21 天	14~16 天	实用传染病学(第 4 版),2017
流行性感冒	数小时~4 天	1~3 天	实用传染病学(第 4 版),2017

(三) 其他传播特征参数

1. **续发率**　续发率亦称二代发病率(secondary attack rate,SAR),是指一个家庭、病房、集体宿舍、托儿所、幼儿园班组中第一代病例发生后,在该病的最短潜伏期到最长潜伏期之间,易感接触者中因受其感染而发病的续发病例占所有易感接触者总数的百分数。续发率是反映传染病传染力强度的指标。目前,多数关于传染力的研究聚焦于 R_0,但 R_0 仅反映了平均流行模式而忽略了人群内部由于家庭、社区等的结构差异而存在的传染力异质性。续发率也是衡量聚集性疫情传染力的指标,反映了社会互动与传播风险的关系。百日咳家庭传播中易感者的感染率(续发率)可高达 90%;学校传播感染率为 50%~80%。在实际传播中,续发率受免疫接种、隔离、消毒等措施的影响。

西班牙 2012—2013 年一项前瞻性研究显示,对 688 名百日咳病例及其 2 852 名家庭密切接触者进行长达 28 天的随访,发现感染者 459 名,百日咳在家庭传播的续发率为 16.1%(459/2 852)。在小于 18 岁的密切接触者中,64% 接受过完整的百日咳免疫接种程序(4 剂次),13% 接种剂次不全,11% 未接种过百日咳疫苗。接受过完整百日咳免疫接种程序(4 剂次)的接触者的感染率为 14.1%,未接种或者接种剂次不全者的感染率为 17.8%。

天津市对 2010—2014 年 190 个家庭的 665 人进行了百日咳家庭聚集性发病调查。最后确认共有 139 起百日咳家庭聚集性发病,续发病例 269 人,累计发病 408 人。百日咳家庭聚集发生率为 73.16%(*95% CI*: 60.01%~83.33%)。调查的续发病例均在首发病例发病后的一个潜伏期(4~21 天)内发生,家庭聚集性发病的平均罹患率为 80.79%(60.00%~100.00%),其中有 51 个家庭的罹患率高达 100.00%,占聚集性发病总起数的 36.69%。

天津市曾对 2010—2012 年 161 例百日咳病例和 346 名密切接触者进行研究,经流行病学调查和实验室检测,最后确认共有 75 起百日咳聚集性发病,其中家庭聚集 64 起,学校聚集 3 起,医院内聚集 5 起,同村聚集 3 起。在 64 起有聚集性疫情的 226 名家庭成员中发现百日咳续发病例 112 例,家庭聚集性发病的罹患率波动在 40%~100% 之间,其中 24 个家庭的罹患率高达 100%,平均续发率为 49.56%。3 起学校聚集性发病均发生在小学,其中 1 起为同一班级,25 名学生中有 6 人发病并确诊(首发 1 例,续发病例 5 例),按照首发病例与续发病例发病间隔 36d 计算,该聚集性发病至少导致两代续发病例。后期对该班级剩余的 19 人进行抗体检测,其中 10 人检测结果提示为近期感染,该班级百日咳的感染率高达 64%。这项百日咳聚集性发病的监测研究显示百日咳续发率较高,家庭和学校是百日咳传播的重要且容易被忽视的场所。

2. 代际间隔 代际间隔（generation interval, GI），亦称代际时间（generation time, T_g），是指一代病例感染和续发病例感染的平均时间间隔。在实际计算时，代际间隔常用一代病例和续发病例出现临床症状的平均时间间隔进行估算。代际时间间隔是计算 R_0 的一个重要参数，需要通过对明确传播关系的病例进行分析获取。

百日咳代际间隔变异较大。国际上，一项较早的观察性研究（1933 年）揭示在家庭传播中，百日咳的代际间隔最常见为 1 周，2 周的概率是 1 周的 1/2，3 周的概率是 1 周的 1/5，1 个月的概率是 1 周的 1/8，3~6 个月的概率为 1 周的 1/200。Vink, M. A. 等根据荷兰 2006—2008 年对 164 名百日咳住院婴儿及 560 名家庭接触者进行的前瞻性研究显示，百日咳传播的平均代际间隔为 22.8 天。Te Beest, D. E. 等也根据上述相同文献计算进一步研究百日咳传播代际间隔，若传染源是孩子的母亲，平均代际间隔为 20（95%CI：16~23）天；若传染源是父亲或兄弟姐妹，平均代际间隔为 28（95%CI：23~33）天。

目前，国内揭示百日咳代际间隔的研究不多。天津市 2010—2014 年家庭聚集性发病病例中，首发病例与续发病例发病间隔最短为 6 天，最长 20 天，中位数（median, M）为 13 天，四分位数间距（inter-quartile range, IQR）为 8~18 天。李亚绒等对 2012 年 1 月至 2013 年 8 月在西安市儿童医院就诊的婴幼儿和/或儿童病例及其流行病学相关病例（有咳嗽症状的密切接触者）进行百日咳实验室检测和确诊研究，临床诊断病例经实验室确诊 165 例，流行病学相关病例经实验室确诊 38 例。每代流行病学相关病例发病间隔时间为 4~13（M=8）天。2016 年湖北省随州市主动监测发现一起百日咳家庭聚集性发病，一个家庭 5 人有 4 人被感染，出现续发病例。首发病例为患儿爷爷，二代病例为患儿父亲和 4 月龄未免疫的患儿，形成了成人到婴幼儿的传播模式。二代病例（患儿和患儿父亲）在首发病例发病 15 天和 11 天后发病。2017 年天津市河西区发现的一起百日咳家庭聚集性病例中，首发病例为患儿，第一代续发病例为患儿父亲，第二代续发病例为患儿母亲，形成了青少年到成人的传播模式。一代、二代续发病例发病时间距首发病例发病时间间隔分别为 12 天和 21 天。

（四）发病-报告时间

1. 就诊-报告间隔 早发现、早报告在传染病疫情监测和及时处置中起到至关重要的作用，发病后及时就诊是早发现病例的关键，发病-就诊时间间隔是体现早发现的重要指标。发病-就诊时间间隔是指患者从出现症状到医疗机构就诊的时间,它对百日咳实验室诊断和防控具有非常重要的影响。百日咳就诊延迟不仅会对疾病诊断造成困难,同时也为疾病防控增大了难度,增加了疾病传播的隐患。一般来说,咳嗽出现3周内是进行细菌分离培养和特异核酸检测的最佳时间。如果未使用抗生素,典型病例在咳嗽出现2周内采样进行细菌培养,阳性率可达80%。然而由于百日咳在发病初期病情较轻,易被忽视,普遍存在就诊延迟的现象,尤其在青少年和成人患者中常见。

我国尚未建立针对百日咳的专病报告监测系统,对发病-就诊间隔评价主要是各地开展的一些探索研究。如天津市2010—2015年百日咳确诊病例中,就诊时咳嗽持续时间最短为1天,最长为140天,其中少于14天的占46.45%,中位数为14天,四分位数为8~25天。随着年龄的增长咳嗽持续时间延长,小于1岁人群百日咳病例咳嗽时间中位数最短,为11天,7~14岁人群中约70%以上病例就诊时其发病咳嗽持续时间已经超过14天,而15岁及以上人群咳嗽时间中位数最长为29天。天津市宁河区百日咳病例中,发病至初次就诊时间间隔中位数为13天,最短间隔1天,最长36天。贵州省百日咳报告病例发病日期至首次就诊日期、首次就诊日期至诊断日期、发病日期至诊断日期的时间间隔中位数分别为2(0~16)天、17(2~101)天和20(6~101)天。浙江省传染病监测系统数据显示,浙江省近5年(2015—2019年)报告的百日咳确诊病例发病与诊断间隔中位数(四分位数)为15(7~24)天,其中1岁以下人群发病与诊断间隔中位数(四分位数)为14(7~24)天,1~5岁人群发病与诊断间隔中位数(四分位数)为16(6~25)天,5岁以上人群发病与诊断间隔中位数(四分位数)为21(6~31)天。

国外一项研究也提示,发病-就诊时间间隔随着年龄的增大而增大:7~12岁患儿平均在出现咳嗽后7.8天就诊,13~18岁青少年平均在出现咳嗽后12.5天才就诊,成人咳嗽出现17.3天后才就诊。

2. 诊断-报告时间 临床医生对百日咳病例快速进行正确诊断和报告,对及时隔离治疗和管理传染源、减少传播至关重要。如不能及时诊断和报告,有可能造成疫情扩散。英国健康保护小组要求报告百日咳时,对咳嗽持续时间不到21天的病例进行接触追踪,并建议在病例发病后21天内预防家庭接触(如果病例是医疗工作者,需要在任何咳嗽持续时间进行接触追踪)。

目前在百日咳诊治中,诊断和报告延迟的现象普遍存在。英国现场流行病学培训项目数据显示,伦敦和英格兰东南部地区2010—2015年报告的

9 163 名病例中,仅有 11% 病例在症状出现后 21 天内报告。报告是否及时与报告者的身份有关:保健工作者、学校或医院的临床医生大多能及时报告,全科医生或实验室人员往往会迟报。荷兰 2010—2013 年监测数据显示,百日咳患者出现症状到标本送检实验室的时间间隔的中位数(四分位数)为 28(21~47)天,其中与血清学检验的时间间隔(中位数:29 天,四分位数:21~49 天)比与 PCR 或者细菌培养的时间间隔(中位数:18 天,四分位数:13~24 天)长。婴儿患者标本从发病到送检时间间隔短于其他年龄人群。患者发病到报告当地公共卫生监测机构的时间间隔的中位数(四分位数:27~54 天)为 34 天。

英国现场流行病学培训项目组专家认为,由于部分百日咳患者发病隐匿,初期尚无典型症状,患者也未曾就诊,就诊延迟导致的报告延迟难以避免;但如果患者就诊及时,报告延迟则可以避免,相关报告人可在实验室确诊之前先行报告病例。并建议临床医生和实验室加强合作,以提高早期报告和早期确诊。

国内百日咳诊治的及时情况也不容乐观,诊断延迟较为普遍。2011 年 1 月至 2015 年 12 月首都儿科研究所附属儿童医院经 PCR 确诊的 59 名 3 月龄以下患儿,在院外均有多次(3 次及以上)门急诊就诊经历,分别诊断为支气管肺炎、气管炎、上呼吸道感染、呼吸暂停或惊厥等,无一例诊断百日咳;51 例(86.4%)患儿在门诊先后给予多种头孢类抗生素治疗,病情未见好转。发病至确诊时间最短 6 天,最长 27 天,中位数 12 天。2012 年至 2014 年山东第一医科大学附属省立医院确诊的 81 名百日咳病例,自发病到确诊平均时间为 15.5 天。81 例患儿在院外及门诊期间无一例诊断为百日咳,66 例(81.4%)以支气管肺炎、喘息性支气管肺炎收入院,15 例(19.6%)以惊厥、呼吸衰竭、心力衰竭、咳嗽后一过性心率下降、心肺复苏或气管插管后收入院。

(五) 流行周期

疫苗使用前,百日咳流行周期为 2~5 年(平均 3~4 年)。美国等国家监测显示儿童普遍接种疫苗后,百日咳发病率降低,但无论使用全细胞疫苗或无细胞疫苗,并没有改变百日咳的流行周期。通常可用群体免疫力变化解释百日咳的周期性流行,即每次流行后,易感人群需要几年累积才能增加达到足以引发新一轮传播的水平。百日咳疫苗接种虽然减少了百日咳患者的报告发病数,但国内外多项研究显示,人群中的百日咳带菌率并无显著下降,实际上未能减少细菌在人群中的循环量。我国数据显示,实施计划免疫前,百日咳每

2~5 年发生一次流行,每次持续 2~3 年;实施计划免疫后,百日咳发病呈直线下降,流行周期已不再明显。近年来,我国百日咳发病有明显上升趋势,对于百日咳发病上升的影响因素,及其流行的周期性等均有待进一步研究。浙江省监测数据显示,浙江省百日咳的流行周期和全国的规律相似,即在计划免疫(1978 年)前每 3~4 年出现 1 次高峰,计划免疫后发病明显下降,在免疫规划时期(2001—2007 年)和扩大免疫规划时期(2007 年以后)发病水平维持在较低水平(0.5/10 万以下),2007—2016 年每隔 3~5 年出现 1 个小高峰,2017 年之后,发病水平有所上升。

第二节　国内外流行情况

一、全球百日咳流行情况

(一)全球概况

百日咳是疫苗可预防的世界范围内危害最为严重的传染病之一。在DTwP 广泛应用前,百日咳是婴幼儿发病和死亡的重要原因,也是全世界最常见的十大感染致死疾病之一。明确记载的第一次百日咳暴发疫情发生于1578 年巴黎,造成婴幼儿大量死亡;20 世纪 50 年代前,全球大部分成人在儿童时期均曾患过百日咳。20 世纪 30 年代开始使用 DTwP,随着百日咳疫苗的使用,全球百日咳发病显著下降。20 世纪 70 年代 WHO 每年收到全球百日咳报告病例 210 万~280 万例,80 年代末期这一数字下降到 60 万,90 年代初期进一步下降到 22 万~44 万例。WHO 网站数据显示,1980—2016 年全球百日咳报告病例数随着 3 剂次百白破疫苗(diphtheria,tetanus,pertussis vaccine,DPT)接种率升高显著下降,报告病例数从 1980 年约 200 万下降到 2019 年 14.5 万例,降幅达 90% 以上,见图 2-2-1。

由于许多国家尚未建立有效的百日咳监测系统,且百日咳 PCR 检测技术在一些国家尚未广泛应用,各国百日咳诊断标准不完全一致,百日咳病例难以得到全面和快速的识别,全球百日咳实际发病远远大于报告发病数。模型研究显示,1999 年全球小于 15 岁百日咳病例 4 850 万例,其中 1 岁以下病例940 万例,1~4 岁病例 2 120 万例,5~14 岁病例 1 790 万例;死亡 39 万,均为 5 岁以下儿童;非洲百日咳发病和死亡数最多,分别为 1 280 万例和 20

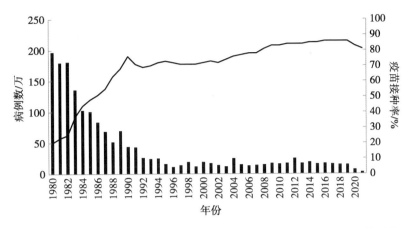

图 2-2-1　1980—2021 年全球每年报告百日咳病例数和 3 剂次 DTP 接种率

万例。WHO 根据各成员国（MSs）疫苗可预防疾病监测汇总表,估计 2008 年全球百日咳发病 1 600 万例,死亡 19.5 万名儿童。2014 年,WHO 利用联合国人口数据和联合国儿童基金会关于百日咳疫苗接种覆盖率数据,通过数学模型对全球 5 岁以下儿童百日咳病例数和死亡数进行了更新。根据该研究,估计全球 2014 年 5 岁以下儿童百日咳病例为 2 410 万例,死亡 16.07 万例,其中约 510 万例（21%）百日咳病例和 85 900 例（53%）死亡病例发生在 1 岁以下婴儿中。经对 WHO 各地区百日咳发病率统计,2010—2014 年美洲和欧洲的发病率较高,分别为 2.954 3/10 万~7.487 5/10 万、3.115 5/10 万 ~6.386 3/10 万;非洲和地中海东区较低,分别为 0.576 5/10 万 ~1.844 3/10 万、0.352 3/10 万~2.238 6/10 万。

　　与其他呼吸道致病菌不同,百日咳鲍特菌引起的暴发疫情无显著的季节性,但在不同地区、人群存在季节性发病差异。一项北美地区研究指出,百日咳发病在秋冬季居多。加拿大多伦多一项对 13 年间确诊的 2 500 例百日咳病例的回顾性研究发现,发病在秋冬季较为显著;加拿大英属哥伦比亚省,2000 年青少年百日咳发病高峰则在 8 月和 9 月。荷兰 1996—2006 年的调查指出,婴幼儿和儿童百日咳发病高峰为 8 月,而青少年发病高峰在 11 月。英国一项对数十年发病情况的研究表明,1940—1957 年百日咳流行高峰在年初或年中;1958—1975 年,流行高峰在 10~12 月;1976—1985 年,出现两个流行高峰,分别为 9 月和次年 2 月。

　　（二）百日咳再现

　　在医疗卫生条件和预防接种可及性好的发达国家,如美国、英国、荷兰、澳大利亚等相继报道,尽管百日咳疫苗覆盖率一直保持在高水平,但百日咳报告发病率在保持多年低水平之后却又重新上升,甚至出现暴发疫情。目前将百日咳发病率上升和百日咳的暴发,称之为百日咳再现。百日咳再现并不是全球性的普遍现象,一些国家的监测数据显示,多数国家未出现发病率升高的迹象。de Celles 等分析了 63 个国家的数据,发现有 32 个国家在 1980—2012 年百日咳发病有过增长趋势。若只考虑每个国家最后一个变化折点,16 个国家的百日咳发生率上升,32 个国家下降。该研究显示百日咳发生率在世界范围内有显著的时间和地域差异性,不能笼统将百日咳再现认为是全球化事件。

1. 发达国家百日咳再现情况　从时间轴上可以清楚地看到,国外发达国家百日咳发病及其免疫史的演变,随着早期百日咳疫苗从无到有,接种率从低到高,百日咳发病率很快大幅下降,并持续较长时间保持低发状态。这种情形与大多数国家免疫规划疫苗引入之后,疫苗针对疾病的发病得到快速控制的结果一致,也是疫苗作为预防传染病最特异、最有效措施的意义所在。美国自 20 世纪 50 年代开始使用百白破疫苗,随后百日咳报告发病数持续下降至 4 000 例左右,但 80 年代后报告发病数开始上升,2012 年报告发病48 277 例。近年来,澳大利亚、加拿大、英国、法国、荷兰、芬兰、意大利等疫苗接种率高的国家也纷纷出现百日咳再现的报道。虽然各国采取了一些积极的应对措施,但截至目前,百日咳再现的问题在这些发达国家仍未得到有效解决。

2. 我国百日咳再现研究情况　自百白破疫苗纳入儿童计划免疫之后,中国百日咳的发病率也出现大幅下降,一度被认为得到有效控制。但从 2010年开始百日咳发病呈增高趋势,自 2013 年后,全国百日咳发病水平呈上升趋势,2019 年达到高峰,2020 年发病率显著下降,2021 年发病率回升。在国外报道百日咳再现之后,中国学者开始对百日咳予以关注。2002 年,王静敏等报道 2000 年 6 月至 2001 年 5 月北京儿童医院因呼吸道感染住院的婴幼儿中,11% 的患者百日咳鲍特菌培养阳性,提示百日咳发病已不少见。2011 年,张颖等通过监测证实,在接种率维持高水平的同时,天津市百日咳发病较以往明显增加,已具有百日咳再现特征。陕西省、广东省、山东省、重庆市等也发现百日咳局部暴发或流行。部分临床研究也报告百日咳病例异常增多的现象。上述研究结果显示,尽管全国范围尚未形成百日咳再现的情形,但部分区域百日咳病例异常增多甚至流行的事实,与国外疫苗高接种率国家百日咳再现并无原则性差异,这一观点已被业内多数专家所接受。因此,目前有必要深入研究中国百日咳发病的历史和形势,并结合国外百日咳再现的研究进展,分析中国百日咳发病上升的原因及其影响因素,探讨今后的防控策略。

3. 百日咳再现的原因　百日咳再现的原因十分复杂,百日咳再现的影响因素既与一些客观因素密不可分,也与一些主观因素的变化直接相关。2015年8月,WHO在百日咳立场文件中指出,百日咳再现的可能因素包括医务人员对百日咳的知晓度和关注度的提高、监测敏感度的提升、PCR等实验室检测技术的应用、部分地区疫苗接种率下降、疫苗保护效果不佳、疫苗接种后保护作用持续时间较短等有关。早期监测显示百日咳误诊率高达95%,特别是已经接种过疫苗者的罹患百日咳后症状更不典型,现在随着诊断技术的提高,增加了诊断的正确率。Domenech等指出,各个国家百日咳的监测意识、监测标准、监测体系和监测方法等存在巨大差异,这也可能是导致各国数据有明显差异的原因。另有学者认为,百日咳再现还与菌株的变异、耐药菌株的产生、担心疫苗的不良反应导致的疫苗覆盖率低、aP黏膜免疫弱等因素相关。目前认为接种疫苗后产生的免疫力衰减和百日咳鲍特菌变异是导致"百日咳再现"最重要的原因。

(1)接种疫苗后产生的免疫力衰减:自然感染和wP诱导对百日咳的免疫保护期可能至少为15年,但aP的免疫保护期可能低至5年。"百日咳再现"多发生在使用aP的国家,说明接种aP可能是导致免疫力衰减的原因。澳大利亚、英格兰和威尔士、美国等对狒狒的研究发现,wP与自然感染相似,主要诱导Th1、Th17反应;aP免疫主要诱导Th2、Th17反应。Th1和Th17与细胞记忆应答有关,为产生除菌黏膜免疫所需。由于aP产生的Th1较低,免疫持久性也不如wP,因此无法防止百日咳鲍特菌的定植和传播,即aP可预防或减轻百日咳症状,但在预防感染和降低后续传播上逊于wP。随着时间的延长,接种aP者抗体降至保护水平以下可发生感染。日本对1 000多名儿童连续观察10年发现,婴幼儿接种aP后,到4~5岁时保护效果下降至50%左右。

(2)百日咳菌株基因变异:百日咳的致病因子主要有PRN和PT,可介导细菌黏附到宿主和侵入到宿主的免疫系统。PRN和PT是百日咳鲍特菌在生长过程中产生的具有抗原保护性的生物活性物质,也是最容易发生抗原变异的蛋白质分子。其中的一些生物活性物质已被作为无细胞疫苗的有效成分用于预防百日咳。大量研究证明,在疫苗广泛使用后,百日咳菌株会出现不同程度的针对病原微生物的变异以适应选择压力,称为"病原菌适应现象"。接种疫苗带来的免疫压力可推动百日咳鲍特菌的进化,使其改变或缺失疫苗所针对的抗原,如 FHA、PT 和 PRN 等,出现免疫逃逸株可能是百日咳再现的一个原因。国内外对疫苗株和流行株进行研究发现,基因变异主要发生在 pt S1 和 PRN 编码区域。pt 是由 S1~S5 5 个亚基组成,S1 具有更强的免疫原性,它包括 ptx S1A、ptx S1B、ptx S1D 和 ptx S1E 4 个基因型。已经明确 ptx S1 基因型的改变多不是沉默突变,可导致相应氨基酸发生改变。在百日咳疫苗大面积覆盖后,在疫苗免疫选择性压力作用下出现的基因突变或适应性增加,使 ptx S1A 基因型取代 ptx S1B 和 ptx S1D 疫苗型菌株成为主要流行的菌株。Mooi 等发现 1989—2004 年期间荷兰百日咳流行株的 ptx 基因启动子区域发生变异,2004 年 100% 分离株均为变异株,该变异使 PT 分泌增加,可能是导致疫苗效力降低和/或加快疫苗诱导的免疫力下降的原因。

另有研究发现 PRN 缺失,可导致百日咳流行。含有 PRN 的 aP 比不含 PRN 的 aP 能诱导更强的免疫保护力,可诱导树突细胞产生更强的促炎反应,增加感染后细胞死亡数,因此国际上使用的 aP 多含有 PRN 成分。编码 PRN 有 6 种基因型,其中疫苗株以 prn 1 基因型为主。近几年国内外均发现 prn2 和 prn3 型逐渐取代疫苗型 prn1 基因型成为流行菌株主要基因型别,PRN 缺失可以改变机体对该病原体的免疫反应,增加感染的风险。百日咳菌株的基因突变株及缺陷菌株的出现均使疫苗的免疫作用减弱,但这些基因改变和出现免疫逃逸是否是百日咳再现的原因还有待进一步证实。

(三)国际流行情况介绍

1. **美国** 20 世纪 20 年代至 40 年代早期,美国每年报告百日咳病例达 115 000~270 000 例,发病率约为 150/10 万,死亡率在 6/10 万左右;发病以儿童和婴幼儿为主,其中约 80% 的患者为 5 岁以下儿童,1 岁以下婴儿占 41%,15 岁以上人群不到 3%。20 世纪 50 年代后,随着 DTP 在婴幼儿中的普遍应用,百日咳发病率明显下降,1976 年降至 0.5/10 万,是历史最低水平。20 世纪 80 年代后,报告病例数逐渐上升,每 3~4 年出现 1 次高峰,1986 年、1990 年、1993 年、1996 年、2002 年、2004—2006 年、2012 年出现暴发,病例报告数达 48 277 例,发病率为 15.4/10 万,为 20 世纪 50 年代以来最高值。调查显示,美国青少年和成人病例增长显著,与 1990—1993 年相比,2001—2003 年美国青少年百日咳报告病例数增加了 552%,成人增加了 490%;而在此期间发病的青少年是美国第一批 DTaP 接种者。有研究表明 DTaP 的效力在学龄儿童中平均每年衰减 42%,因此,2006 年美国免疫实践咨询委员会(Advisory Committee on Immunization Practices,ACIP)推荐所有青少年补种加强剂量,使用减少抗原含量的百白破疫苗(low-dose diphtheria,tetanus and acellular pertussis combination vaccine,Tdap)预防百日咳,2007 年百日咳报告发病数明显下降(图 2-2-2,图 2-2-3)。为了降低百日咳疾病负担,2011 年,美国 ACIP 首次提出孕妇接种 Tdap 的建议,以期通过母传抗体降低婴幼儿发病。随后的监测数据显示,美国小于 6 月龄婴幼儿百日咳发病率由 2014 年的 169.0/10 万下降至 2018 年的 57.2/10 万;小于 1 岁婴幼儿死亡病例数由 2012 年的 16 例下降至 2018 年的 4 例。

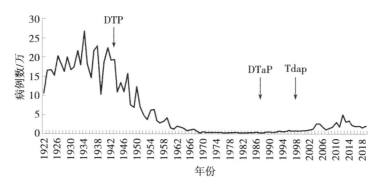

DTaP—无细胞百白破疫苗;Tdap—减少抗原量的百白破疫苗。

图 2-2-2 1922—2019 年美国百日咳报告病例数

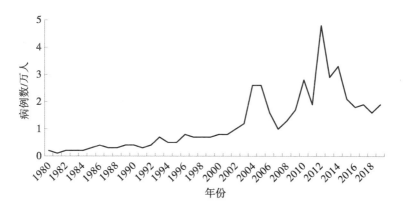

图 2-2-3 1980—2019 年美国百日咳报告病例数

2. 加拿大　1934—1943 年,加拿大百日咳年平均发病率为 160/10
万,1943 年开始引入使用 wP,1974—1983 年发病率降至年均 11/10 万,
1984—1988 年为 7/10 万。20 世纪 90 年代后,加拿大百日咳发病呈现周
期性暴发,1988—1998 年间出现 3 次发病高峰,其中 1994 年发病率达到
34.9/10 万。1997 年引入 aP,1998 年后发病率开始下降,1999—2004
年间加拿大再次对青少年实施疫苗加强接种,至 2011 年报告发病率仅为
2/10 万,但至 2012 年全国发病率又激增 7 倍,达 13.9/10 万(图 2-2-4)。
对 1981—2016 年小于 1 岁百日咳患儿的研究显示,小于 1 岁百日咳患儿
的住院率比使用全细胞疫苗时期降低了 4.9 倍,其中小于 2 月龄患儿在两个
时期中均占有较高比例,分别为 40.7% 和 68.8%。

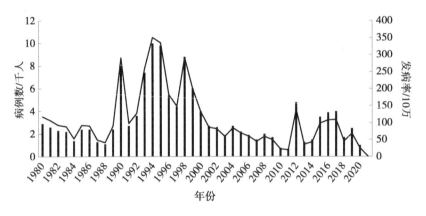

图 2-2-4　1980—2020 年加拿大百日咳发病数及发病率

3. 澳大利亚　澳大利亚的疫苗接种覆盖率很高,12 月龄儿童 3 剂
DTaP 覆盖率为 92.2%,5 岁儿童 4 剂 DTaP 覆盖率为 91.7%。尽管如此,
百日咳仍然是澳大利亚最常见的疫苗可预防疾病。自 1991 年以来百日咳持
续流行,每 3~5 年出现一次流行高峰。1997—2006 年呈波动性变化,2008
年之后上升趋势显著,尤其在 2011 年,报告病例达 39 000 例。2006—
2012 年澳大利亚共报告病例 156 200 例,平均年报告发病率为 103.1/10
万(23.1/10 万~173.3/10 万),是前 10 年的 2.8 倍以上。病例年龄构成
发生显著改变,2000 年多为儿童及青少年(5~9 岁发病率为 108.1/10 万,
10~14 岁发病率为 294.9/10 万),2003 年多为青少年(10~14 岁发病率为
510.9/10 万,15~19 岁发病率为 298.9/10 万),2005 年成人病例增长明
显(50~59 岁发病率为 124.0/10 万,60 岁及以上发病率为 123.2/10 万),

20 岁及以上病例占比由 2003 年的 41.5% 上升到 2005 年的 83.6%。由于澳大利亚实施由 DTaP 对 DTwP 的替代（1999 年），取消了 18 月龄加强剂次（2003 年），增加了青少年的 Tdap 加强接种（2004 年）等免疫策略，2006—2012 年的研究数据显示，小于 15 岁儿童年均发病率为 205.6/10 万（16.4/10 万~434.3/10 万），15 岁及以上人群为 79.0/10 万（24.8/10 万~118.5/10 万），低年龄人群发病率出现增高，尤其是小于 6 月龄以下婴儿和 5~9 岁儿童，发病最大增幅出现在 2~4 岁和 6~9 岁儿童。

4. **欧盟**　2018 年，欧盟有 30 个国家共报告百日咳病例 35 627 例，其中确诊病例 33 133 例（93%），疑似病例 1 254 例（4%），可疑病例 1 240 例（3%）；报告发病率为 8.2/10 万，与过去 5 年持平；德国、荷兰、挪威、西班牙和英国的报告病例占所有报告病例的 72%。与 2017 年相比，奥地利、克罗地亚、拉脱维亚和斯洛伐克的报告发病率显著上升（涨幅未超 200%）；爱尔兰和塞浦路斯的报告率显著下降（跌幅超过 50%）。挪威的报告发病率最高（46.8/10 万），其次为荷兰、奥地利和丹麦；在报告病例中其成人（18 岁及以上）病例所占比例均较高，分别为 51%、58%、50%、49%；在实验室确诊病例中成人病例分别占 99%、100%、93%、100%。35 627 例报告百日咳病例中，大于 14 岁病例占 62%（30 岁及以上病例占 47%，15~29 岁病例占 15%）；婴儿病例占 6%，在已知月龄的婴儿病例中（87%），小于 6 月龄占 65%，小于 3 月龄占 45%。发病率最高为小于 1 岁婴幼儿（44.4/10 万），其中，奥地利高达 180.4/10 万，冰岛、斯洛文尼亚和丹麦分别达到 146.6/10 万、123.6/10 万、121.5/10 万；其次为 10~14 岁儿童（22.0/10 万）。各年龄段中，女性比例均高于男性，女性平均为 8.7/10 万，男性为 7.0/10 万，男女比例为 0.8：1（图 2-2-5）。

5. **日本**　日本是全球最早使用 aP 的国家，直到 21 世纪初百日咳的发病都得到了较好的控制。但近几年来，尽管疫苗覆盖率很高（90%），百日咳报告病例数仍开始增加，尤其在青少年和成人中增加更为明显。为更好控制百日咳的发病或流行，日本修订了《传染病法》，要求从 2018 年开始对所有百日咳病例，包括成人病例进行报告。2018 年报告的百日咳病例数超过 1 万例，其中一半以上涉及小学学龄儿童（6~12 岁儿童）；大多数小学适龄儿童接种了 4 剂疫苗，提示百日咳疫苗的效力不能持续到小学年龄。2019 年，日本共报告了 16 785 例病例，其中 5% 的病例发生在小于 6 月龄的婴儿；这些婴儿 72% 未接种疫苗，有 1 人死亡。根据 WHO 网站数据，2000—2020 年后日本百日咳报告病例数（图 2-2-6）。

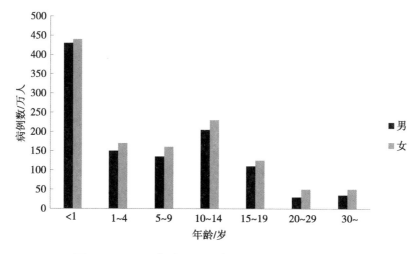

图2-2-5 2018年欧盟百日咳病例的年龄和性别分布

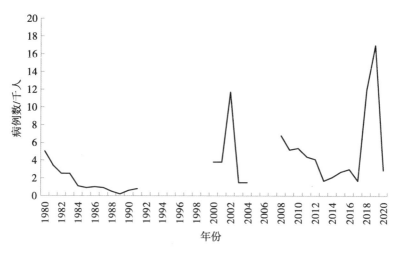

图2-2-6 2000—2020年后日本百日咳报告病例数

二、我国百日咳流行情况

(一)流行概况

疫苗使用前,我国百日咳发病率、死亡率均较高。据中国疾病预防控制信息系统传染病监测系统数据显示,20世纪六七十年代我国百日咳年发病率在100/10万~200/10万,1973年是报告病例数最多的一年,共报告2 203 264例。1978年我国开始实施计划免疫,在全国范围内广泛接种百日咳疫苗,百日咳报告发病率大幅下降,20世纪90年代末已降至1/10万以下。进入 21 世纪后,我国百日咳报告病例进一步减少,2006—2013 年全国每年报告病例数维持在 3 000 例以下;但 2013 年后报告病例数逐年上升,报告发病率从 2013 年的 0.13/10 万上升到 2019 年 2.15/10 万(30 027 例),增幅为 15.54 倍(图 2-2-7)。受防控新型冠状病毒感染采取的非药物干预措施等影响 2020 年全国报告百日咳病例数较 2019 年下降 85.10%,报告病例数和发病率分别下降至 4 475 例和 0.32/10 万,2021 年报告发病水平有所上升,报告病例数和发病率分别为 9 611 例和 0.68/10 万。

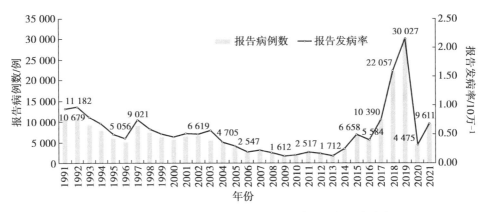

图 2-2-7　1991—2021 年中国百日咳报告发病数及发病率

全国百日咳死亡病例报告数呈显著下降趋势。1959 年报告死亡病例数最多(11 697 例),此后逐渐下降,20 世纪 90 年代死亡率为 0.001/10 万左右;2007—2018 年以来维持在 3 例以下,其中数个年份为 0;2019—2021 年全国报告百日咳死亡病例分别为 2 例、1 例、2 例,报告死亡率为 0.000 1/10 万。

(二) 病例的三间分布

1. **地区分布**　我国各地报告百日咳发病数差距较大。中国疾病预防控制信息系统传染病监测系统数据显示,2011—2017 年全国共报告百日咳 32 452 例,报告病例数居前 5 位的地区为山东省(8 279 例)、新疆维吾尔自治区(3 638 例)、广东省(2 847 例)、陕西省(2 482 例)和重庆市(2 304 例),占全国病例总数的 60.39%;居后 5 位的地区为宁夏回族自治区(20 例)、辽宁省(19 例)、青海省(19 例)、西藏自治区(7 例)和海南省(4 例);年平均发病率居前 10 位的地区为新疆和田地区(6.25/10 万)、新疆喀什地区(5.26/10 万)、山东省济南市(4.49/10 万)、广东省深圳市(3.43/10

万)、山东省聊城市(3.16/10万)、新疆伊犁州(2.93/10万)、山东省泰安市(2.70/10万)、四川省凉山州(2.60/10万)、新疆阿克苏地区(2.39/10万)和新疆克孜勒苏州(2.14/10万)。2018—2021年全国百日咳共报告66 170例,报告病例数居前5位的省份为山东省(11 912例)、广东省(9 512例)、湖南省(8 176例)、陕西省(5 892例)和四川省(5 709例),占全国病例总数的62.27%。报告病例的地区分布不同,主要与开展百日咳监测、监测质量和免疫接种等因素有关。

2. **时间分布**   我国不同年份百日咳流行季节不同。2004—2006年百日咳一年四季均可发生,病例多出现在春夏季,4月份开始增多,5月、6月份达到高峰;2015—2017年百日咳病例多出现在夏秋季;2018—2019年报告病例中,3月报告病例数开始增多,8月达到高峰,5~9月报告病例数占57.67%;由于新型冠状病毒疫情全球大流行,我国采取严格的非药物干预措施,人群戴口罩、减少人群聚集和流动等措施,2020—2021年百日咳流行季节不明显,在2020年报告病例中,1月报告病例数最高(1 002例),随后下降,7月、8月、9~12月分别报告124例、133例、228~281例;在2021年报告病例中,报告病例数自1月(171例)持续升高,8月(1 254例)达到首次高峰,12月(1 956例)达到最高峰(图2-2-8)。

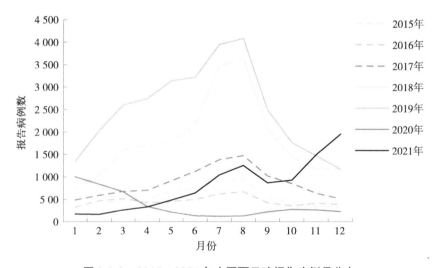

图2-2-8   2015—2021年中国百日咳报告病例月分布

我国地域广阔,不同地区百日咳流行特征也不同,如河北、甘肃等地区报道春夏季高发,北京、上海等地区为夏秋季高发。我国冬春季低发的原因可能与此时流感、支原体、呼吸道合胞病毒等病原体引起的咳嗽高发,影响了百日咳病例的诊断和报告有关。此外,疫苗的使用对流行季节也产生了影响。有研究显示,部分地区在使用疫苗前百日咳主要在冬春季高发,疫苗普及接种后则以春夏季多发。

3. 人群分布　我国百日咳报告病例中男性多于女性。2011—2017 年全国百日咳报告病例中,男女性别比为 1.14∶1,发病率分别为 0.36/10 万和 0.33/10 万;2018—2021 年百日咳报告病例中,男、女性年均报告发病率分别为 1.20(34 366 例)、1.16(31 804 例),男女性报告发病数比、报告发病率比分别为 1.08、1.03;2018 年、2019 年、2020 年、2021 年男女性报告发病数比均为 1.08,报告发病率比分别为 1.04、1.03、1.04、1.00。

按年龄分布分析,我国百日咳报告病例以低龄儿童为主。1997 年监测数据显示,95% 以上的百日咳病例集中在小于 15 岁人群,其中小于 7 岁儿童均占 80%,小于 5 岁儿童约占 60%;2004—2006 年监测数据显示,小于 7 岁儿童约占 85%,15 岁及以上人群仅约占 1%。2011—2017 年小于 1 岁、1 岁、2 岁、3 岁、4 岁、5~9 岁、10 岁及以上人群分别占 64.33%、12.83%、5.30%、4.45%、3.41%、6.80%、2.87%,年均发病率(/10 万)分别为 19.59、3.46、1.48、1.35、1.07、0.40 和 0.01,其中在小于 1 岁儿童病例中,3~5 月龄占 41.95%。2018—2021 年百日咳报告病例中,小于 1 岁、1 岁、2 岁、3 岁、4 岁、5~9 岁、10~14 岁、≥15 岁分别占 52.40%(34 675 例)、13.96%(9 239 例)、5.95%(3 935 例)、6.21%(4 112 例)、5.97%(3 948 例)、13.01%(8 609 例)、1.25%(830 例)、1.24%(822 例),在小于 1 岁病例中,0~2 月龄、3~5 月龄、6~11 月龄分别占 26.44%(9 170 例)、41.69%(14 456 例)、31.87%(11 054 例);2018—2021 年小于 1 岁、1 岁、2 岁、3 岁、4 岁、5~9 岁、10~14 岁、15 岁及以上百日咳年均报告发病率(/10 万)分别为 58.62、13.90、5.74、6.19、6.30、2.67、0.29、0.02,见图 2-2-9、图 2-2-10。

按照职业分类分析,我国百日咳报告病例中散居儿童最多(2018—2021 年共报告 52 419 例,占 79.22%),其次为幼托儿童(2018—2021 年 8 055 例,占 12.17%)和学生(2018—2021 年 4 918 例,占 7.43%)。

我国百日咳报告病例主要集中在小于 1 岁儿童,这与儿童百日咳易感性较高、临床症状较典型、易被诊断有关。尽管抗 PT 和 FHA 的 IgG 抗体容易

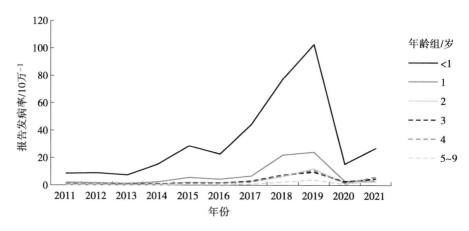

图 2-2-9　2011—2021 年中国百日咳小于 10 岁病例年龄别发病率

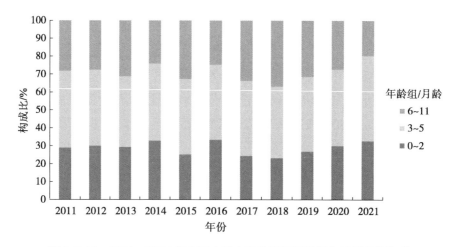

图 2-2-10　2011—2021 年中国小于 1 岁儿童百日咳报告病例月龄构成

通过胎盘,半衰期约为 6 周,母亲即使在幼儿期已接种过疫苗其抗体水平仍较低,婴儿基本无法获得母传的保护性抗体,难以预防小于等于 3 月龄儿童的百日咳发病。未完成全程基础免疫的儿童仍存在较大的感染风险。有研究指出,接种第 1 剂 DTaP 产生的保护效果约为 15%~20%,完成基础免疫 3 剂后才能产生有效的保护,因此,6 月龄以下婴幼儿发病率较高。

(三) 我国百日咳的经济学负担

百日咳的高发病率和较长的病程给患儿和家庭带来了沉重的经济负担。江苏省报道,2008 年每例百日咳病例平均花费 5 823 元,其中直接费用为 4 042 元。2010—2012 年,天津市采用医院被动监测和社区症状主动监测两种模式对天津市百日咳病例疾病负担进行的调查显示,医院监测病例直接经济负担为 4 200 元,显著高于社区症状监测的 2 800 元;由于在社区医院开展百日咳症状监测,可以做到早诊断,早治疗,避免了因误诊而造成的病情延误;随着年龄增长,直接经济负担呈现降低的趋势,小于 1 岁组直接医疗费用最高,平均(中位数)为 7 835 元。山东省烟台市 2017—2018 年百日咳经济负担分析显示,病例平均(中位数)负担为 8 603 元,其中直接医疗费用(包括诊疗费、检验费、药品费等)、直接非医疗费用(包括交通费、营养费等)、间接费用(包括患者误工费、陪护费等)分别为 5 394 元、288 元和 1 080 元;门诊、住院病例的经济负担(中位数)分别为 1 253 元和 10 580 元;农村、城市病例的经济负担分别为 5 353 元和 10 148 元;小于 1 岁、1~9 岁、大于 9 岁病例的经济负担分别为 11 516 元、8 830 元和 1 825 元。天津市和山东省的调查研究结果均提示,小于 1 岁年龄组百日咳病例的病程长,并发症多,因而各种费用均高于其他年龄组。重庆市对已确诊的百日咳病例进行回顾性调查,住院患者平均每例直接经济负担费用为 13 292 元,病程越长、病情越重,消耗的直接经济负担越高。

三、疫苗时代百日咳流行特征变化

(一) 发病率、死亡率大幅度下降,一些局部地区仍有百日咳暴发或疫情反弹

疫苗应用前,百日咳每隔 2~5 年出现一次周期性暴发(平均 3~4 年)。自 20 世纪 40 年代末,一些国家开始使用 DTwP,20 世纪 70 年代推广至全球,极大地降低了百日咳的发病率和死亡率,但似乎并没有改变百日咳的流行周期,百日咳在社区的传播循环仍在继续。由于 wP 接种后不良反应发生率较高以及公众的反对,20 世纪 70 年代后期日本、英格兰和威尔士等国家和地区接种率下降,随后出现百日咳暴发和流行。随着,aP 的广泛使用和免疫覆盖率的提高,百日咳的发病进一步得到控制。

一些局部地区仍有百日咳暴发或疫情反弹。深圳市 2009—2013 年百日咳发病率在 0.05/10 万~0.74/10 万,2014 年发病率激增至 2.02/10 万,2015 年达 5.29/10 万,2016 年仍达 4.59/10 万。河北省监测显示,2012—2018 年全省共报告百日咳 2 953 例,报告发病率从 2012 年的 0.17/10 万增加到 2018 年的 1.20/10 万。河南省 2000 年报告发病率为 0.25/10 万,2001 年为 0.46/10 万,2002 年为 0.84/10 万,呈逐年上升的趋势。天津市 1994—2009 年百日咳报告发病率波动在 0.18/10 万~

0.6/10 万,2009 年为 0.18/10 万,达到历史最低水平。2010 年发病大幅度上升,发病率达 1.03/10 万,比 2009 年上升 536.84%。自 1993 年以来发病率首次高于 1/10 万,同时出现 1989 年以来的 1 例死亡病例。

局部地区发病增多或出现暴发疫情的原因:一是与未免疫或未全程免疫者有关。研究发现,6~23 月龄婴幼儿接种 3 剂 DPT 后,其有效率可达到 91.7%,只接种 1 剂疫苗有效率仅为 46%。未接种疫苗或未完全免疫的儿童是百日咳的易感人群。有研究发现在百日咳患者中,有 13.3% 百日咳鲍特菌检测阳性者未接种过百日咳疫苗;甚至有学者发现,在迁延性咳嗽且百日咳鲍特菌 PCR 阳性的患儿中,约有 80% 患儿未接种疫苗。二是诊断水平和监测水平的加强。以往咳嗽患者多在社区医院就诊,诊断百日咳主要依据患者的典型临床表现,同时社区医院甚至二级以上的医院多不对咳嗽患者进行实验室检查,因此多数以轻症为主要表现的病例(包括青少年和成人病例)往往容易被漏诊、误诊和漏报。早期监测显示百日咳误诊率高达 95%,症状不典型是其重要原因,特别是接种过含百日咳成分疫苗者感染后,症状更不典型。上海市调查,在百日咳确诊病例中,咳后吐、咳时青紫、鸡鸣回声等百日咳典型症状出现的比例均小于 30%。北京市百日咳 PCR 检测阳性的患儿中,鸡鸣回声出现的比例仅占 19.6%。

各地百日咳报告病例增加可能与百日咳病例发现和诊断能力提高有关。近年来许多国家修订百日咳病例定义,加强实验室诊断;同时开展社区调查,进行主动监测,从而发现更多的病例。加拿大实施强化百日咳监测和实验室诊断规划后,符合临床病例定义的百日咳病例比前一年同期增加了 9 倍;用免疫荧光染色技术和血清学方法作为细菌培养技术的补充,使实验室证实的百日咳病例从 17% 上升到 65%。2015 年,在山东大学齐鲁儿童医院呼吸科门诊就诊的 3 068 例迁延性咳嗽患儿,经百日咳血清抗体及 PCR 检测,符合百日咳临床诊断的有 657 例(21.4%)。天津市开展社区人群百日咳症状监测发现,百日咳的发病率为 22.24/10 万,是同期医院报告的 12 倍;另对社区诊所主动监测发现的 124 例患者分析,在初次就诊时被确诊为百日咳的只有 6 例(4.84%),误诊率高达 95.16%。小于 1 岁组的误诊率为 57.14%,1 岁及以上组误诊率均大于等于 90.0%;尤其是 15 岁及以上的青少年及成人病例的误诊率高达 100%。

(二)病例中小月龄婴儿和青少年、成人发病增多,不典型病例增多

随着疫苗的广泛应用,小月龄婴儿和青少年、成人发病已成为当前的突出问题。天津市报道百日咳高发人群由 6 月龄~6 岁儿童向小于 5 月龄婴儿和青少年、成人移位,小于 5 月龄病例占总病例的 59.51%。2005—2010 年监测数据显示,15 岁及以上的青少年、成人病例发病构成比由 2008 年前的 0% 上升到 2010 年的 40%;在 2005—2014 年诊断的 882 例中,成人占 28.57%。在一些接种覆盖率低的地区则以儿童特别是未免疫者发病较多。

百日咳发病年龄出现双向移位的原因,一是小月龄婴儿获得的低水平母传抗体衰减,未达到 DTP 免疫起始月龄或未完成全程接种。2010 年,美国加利福尼亚州发生百日咳暴发,小于 6 月龄婴儿发病率最高(417.8/10 万);在住院病例中,54.8% 为小于 3 月龄婴儿,70.1% 为小于 6 月龄婴儿。美国法定传染病监测系统(the national notifiable diseases surveillance system,NNDSS)的资料显示,大多数百日咳病例、住院病例和死亡病例是由于未达到接种疫苗起始月龄的 2 月龄及以上婴儿。二是疫苗诱导或自然感染均不能诱导终身免疫,随着时间延长,青少年和成人免疫力衰减,缺乏加强免疫的机会,感染率不断升高;同时,由于青少年和成人症状一般比较轻微,有的仅表现为咳嗽,多不去就诊,难以及时发现,因而这类人群又可作为传染源,增加了未接种或未全程接种疫苗的高危婴幼儿的暴露风险。近年来,越来越多的主动监测发现并报告了青少年和成年人的暴发疫情,提示尚有许多症状不典型的患者(儿童、青少年、成人)缺乏实验室检测条件和被动监测报告,实际发病数要远高于报告病例数。

(三)百日咳真实发病可能被低估

通过监测发现,许多国家/地区报告的百日咳病例数远低于实际发病数。一项对 23 个国家 44 个血清学调查的系统综述显示,很多国家的报告病例数低估了百日咳的发病情况,我国百日咳的实际发病情况也可能被低估。2005—2014 年 10 年间西安市通过中国疾病预防控制中心疾病监测系统共报告 230 例百日咳,但 2012—2014 年经开展症状主动监测,3 年发现了百日咳实验室诊断病例 518 例,3 年的实验室诊断数是 10 年报告数的 3.6 倍。天津市开展社区人群百日咳症状监测发现,百日咳的发病率为 22.24/10 万,是同期医院报告的 12 倍。广州市妇女儿童医疗中心,对就诊的小于 14 岁、咳嗽超过 3 周的病例采用单份血清抗 PT-IgG>100U/mL 作为感染百日咳的标准。百日咳感染率为 21.3%。陈如冲等对广州地区平均年龄为 (21.16±1.25)岁的 1 087 名大学生进行咳嗽的流行病学调查,咳嗽的总患病率为 10.9%,其中不乏百日咳病例,但无一例诊断。

百日咳发病被低估的原因,主要是由于监测能力不足或未开展监测。过去百日咳主要为医院被动监测,许多发展中国家无报告制度,更未开展主动监测。由于实验室检测工作未全面开展,导致大量患者被漏诊和漏报。同时,已接种疫苗的患者发病后症状轻微或不典型,易造成误诊、漏诊、漏报,这是报告病例数远低于实际发病数另一影响因素。近年来随着百日咳 PCR 核酸检测技术和血清抗体检测技术的发展,对百日咳标本采集的时限要求降低,检测灵敏度提高,可使更多的患者被及时发现。

(四)家庭内传播已成为主要传播模式

百日咳的流行模式已经由疫苗使用前由儿童向青少年和成人传播转变为青少年和成人向儿童传播。据 Marchant 等报道,美国约有 12%~26% 的百日咳成人患者近期有百日咳感染的血清学证据,68% 的父母、14% 的祖父母及医务人员是婴儿百日咳的传染源。Izufieta 等对芝加哥百日咳暴发中婴儿病例进行了病例对照研究,结果表明年轻母亲(15~19 岁)和咳嗽不少于 7 天的母亲可能是婴儿百日咳的传染源。天津市采集 60 例百日咳病例的 80 例密切接触者标本,监测到 24 例确诊病例,进而监测到 16 起家庭聚集性发病,家庭感染率为 50%~100%。16 起家庭聚集性发病中,12 起是由父母传染给婴幼儿,2 起是由青少年传染给幼儿,并发生 1 起一家 4 人全部感染的情况。

第三节　百日咳监测

一、病例监测

疾病监测是指长期、连续、系统地收集疾病的动态分布及其影响因素的资料,并经过分析将信息上报和反馈,以便及时采取干预措施并评价其效果的系列工作。按照工作模式的不同,疾病监测分为被动监测与主动监测、常规监测与哨点监测。

WHO 在百日咳监测要求中指出,百日咳监测的目的主要包括:①监测疾病负担和百日咳疫苗接种规划的效果与影响,应特别关注 5 岁以下儿童的发病率和死亡率;②为制定免疫程序、优化疫苗接种效果提供数据;③发现百日咳暴发并为公共卫生响应提供指导。在此目标下,WHO 推荐了几种监测模式,见表 2-3-1。

表 2-3-1　WHO 百日咳监测推荐模式

监测目的	为达到目标而建议的最低限度监测	加强监测
疾病负担和流行病学	以哨点医院、病例为基础，5 岁以下实验室确诊病例监测	基于病例的、全国性的、全人群的和设施设备的实验室确诊病例监测 重点关注 5 岁以下的儿童，也可以扩展到所有年龄段 可在住院患者监测的基础上扩大至门诊患者监测
疫苗介绍/政策决定:加强剂次(包括孕产妇免疫)	以哨点医院、病例为基础，以 5 岁以下实验室确诊病例的发病率和死亡率为关注点的监测	基于病例的、全国性的、全人群的和设施的实验室确诊病例监测 重点关注 5 岁以下的儿童，也可以扩展到所有年龄段 可在住院患者监测的基础上扩大至门诊患者监测
暴发疫情的发现	以事件、综合症状及医院为基础的监测，一旦确定聚集，实验室应对病例进行检测，以确认百日咳，然后切换到基于病例的监测	基于病例的、全国性的、全人群的和设施的实验室确诊病例监测 重点关注 5 岁以下的儿童，也可以扩展到所有年龄段 可在住院患者监测的基础上扩大至门诊患者监测

　　鉴于百日咳流行病学和诊断的复杂性,大多数国家采用推荐的最低监测标准,即在一个或多个哨点中开展基于实验室确诊病例的监测,重点关注小于5 岁人群。在选择哨点时首先要考虑小于 5 岁人口充足的地区,同时综合考虑多方面的因素,包括监测目标、人口结构、专科医院(儿科医院/普通医院)、人群健康寻求行为和实验室检测能力等。综合医院比专科医院更适合招募百日咳病例。同时,哨点选择时除须能满足小于 5 岁重症病例的住院救治外,还应设有监测门诊,以满足年龄较大的儿童和成人轻症病例的门诊诊疗需求。

　　推荐发现百日咳暴发的最低标准可以是基于事件的监测,也可以是使用疑似病例定义的综合监测。单纯的暴发调查对于百日咳监测的目标来说并无裨益,因为暴发只是流行病学的一个方面。

　　本节从不同的工作模式出发,介绍国内外常见被动监测和主动监测案例,列举监测设计、信息收集方式、问卷内容等信息。

(一) 被动监测

1. 中国法定传染病报告 在我国,百日咳属于法定报告传染病中的乙类传染病,任何单位和个人发现百日咳患者或者疑似百日咳患者时,应当及时向附近的疾病预防控制机构或者医疗机构报告,按照《中华人民共和国卫生行业标准法定传染病诊断标准》中百日咳的诊断定义如实填报。需收集的资料包括监测病例的姓名、年龄、身份证件类别及号码、性别、职业、现住址和病例分类等信息。由发现单位进行网络直报或填写传染病报告卡由上属机构代报。传染病报告卡,见表2-3-2。

表2-3-2 中华人民共和国传染病报告卡

卡片编号: 报卡类别:1. 初次报告 2. 订正报告
姓名 *: （患儿家长姓名:）
有效证件号 *: 性别 *:男 女
出生日期 *: 年 月 日(如出生日期不详,实足年龄: 年龄单位:岁月天)
工作单位(学校): 联系电话:
患者属于 *:本县区 本市其他县区 本省其他地市 外省 港澳台 外籍
现住址(详填) *:省市县(区)乡(镇、街道)村(门牌号)
人群分类 *:
幼托儿童、散居儿童、学生(大中小学)、教师、保育员及保姆、餐饮食品业、商业服务、医务人员、工人、民工、农民、牧民、渔(船)民、干部职员、离退人员、家务及待业、其他、不详
病例分类 *:(1) 疑似病例、临床诊断病例、确诊病例、病原携带者
（2）急性、慢性(乙型肝炎 *、血吸虫病 *、丙肝)
发病日期 *: 年 月 日
诊断日期 *: 年 月 日 时
死亡日期: 年 月 日
甲类传染病 *:
鼠疫、霍乱
乙类传染病 *:
严重急性呼吸综合征、艾滋病(艾滋病患者 HIV)、病毒性肝炎(甲型、乙型、丙型、丁型、戊型、未分型)、脊髓灰质炎、人感染高致病性禽流感、麻疹、流行性出血热、狂犬病、流行性乙型脑炎、登革热、炭疽(肺炭疽、皮肤炭疽、未分型)、痢疾(细菌性阿米巴性)、肺结核(涂阳、仅培阳、菌阴、未痰检)、伤寒(伤寒、副伤寒)、流行性脑脊髓膜炎、百日咳、白喉、新生儿破伤风、猩红热、布鲁氏菌病、淋病、梅毒（Ⅰ期、Ⅱ期、Ⅲ期、胎传隐性)、钩端螺旋体病、血吸虫病、疟疾(间日疟、恶性疟、未分型)、人感染 H7N9 禽流感

丙类传染病 *: 流行性感冒、流行性腮腺炎、风疹、急性出血性结膜炎、麻风病、流行性和地方性斑疹伤寒、黑热病、棘球蚴病、丝虫病、感染性腹泻病(霍乱、细菌性和阿米巴性痢疾、伤寒和副伤寒除外)、手足口病
其他法定管理以及重点监测传染病 *:
订正病名:　　　　　　　　退卡原因: 报告单位:　　　　　　　　联系电话: 填卡医生 *:　　　　　　　填卡日期 *:　　　年　　月　　日
备注:

注:表中标有 * 的为规定必须录入内容。

2. 国外百日咳被动监测　一些具备条件的国家或地区,如欧盟、加拿大和美国,建立了百日咳常规监测系统。目前全球范围内比较完善的是欧盟百日咳监测系统,由欧洲疾病预防控制中心(European Centre for Disease Prevention and Control,ECDC)负责管理,覆盖欧盟各国。欧盟2012年制定了百日咳监测病例定义,大多数成员国按照ECDC制定的病例定义报告,开展常规监测,如德国于2013年3月强制要求全国开展百日咳常规监测。所有欧盟成员国、3个欧洲经济区和部分非欧盟国家(冰岛、列支敦士登和挪威)至少每年1次将其监测系统中的数据发送到ECDC。

加拿大也将百日咳纳入常规监测传染病,由各省和地区的公共卫生专业人员负责通过加拿大法定传染病监测系统向加拿大公共卫生局报告病例。如果病例出现症状且经实验室确认或与实验室确诊病例有接触,则由医疗服务提供者报告给公共卫生部门。此外,还可以通过由加拿大公共卫生局支持的基于医院的儿科监测系统进行监测和报告。每个系统成员医院都配备1名护士,由1名专门从事儿科和/或传染病的志愿医师监督。

美国各州和地区均有公共卫生管理及病例上报的相关法律法规。相关机构或人员在发现病例或疫情后,须主动与辖区/州卫生部门联系,按照辖区/州卫生部门的要求进行报告。报告人员与辖区/州卫生部门联系,以获取辖区特定的报告要求。辖区/州卫生部门将所有可能和已确认的百日咳病例上报给疾病预防控制中心,在国家监测电子通信系统(the national electronic telecommunications system for surveillance,NETSS)或国家电子疾病监测系统(the national electronic disease surveillance system,

NEDSS）上，将信息通过事件代码 10190 发送给 NNDSS。若信息已上报至 NNDSS，NETSS 和 NEDSS 会对上报的临床症状、实验室结果、疫苗接种史等数据进行更新，相关内容纳入百日咳监测工作表，包括患者基本信息、是否为疑似或确诊病例、临床症状及并发症情况、治疗策略、实验室结果、疫苗接种史、流行病学信息、病例信息及密切接触者调查表格等。

（二）主动监测和加强的被动监测

1. 国内开展的相关监测   在全国法定传染病报告的基础上，制定监测病例定义，在一定范围内（国家、省、市、县等）开展百日咳主动监测或加强的被动监测，对百日咳病例开展病例报告、流行病学调查、标本采集和实验室检测等，以获得能反映流行特征的基础数据，通过提高监测病例中确诊病例的比例，使监测数据更加准确。

（1）基于全人群的主动监测和加强的被动监测：2009 年开始，天津市通过不断实践和摸索，统一报告标准，建立了全市百日咳社区监测报告管理制度，开发了百日咳专病报告和调查系统，制定了全市统一的病例分类定义。

2015 年，山东省也开始在全省范围内开展加强的被动监测，除法定传染病报告卡要求的基本信息外，着重收集病例的流行病学史、临床就诊资料和疫苗免疫史等信息，监测病例定义和个案调查表见表 2-3-3 和表 2-3-4。

表 2-3-3   山东省百日咳监测病例定义与分类

病例定义	症状和体征
疑似病例	出现阵发性痉挛性咳嗽者；咳嗽后出现呼吸暂停、窒息、青紫和心动过缓症状的婴儿；持续咳嗽≥2 周的儿童、青少年和成人
临床诊断病例	临床医生诊断为百日咳的病例；疑似病例中，出现外周血白细胞计数及淋巴细胞明显增高者。或咳嗽持续≥2 周者，具有以下任一者：①阵发性痉挛性咳嗽；②"鸡啼样"吸气性吼声；③咳嗽后无其他病因引起的呕吐
确诊病例	疑似病例或临床诊断病例中，具有下列情况之一者：①从痰、鼻咽部分泌物分离到百日咳鲍特菌；②恢复期血清特异性抗体比急性期呈≥4 倍增长；③PCR 检测到特异基因序列
暴发疫情	同一学校、幼儿园、自然村寨、社区等集体单位在 21 天内发生 5 例及以上百日咳疑似病例

表 2-3-4　山东省百日咳个案调查表

一、报告卡信息

1. 传染病报告卡编号：

2. 患者姓名 *：

患儿家长姓名：

3. 身份证号：

4. 性别 *：　　男　　女

5. 出生日期 *：　　年　　月　　日

如不详,实足年龄 *：　　岁　　月　　天

6. 患者工作单位：

联系电话：

7. 患者现住址属于 *:本县区/本市/其他县区/本省其他地市/外省/港澳台/外籍

8. 家庭现住址(详填)*：

9. 患者职业 *:幼托儿童/散居儿童/学生(大中小学)/教师/保育员及保姆/餐饮食品业商业服务/医务人员/工人/民工/农民/牧民/渔(船)民/干部/职员/离退人员/待业/其他/不详

10. 病例分类 *:疑似病例　临床诊断病例　确诊病例

11. 发病日期 *：　　年　　月　　日

12. 诊断日期 *：　　年　　月　　日

13. 死亡日期：　　年　　月　　日

14. 疾病名称：　　　　　　　　　　法定传染病：

15. 填卡医生：

16. 报告单位：

17. 接触者有无相同症状：　　无　　有

18. 备注：

二、临床表现与治疗

1. 发热：　　有　　　无　　　不详

a. 腋下体温：　　℃

b. 初次发热日期：　　年　　月　　　日

2. 阵发性痉咳：　有　　无　　不详

a. 咳嗽持续天数：　天(最后一次随访时填写)

3. 咳痰：　有　　无　　不详

a. 痰液:黏稠　　水样　　血样　　其他

续表

4. 其他

症状	状态	症状	状态	症状	状态
鸡鸣声	有　无　不详	睡眠不安	有　无　不详	颈静脉怒张	有　无　不详
呕吐	有　无　不详	流泪	有　无　不详	咳血	有　无　不详
口唇青紫	有　无　不详	乏力	有　无　不详	鼻衄	有　无　不详
憋气	有　无　不详	面红	有　无　不详	结膜出血	有　无　不详
窒息	有　无　不详	出汗	有　无　不详	眼睑浮肿	有　无　不详

5. 合并症:肺炎 肺气肿 支气管扩张 喉炎 脑病 其他:

6. 既往史:佝偻病 营养不良 其他:

7. 抗生素使用

a. 住院前开始日期:　　　年　　　月　　　日,名称　　　　,持续:　　　天

b. 住院后开始日期:　　　年　　　月　　　日,名称:　　　,持续:　　　天

8. 病例转归:未愈　好转　痊愈　死亡(直接死因:　　)

三、实验室检测

1. 医院血常规:　　是　　　否

a. 采集日期:　　　年　　　月　　　日

b. 白细胞计数:　　　×10^9 个/L

c. 淋巴细胞:　　　%

d. 中性粒细胞:　　　%

2. 医院 X 线(胸透)结果呈肺炎表现:是　　　否　　　未做

3. 鼻咽拭子采集日期:　　　年　　　月　　　日 培养:　　　PCR:　　　药敏:

4. 痰液采集日期:　　　年　　　月　　　日　　　培养:　　　PCR:　　　药敏:

5. 急性期血标本采集日期:　　　年　　　月　　　日 结果:

6. 恢复期血标本采集日期:　　　年　　　月　　　日 结果:

四、流行病学调查信息

1. 报告日期 *:　　　年　　　月　　　日

2. 调查日期 *:　　　年　　　月　　　日

3. 户籍所在地 *:　　本县区　　本市其他县区　　本省其他地市　　外省　港澳台　外籍

a. 户籍地址:

4. 发病时在现住址县区居住时间 *:　　<7天　7~21天　22天~3月　>3月

5. 是否在集体单位(如学校、幼儿园、工厂等):　　是　　　否　　　不详

a. 如是,所在集体单位具体名称:

续表

6. 如果病例小于 12 月龄,则该病例出生时体重:　　　kg,母亲当时年龄:　　　岁

7.（1）含百日咳成分疫苗接种

剂次	接种时间	疫苗类型	免疫史来源
1		DTP　DTaP　DTaP+Hib DTaP+Hib+IPV	接种证　接种卡　信息系统 家长回忆
2		DTP　DTaP　DTaP+Hib DTaP+Hib+IPV	接种证　接种卡　信息系统 家长回忆
3		DTP　DTaP　DTaP+Hib DTaP+Hib+IPV	接种证　接种卡　信息系统 家长回忆
4		DTP　DTaP　DTaP+Hib DTaP+Hib+IPV	接种证　接种卡　信息系统 家长回忆
5		DTP　DTaP　DTaP+Hib DTaP+Hib+IPV	接种证　接种卡　信息系统 家长回忆

（2）如果未接种完 4 剂次,则未种原因:　当地无疫苗接种服务　接种费用高　不知道要接种　宗教豁免　医疗禁忌　父母拒绝　未到 18 月龄　其他　不详

8. 如为新暴发疫情中的指示病例,则新暴发编号:

9. 如是暴发疫情中的病例,则暴发编号:

10. 该病例感染百日咳的场所:幼儿园　小学　中学　大学　家庭　医院门诊 医院病房　工作单位　军队　旅行　不详

11. 该病例密切接触者

姓名	出生 日期	性别	与病例 关系	是否 发病	咳嗽开 始日期	百日咳疫苗		感染 场所	备 注
						接种 剂次	末剂接 种时间		

注:密切接触者包括患者的看护人员、家庭成员,以及托儿所、幼儿园、学校里的同班者或处在同一工作、生活、学习环境中的人群。

五、病例分类(县级疾病预防控制中心根据实验室检测及流行病学调查结果订正报告卡 1.10 和 1.14 项)

病例最终分类:疑似　临床诊断　确诊

调查单位:　　　　　　　　　　　　调查人员签字:

注:表中标有 * 的为规定必须录入内容。

（2）基于哨点医院的主动监测:2020年,中国疾病预防控制中心在中华预防医学会项目支持下,以浙江省义乌市和河南省永城市为试点,开展基于实验室确诊病例为基础的主动监测研究。该监测系统建立两个前瞻性队列,对进入队列的病例开展多次随访和采样,并在队列中内嵌病例对照研究,利用社区人群慢性/迁延性咳嗽医疗服务数据,结合队列观察到的人时数、病例数、慢性咳嗽就诊率和百日咳鲍特菌的归因分值等数据,建立统计模型估计实验室确诊百日咳的发生率,研究技术路线见图2-3-1。该监测系统以实验室为基础,估算人群发病情况,并为百日咳病原体的研究提供了基础。

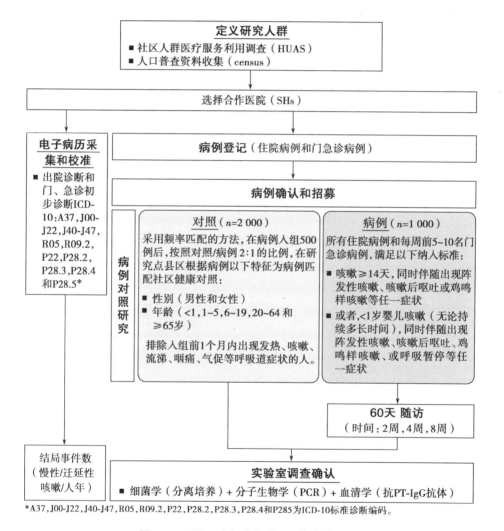

*A37,J00-J22,J40-J47,R05,R09.2,P22,P28.2,P28.3,P28.4和P285为ICD-10标准诊断编码。

图2-3-1　百日咳主动监测项目技术路线图

　　河南省从2012年开始选择哨点医院,在咳嗽患者中开展百日咳感染状况调查。工作方案明确百日咳疑似病例筛选标准:①以呼吸道感染就诊或入院,有阵发性痉挛性咳嗽者;②婴幼儿出现不明原因的阵发性青紫或窒息者;③持续咳嗽两周以上,能排除其他原因者。符合上述条件之一者,作为调查对象纳入哨点监测。收集筛选病例的临床发病情况、流行病学史和疫苗接种史等信息,进行实验室核酸检测和百日咳鲍特菌特异抗体检测,对病例进行实验室病原学诊断,调查表见表2-3-5。

表2-3-5　河南省咳嗽患者百日咳鲍特菌感染状况调查个案表

填报单位＿＿＿＿＿＿＿＿＿＿
填报日期＿＿＿＿＿＿＿＿＿＿
1.　病例基本资料
1.1　病例编号＿＿＿＿＿＿＿＿＿＿
1.2　患者姓名:14岁以下患者家长姓名　联系电话
1.3　性别　①男　②女
1.4　出生日期:＿＿＿＿＿年＿＿＿月＿＿＿日
1.5　家庭现住址:＿＿＿省＿＿＿县＿＿＿乡＿＿＿村
1.6　类别　①幼托儿童　②散居儿童　③学生　④农民　⑤职工　⑥其他

2.　临床资料
2.1　咳嗽开始日期:　　　年　　　月　　　日
2.2　首次就诊日期:　　　年　　　月　　　日
2.3　就诊时诊断:①百日咳　②其他诊断＿＿＿＿＿＿＿＿＿　③无明确诊断
2.4　是否患有肺结核、慢性支气管炎、肺气肿等可致长期咳嗽的慢性疾病
①是(病名＿＿＿＿＿＿＿＿　)　②否
2.5　本次咳嗽是否已使用抗生素进行治疗　①是　②否(转2.8)
2.6　抗生素开始使用时间:　　　年　　　月　　　日
2.7　使用的药物种类:①大环内酯类　②青霉素类　③其他＿＿＿＿＿＿＿
2.8　阵发性咳嗽　①有　②无　③不详
2.9　阵发性咳嗽开始日期:　　　年　　　月　　　日
2.10　吼声　①有　②无　③不详
2.11　窒息　①有　②无　③不详
2.12　发绀　①有　②无　③不详
2.13　呕吐　①有　②无　③不详
2.14　类似感冒症状鼻炎及/或结膜炎　①有　②无　③不详
2.15　白细胞计数:　　　　　$\times 10^9$/L
2.16　C反应蛋白:　　　　mg/L
2.17　胸部X-ray检验:①阳性　②阴性　③未做　④不详

续表

3. 标本采集

3.1　血清标本采集日期：_____年____月____日

　　采集人_____

3.2　鼻咽拭子采集日期：_____年____月____日

　　采集人_____

4. 流行病学资料

4.1　询问患者周边有无类似病例发生　①有　②无

4.2　发病前 20 天是否与类似患者接触　①有　②无

4.3　如有接触,接触方式　①同住　②陪护　③同校　④同班级　⑤其他

4.4　如周围有类似患者,填下表

患者姓名	性别	年龄	与患者关系	发病情况

4.5　含百日咳成分疫苗接种史 *　①未种　②1~2 次　③3 次　④≥4 次　⑤不详

4.6　最后一次接种时间：　　年　　月　　日

4.7　接种史判定依据 *　①接种卡　②接种证　③家人回忆　④其他

5. 检测结果(省级填写)

5.1　核酸检测结果　①阳性　②阴性

5.2　血清学结果

　　PT-IgG　①阳性　②阴性

　　IgM　　　①阳性　②阴性

5.3　最后报告:①百日咳鲍特菌感染　②非百日咳鲍特菌感染　③疑似百日咳鲍特菌感染

填表人　调查日期:_____年____月____日

审核人　审核日期:_____年____月____日

填表说明:

1. 有选项的项目医院填写时请在相应的顺序号上画√;项目后方格内编码由市级审核时填写。

2. 病例编号:采用联贴标签,必须与标本、培养基、洗脱液和送检表等保持一致。

3. 含百日咳成分疫苗接种史:包括全细胞百白破、无细胞百白破、青少年型百白破、Hib-百白破联合疫苗,百白破-IPV-Hib 五联疫苗等所有含百日咳成分的疫苗接种。

4. ≤7 岁儿童的疫苗接种史的判定应尽可能以接种证为依据。

2. 国外开展的相关监测

（1）美国百日咳加强监测（enhanced pertussis surveillance，EPS）：美国疾病控制与预防中心（Center for Disease Control and Prevention，CDC）与参与新兴感染计划网络的 7 个州（科罗拉多州、康涅狄格州、乔治亚州、明尼苏达州、新墨西哥州、纽约州和俄勒冈州）合作，加强对百日咳和其他鲍特氏菌的监测。EPS 监测点须对病例开展进一步的实验室确诊和附加信息收集。收集的附加信息多于 CDC 在全国范围内通过 NNDSS 被动监测要求的内容。监测点收集可获取的病例分离物和标本，以便在 CDC 百日咳实验室进行进一步分类。另外，EPS 监测点还为一些旨在评估百日咳预防和控制策略的研究提供了基础。

美国 CDC 在百日咳监测中做出以下提示：在百日咳病例调查期间，收集的关键数据元素的完整性、有关临床表现、抗生素治疗、疫苗接种史和流行病学数据的信息特别重要，应尽可能全面收集。监测人群主要为婴幼儿的市/州，可能会遗漏较多的百日咳病例，因此应注意婴儿、儿童、青少年和成人报告病例的比例。另外，还要注意直接免疫荧光抗体试验（direct immunofluorescence assay，DFA）和血清学诊断病例的比例，在疑似和确诊病例中，须注意咳嗽发作与报告的中位时间间隔。美国 CDC 建议有条件的市/州可额外收集以下被动监测中不包含的信息：①发绀（患者在感染百日咳期间是否出现发绀）；②医护人员状况（患者感染百日咳期间是否从事医护工作）；③女性患者咳嗽发作时的妊娠状况（患者咳嗽发作时是否怀孕或产后）；④对于 <1 岁病例，还须收集母亲的 Tdap 疫苗接种史（母亲是否在孕前、孕期或产后接种了 Tdap）和出生时的胎龄（以周为单位）。

（2）欧洲国家主动监测：ECDC 建立有两个百日咳哨点监测网络，分别为"欧洲百日咳实验室网络（European laboratory network for pertussis，EUPert-LabNet）"和"婴儿百日咳欧洲网络（pertussis in infants european network，PERTINENT）"。EUPert-LabNet 主要工作包括促进诊断方法标准化、进行外部质量评估和对网络成员的培训。网络覆盖 22 个国家的 20~59 岁人群。2015—2020 年初，PERTINENT 在 6 个成员国的 41 家哨点医院中开展哨点监测，该项目旨在加强对住院婴儿的主动监测，旨在估算百日咳发病率、描述疾病严重程度、确定百日咳的危险因素和评估疫苗有效性。项目旨在对欧盟/欧洲的常规监测进行补充，以更详细地描述疾病负担。2018 年报告数据显示，约有 30% 的病例疫苗接种史不详，免疫史的数据完整性还有待提高。

欧盟其他成员国也开展了一些哨点监测,如比利时覆盖全人群的哨点实验室监测系统,法国以医院为基础的 6 月龄及以上婴幼儿的哨点监测系统,丹麦基于实验室的覆盖全人群的监测系统和基于两岁以下儿童百日咳病例的临床医生主动报告系统。

二、抗体水平监测

抗体水平是影响相应传染病能否在人群中传播的重要因素,血清抗体水平监测是评价人群免疫水平的科学方法和手段,同时也是免疫规划工作的重要内容,为制定免疫策略提供科学依据。但百日咳抗体水平监测比较复杂,抗体不完全代表疫苗免疫后的保护,也可能是感染百日咳后产生的抗体,应了解百日咳抗体水平监测结果的意义,并谨慎使用和解释。

(一)常用检测方法

百日咳血清抗体水平检测常用的方法有凝集试验(agglutination test,AT)、补体结合试验、毒素中和试验和酶联免疫吸附试验(enzyme linked immunosorbent assay,ELISA)等。

1. **微量凝集试验**   在 ELISA 出现之前,微量凝集试验已经广泛应用。该方法操作简便、结果稳定、重复性好、结果易于观察,但敏感性和特异性相对较差,在开展百日咳抗体水平监测的早期采用较多。与其他细菌凝集试验一样,百日咳鲍特菌细胞微量凝集主要检测 FIM、PRN 和 LOS 等表面抗原的 IgM 抗体。凝集抗体反应可用于检测人群对百日咳鲍特菌抗原的暴露情况,但不适用于临床诊断。日本一项研究同时运用微量凝集试验和 ELISA 方法,发现两种方法均可用于百日咳抗体水平检测,但微量凝集试验敏感性和特异性均较低,建议采用 ELISA 方法检测 PT-IgG 抗体水平。俄罗斯的一项研究则采用抗 PT-IgG 的 ELISA 和凝集试验对 135 例 2 月龄~17 岁儿童进行百日咳抗体水平测定,结果显示两种方法均可用于百日咳疫苗免疫后抗体水平评价。于燕等在 1996 年采用微量凝集试验对河南省 3 个县(区)的 1 278 份血清进行了百日咳抗体水平检测,阳性率为 60.7%。2001 年黄文标等采用同样方法对永城市 513 份血清进行百日咳抗体水平检测,阳性率为 53.61%。朱建琼等在 2004 年采用微量凝集试验检测 DTaP 和 DTwP 免疫后的百日咳凝集抗体保护率分别为 95.83% 和 98.04%。张荣珍等应用日本国立卫生研究所研制的明胶颗粒凝集试验及微量凝集试验,对我国

1993—1994 年健康人群 1 200 份血清样本进行了百日咳抗体水平检测,结果表明两种方法相关性差,明胶颗粒凝集试验比微量凝集试验敏感性强。凝集反应和补体结合实验等实验方法的特异性和敏感性都较低,欧盟专家组不建议使用。

2. 毒素中和抗体试验 该法特异性强,重复性好,但操作复杂。张雨笑等使用该检测方法发现 PT 抗体浓度与中和抗体效价呈明显相关性,可用于评价抗 PT 中和抗体的功能,但部分血清存在抗体浓度高、中和抗体效价低的现象。

3. ELISA 该法具有操作方便、灵敏度高、特异性强、应用范围广等优点,通常使用高度纯化的抗原,最常使用的抗原是 PT 和 FHA,较少使用的是 PRN、FIM 和 ACT。ELISA 方法检测百日咳抗 PT 抗体还广泛应用于百日咳的流行病学监测,评估机体感染百日咳鲍特菌或短期(约 1 年)内接种疫苗后的免疫反应。Subissi 等在一项关于检测 390 人疫苗抗原抗 PT-IgA 和针对非疫苗抗原 FIM2/3 和抗 ACT-IgG 的临床实用性研究中发现,对近期接种疫苗且抗 PT-IgG 水平升高者应用抗 PT-IgA 和抗 ACT-IgG 辅助检测可提高百日咳血清学诊断的准确率。此外,在百日咳血清学监测研究中,这两种标记物可以区分疫苗接种和近期感染。

虽然目前可用于百日咳血清抗体水平检测的方法有很多种,但是仍建议采用 ELISA 方法检测抗 PT-IgG。

(二) 抗体水平监测的应用

血清学检测已被广泛用于百日咳诊断和抗体水平检测,也适用于暴发疫情的监测和百日咳疫苗临床效果评价。免疫史不全个体更容易发生隐性感染,通过抗体检测可以了解未免疫人群的百日咳感染史。百日咳 IgG 抗体是一般人群近期百日咳感染的一种特异性指标,也是监测接种 DTP 有效性的指标之一。PT 是百日咳鲍特菌唯一的特异性抗原,PT 抗体水平已被普遍认为可以指示近期感染,是短期(约 1 年)内接种疫苗后抗体反应的指标,还可以用来评估人群百日咳感染发生率。

1. 百日咳病例的血清学诊断 百日咳的血清学诊断目前在国内尚无统一标准,检测结果因人群纳入标准、年龄分布、检测方法的不同而不同。大多数省份百日咳病例均基于医生的临床诊断报告,这是病例监测过程中面临的一个挑战。快速诊断试剂能够缓解这一现状,但快速诊断通常只是定性检测。血清学定性检测需要充分考虑国家、地区、受试者年龄和免疫背景的差异性,合理设置阳性参考品及判断标准。研究更多广泛适用于各类人群检测的阳性参考品,是急需解决的问题。

人感染百日咳后会伴随一系列抗体浓度的升高,如抗 FHA、PRN、FIM 和 ACT 抗体等,但这些抗体与其他微生物抗原(如鲍特菌属其他菌种、嗜血杆菌、肺炎支原体、大肠埃希氏菌等)有交叉反应而特异性较低,因此在常规诊断中,只推荐检测抗 PT 抗体,其他抗体的检测可用于传染、免疫原性或疫苗研究。针对 IgA 和 IgM 的检测缺乏足够的敏感性和特异性,建议应用 PT-IgG 抗体水平进行百日咳诊断。在临床实践中,病程早期临床症状不典型、难以诊断为百日咳导致错过最佳采血时间,无助于急性期诊断,随着病程进展血清抗体水平逐渐升高,使采集双份血的意义大大下降,因而目前诊断大多是基于单份血清使用单一或连续的临界值。由于疫苗接种情况及百日咳流行病学特征的差异,不同国家需要采用不同的血清抗 PT-IgG 界值进行单份血清诊断。荷兰一项研究显示,单份血清抗 PT-IgG 诊断界值分别是 62IU/mL 和 200IU/mL 时,特异度分别为 95% 和 99%。国外一般采用 40IU/mL 或 62.5IU/mL 作为单次血清学诊断界值,国内有学者认为当抗 PT-IgG 和抗 FHA-IgG 同时大于等于 20IU/mL 时,人体具有免疫保护水平,当抗 PT-IgG 大于等于 80IU/mL 时,可能是急性或近期感染百日咳。采集百日咳血清标本的最佳时间是咳嗽发作后 2~8 周。ELISA 检测时建议使用 WHO 标准血清。因疫苗接种可诱导 PT-IgG 抗体水平升高,在接种含 PT 的疫苗后 1~3 年内,单份血清诊断结果是不可靠的。婴儿出生后第 1 年血清诊断结果受疫苗接种的干扰时间最短,成人加强免疫的百日咳疫苗中 PT 含量较高,血清诊断结果受干扰持续时间最长。如果首次检测 PT-IgG 水平低于选定的临界值,应在首次采血 2 周后或发病 4~6 周后采集第二份血清。双份血清抗体水平 3 倍增高、单份血清抗体超过临界值或绝对值都可用于百日咳诊断。

刘小乖等在西安市儿童医院的一项回顾性分析结果显示,2013—2016 年该院收治的 466 例百日咳患儿核酸阳性率为 85.3%,患病 1 周左右的核酸检测阳性率最高可达 93.2%,抗 PT-IgG 检测阳性率为 43.0%,随着年龄增加,抗体阳性率上升,18 个月之后出现下降。刘倩等在 2018—2019 年共检测 10~19 岁青少年和 20 岁及以上成人疑似百日咳病例 289 例,其中抗 PT-IgG 检测阳性率为 7.61%。陆寒等在开封通过哨点医院采集 344 例疑似百日咳病例,经抗 PT-IgG 检测,阳性率为 25.58%。温州医科大学附属第二医院等单位以 2018—2020 年收治的诊断为百日咳的患儿作为研究对象,细菌培养阳性率为 82.4%,百日咳抗体阳性率为 23.3%。随着病程延长,细菌培养或 PCR 检测阳性率大大下降,抗体阳性率越来越高,这表明细菌培养在百日咳发病早期具有良好的病原学诊断价值,血清抗体检测则在病程晚期更有意义。国外研究也证实,血清特异性抗体检测方法较为适用于大龄儿童百日咳感染的诊断,尤其是对于病程后期细菌培养阴性者更有诊断意义。

2. 健康人群百日咳抗体水平评价　针对健康人群开展百日咳血清抗体水平监测可清晰展示百日咳血清流行病学特征,在制订和完善防控措施、调整免疫策略、评价疫苗免疫效果、预测发病水平等方面有重要作用,甚至有助于推动新疫苗的开发。百日咳抗体水平分布特征与人群和地域有关,阳性率离不开两大因素的影响,一是疫苗加强免疫可直接诱导抗体升高,二是随着年龄增长可能发生的自然感染也可诱导抗体水平增加,后者可能是非疫苗接种适龄人群百日咳抗体升高的主要原因。

抗体水平监测应用于百日咳疫苗免疫效果评价,可以研究不同免疫策略在人群中形成的抗体保护情况,为制订更优化的免疫策略提供数据支持。一项在巴西开展的孕妇接种百日咳疫苗对新生儿百日咳抗体水平影响的研究中,318 例孕妇(接种疫苗 243 例,未接种疫苗 75 例)及其新生儿(脐血)在分娩时采集血液。在婴儿 2 月龄和 7 月龄时,再次收集婴儿血液,测定 PT、PRN、FHA、FIM2/3 和 ACT 的 IgG 抗体,用实时细胞分析系统测定抗百日咳毒素中和抗体,结果显示母亲接种百日咳疫苗产生的抗体可传给新生儿,母传抗体可保护婴儿至 2 月龄,婴儿 7 月龄时 PT-IgG 抗体水平降低,表明婴儿的免疫反应可能减弱。另一项加拿大开展的孕妇接种含百日咳成分疫苗后对新生儿抗体水平影响的研究显示,实验组婴儿出生时 PT、PRN、FHA 和 FIM 抗体水平显著高于对照组婴儿,且不低于对照组婴儿 6 月龄时、完成基础免疫 3 剂次后以及完成加强免疫后的抗体水平,但在 6 月龄或 7 月龄时实验组婴儿抗体水平开始显著低于对照组婴儿,这可能与免疫反应钝化有关。王田田等在深圳市南山区开展的 495 名孕妇百日咳抗体水平研究结果显示,孕妇百日咳的抗体几何平均浓度为 2.589IU/mL,1.01%(5 名)的孕妇百日咳抗体浓度大于等于 40IU/mL,75.15%(372 名)的孕妇百日咳抗体浓度小于5IU/mL。孕妇百日咳抗体浓度均处于较低水平,不足以保护自身免受疾病的感染。

PT-IgG 抗体水平是常用的疫苗免疫效果评价指标,但是 aP 生产过程中的化学脱毒会使 PT 重要的抗原表位丢失,使 PT-IgG 抗体的浓度并不能完全反映抗体的功能。评价百日咳疫苗的效果,尤其是 aP 的效果,在检测抗体水平的同时,应对抗体的能效也进行对应的评估。开发更多能够真实反映疫苗抗体水平的检测方法显得尤为重要和迫切。总的来说,要加快百日咳实验室方法的临床研发和评价,将标准、灵敏、快速、无创、便宜和便捷的检测方法尽早用于临床和公共卫生实践。百日咳抗 PT-IgG 阳性比例相对较低,百日咳报告病例比例也相对较低,还需要更加完善的方法来评价抗体水平、保护率与发病率之间的真实关系。

总之,无论是症状监测还是抗体水平的监测,都离不开对于疑似病例的实验室诊断,合理的实验室诊断试剂,合理的诊断时间节点,是高质量监测的基础。首先要通过详细的调查,确定咳嗽开始的时间,在咳嗽开始后的前两周(使用抗生素之前),是进行细菌培养鉴定的最佳时期,咳嗽开始后的 2~4 周是 PCR 检测的最佳时期(第 3 周开始检出率会有所下降),血清学检测最合适的时间是咳嗽开始后的 2~8 周。在不适当的时间进行诊断测试可能会导致假阳性或假阴性结果,降低百日咳诊断的整体质量,并最终降低百日咳监测质量。

●------- 参 考 文 献 -------------------------------

[1] HAMBORSKY J,KROGER A,WOLFE S,et al. Epidemiology and Prevention of Vaccine-Preventable Diseases:Pertussis. 13th ed [M]. Washington D.C. Public Health Foundation,2015.

[2] WHO.Pertussis vaccines:WHO position paper-September 2015 [J]. Wkly Epidemiol Rec,2015,90(35):433-458.

[3] PRÉZIOSI M P,HALLORAN M E. Effects of pertussis vaccination on transmission: vaccine efficacy for infectiousness [J]. Vaccine,2003,21(17-18):1853-1861.

[4] GODOY P,GARCÍA-CENOZ M,OLEDO D,et al. Factors influencing the spread of pertussis in households:a prospective study,Catalonia and Navarre,Spain,2012 to 2013 [J]. Euro Surveill,2016,21(45).

[5] Stanley A. Plotkin,Walter A. Oernstein,Paul A. Offit. Vaccines [M].6th ed. 罗凤基,杨晓明,王军志,等译. 北京:人民卫生出版社,2017.

[6] SCHELLEKENS J,VON KÖNIG C H,GARDNER P. Pertussis sources of infection and routes of transmission in the vaccination era[J]. Pediatr Infect Dis J,2005,24(Suppl 5):S19-24.

［7］黄海涛,高志刚,丁亚兴,等.天津市百日咳监测体系介绍及其运行效果的评估［J］.中国当代儿科杂志,2019,21（3）:218-222.

［8］WILEY K E,ZUO Y,MACARTNEY K K,et al. Sources of pertussis infection in young infants:a review of key evidence informing targeting of the cocoon strategy［J］. Vaccine,2013,31（4）:618-625.

［9］VITEK C R,PASCUAL F B,BAUGHMAN A L,et al. Increase in deaths from pertussis among young infants in the United States in the 1990s［J］. Pediatr Infect Dis J, 2003,22（7）:628-634.

［10］LEE G M,LETT S,SCHAUER S,et al. Societal costs and morbidity of pertussis in adolescents and adults［J］. Clin Infect Dis,2004,39（11）:1572-1580.

［11］HEWLETT E L,EDWARDS K M. Clinical practice. Pertussis--not just for kids［J］. N Engl J Med,2005,352（12）:1215-1222.

［12］吴丹遐,陈强,李岚,等.百日咳感染在儿童慢性咳嗽中的地位及其临床特征研究［J］.中国当代儿科杂志,2019,21（1）:18-23.

［13］中华医学会儿科学分会感染学组,《中华儿科杂志》编辑委员会.中国儿童百日咳诊断及治疗建议［J］.中华儿科杂志,2017,55（8）:568-572.

［14］LIU B C,MCINTYRE P,KALDOR J M,et al. Pertussis in older adults:prospective study of risk factors and morbidity［J］. Clin Infect Dis,2012,55（11）:1450-1456.

［15］CAPILI C R,HETTINGER A,RIGELMAN-HEDBERG N,et al. Increased risk of pertussis in patients with asthma［J］. J Allergy Clin Immunol,2012,129（4）:957-963.

［16］刘丹丹,潘跃娜,焦安夏,等.疫苗使用前后百日咳的流行病学变化［J］.中国实用儿科杂志,2020,35（2）:157-162.

［17］TEEPE J,BROEKHUIZEN B D,IEVEN M,et al. Prevalence,diagnosis,and disease course of pertussis in adults with acute cough:a prospective,observational study in primary care［J］. Br J Gen Pract,2015,65（639）:e662-667.

［18］BUCK P O,MEYERS J L,GORDON L D,et al. Economic burden of diagnosed pertussis among individuals with asthma or chronic obstructive pulmonary disease in the USA:an analysis of administrative claims［J］. Epidemiol Infect,2017,145（10）:2109-2121.

［19］王宇明,李梦东.实用传染病学(第4版)［M］.北京:人民卫生出版社,2017.

［20］GUERRA F M,BOLOTIN S,LIM G,et al. The basic reproduction number（R0）of measles:a systematic review［J］. Lancet Infect Dis,2017,17（12）:e420-428.

［21］RANDOLPH H E,BARREIRO L B. Herd Immunity:Understanding COVID-19［J］. Immunity,2020,52（5）:737-741.

［22］KRETZSCHMAR M,TEUNIS P F,PEBODY R G. Incidence and reproduction numbers of pertussis:estimates from serological and social contact data in five European countries [J]. PLoS Med,2010,7(6):e1000291.

[23] PLOTKIN S A,ORENSTEIN W A,OFFIT P A. Vaccines[M]. 7th ed. Philadelphia, PA:Elsevier,2018.

[24] NGUYEN V,SIMON L. Pertussis:The Whooping Cough[J]. Prim Care,2018,45(3): 423-431.

[25] LI Q,GUAN X,WU P,et al. Early Transmission Dynamics in Wuhan,China,of Novel Coronavirus-Infected Pneumonia [J]. N Engl J Med,2020,382(13):1199-1207.

[26] LAUER S A,GRANTZ K H,BI Q,et al. The Incubation Period of Coronavirus Disease 2019(COVID-19)From Publicly Reported Confirmed Cases:Estimation and Application [J]. Ann Intern Med,2020,172(9):577-582.

[27] YAO N,ZENG Q,WANG Q. Seroepidemiology of diphtheria and pertussis in Chongqing,China:serology-based evidence of Bordetella pertussis infection [J]. Public Health,2018,156:60-66.

[28] DE GREEFF S C,MOOI F R,WESTERHOF A,et al. Pertussis disease burden in the household:how to protect young infants [J]. Clin Infect Dis,2010,50(10):1339-1345.

[29] TE BEEST D E,HENDERSON D,VAN DER MAAS N A,et al. Estimation of the serial interval of pertussis in Dutch households [J]. Epidemics,2014,7:1-6.

[30] 黄海涛,高志刚,刘勇,等.天津市2005-2014年成年人百日咳流行特征及相关因素分析[J]. 中华流行病学杂志,2016,37(5):678-681.

[31] 李亚绒,刘小乖,雷玲霞,等. 百日咳感染的家庭聚集性特征分析[J]. 中华流行病学杂志, 2014,35(8):953-955.

[32] 聂丹文,聂富,郭芳,等. 2016年湖北省随州市一起成人百日咳传播导致家庭聚集性发病的调查报告[J]. 疾病监测,2017,32(2):171-173.

[33] 黄海涛,李永成,高志刚,等.天津市2010-2015年百日咳病例临床症状与误诊的特征分析[J]. 疾病监测,2016,31(9):791-795.

[34] 蒋凤,李克莉,申涛,等. 2016-2017年贵州省百日咳病例诊断和报告回顾性调查[J]. 中国疫苗和免疫,2019,25(2):140-144.

[35] CHERRY J D,TAN T,WIRSING VON KÖNIG C H,et al. Clinical definitions of pertussis:Summary of a Global Pertussis Initiative roundtable meeting,February 2011 [J]. Clin Infect Dis,2012,54(12):1756-1764.

[36] CRABBE H,SAAVEDRA-CAMPOS M,VERLANDER N Q,et al. Are pertussis cases reported too late for public health interventions? Retrospective analysis of cases in London and South East England,2010 to 2015 [J]. Euro Surveill,2017,22(29):

30577.

[37] HEIL J,TER WAARBEEK H L G,HOEBE C,et al. Pertussis surveillance and control:
exploring variations and delays in testing,laboratory diagnostics and public health
service notifications,the Netherlands,2010 to 2013 [J]. Euro Surveill,2017,22
(28):30571.

[38] MATTOO S,CHERRY J D. Molecular pathogenesis,epidemiology,and clinical
manifestations of respiratory infections due to Bordetella pertussis and other
Bordetella subspecies [J]. Clin Microbiol Rev,2005,18(2):326-382.

[39] KUNO-SAKAI H,KIMURA M. Safety and efficacy of acellular pertussis vaccine in
Japan,evaluated by 23 years of its use for routine immunization [J]. Pediatr Int,
2004,46(6):650-655.

[40] OKADA K,OHASHI Y,MATSUO F,et al. Effectiveness of an acellular pertussis
vaccine in Japanese children during a non-epidemic period:a matched case-
control study [J]. Epidemiol Infect,2009,137(1):124-130.

[41] BARKOFF A M,GRÖNDAHL-YLI-HANNUKSELA K,HE Q. Seroprevalence studies
of pertussis:what have we learned from different immunized populations [J].
Pathog Dis,2015,73(7):50.

[42] WITT M A,KATZ P H,WITT D J. Unexpectedly limited durability of immunity
following acellular pertussis vaccination in preadolescents in a North American
outbreak [J]. Clin Infect Dis,2012,54(12):1730-1735.

[43] WARFEL J M,ZIMMERMAN L I,MERKEL T J. Acellular pertussis vaccines protect
against disease but fail to prevent infection and transmission in a nonhuman
primate model [J]. Proc Natl Acad Sci U S A,2014,111(2):787-792.

[44] DOMENECH DE CELLÈS M,MAGPANTAY F M,KING A A,et al. The pertussis
enigma:reconciling epidemiology,immunology and evolution [J]. Proc Biol Sci,
2016,283(1822):e20152309.

[45] DENNIS L.K,ANTHONY S. F. Harrison's Infectious Diseases [M]. 3th ed. 北京:北京
联合出版公司,2018.

[46] CENTERS FOR DISEASA CONTROL AND PREVENTION. Pertussis(Whooping
Cough)Surveillance & Reporting [A/OL].(2021-02-27)[2022-08-20]https://
www.cdc.gov/pertussis/surv-reporting.html.

[47] SKOFF T H,KENYON C,COCOROS N,et al. Sources of Infant Pertussis Infection in
the United States [J]. Pediatrics,2015,136(4):635-641.

[48] EUROPEAN CENTRE FOR DISEASE PREVENTION AND CONTROL. Pertussis-Annual
Epidemiological Report for 2018 [A/OL].(2018-12-31)[2022-08-20]https://www.
ecdc.europa.eu/en/publications-data/pertussis-annual-epidemiological-report-2018.

[49] GOVERNMENT OF CANADA. Pertussis(whooping cough):Recent Notices(none in effect)[A/OL].(2020-01-07)[2022-08-20]https://www.canada.ca/en/public-health/services/immunization/vaccine-preventable-diseases/pertussis-whooping-cough.html.

[50] GOVERNMENT OF CANADA. CCDR:Volume 40-3,February 7,2014:Pertussi [A/OL].(2014-02-07)[2022-08-20]https//www.canada.ca/en/public-health/services/reports-publications/canada-communicable-disease-report-ccdr/monthly-issue/2014-40/ccdr-volume-40-3-february-7-2014.html.

[51] DESAI S,SCHANZER D L,SILVA A,et al. Trends in Canadian infant pertussis hospitalizations in the pre- and post-acellular vaccine era,1981-2016 [J]. Vaccine,2018,36(49):7568-7573.

[52] 宁桂军,高源,吴丹,等. 中国 2011-2017 年百日咳流行病学特征分析[J]. 中国疫苗和免疫,2018,24(3):264-267,273.

[53] 孙印旗,王乐雨,曹玉雯,等. 河北省 2012-2018 年百日咳病例医疗机构报告分析[J]. 中国疫苗和免疫,2019,25(6):655-659.

[54] 刘铁诚,何寒青,周洋,等. 2005-2017 年浙江省百日咳流行病学分析[J]. 中国疫苗和免疫,2019,25(1):54-58.

[55] 焦永卓,李晓波,崔亮亮,等. 2003-2018 年甘肃省百日咳流行病学特征[J]. 中国疫苗和免疫,2019,25(6):660-663.

[56] 段利娜,刘刚,孔东风,等. 2005-2016 年深圳市百日咳发病反弹流行病学特征[J]. 热带医学杂志,2019,19(1):92-94.

[57] 穆秋玥,蒋凤. 2017-2019 年贵州省百日咳流行病学特征[J]. 中国疫苗和免疫,2021,27(1):70-73.

[58] 李军,杨凯朝,赵东阳,等. 2005-2019 年河南省百日咳流行特征分析[J]. 河南预防医学杂志,2020,31(9):668-670,687.

[59] 李玥,袁林,王青,等. 百日咳临床流行病学特点及诊断方法的比较研究[J]. 分子诊断与治疗杂志,2019,11(4):263-267.

[60] 任佳,胡家瑜,王静,等. 2017 年上海市百日咳监测病例流行病学特征分析[J]. 疾病监测,2019,34(5):417-421.

[61] 闫乐,刘利英,郭雪,等. 北京市怀柔区 2009—2013 年百日咳疫情监测情况分析[J]. 黑龙江医学,2014,38(7):841-843.

[62] 胡云鸽,刘泉波. 儿童百日咳 247 例临床特点及重症百日咳危险因素分析[J]. 中华儿科杂志,2015,53(9):684-689.

[63] 姚开虎,邓继岿,热夏提·达吾提. 百日咳诊断:现行标准的局限性和 GPI 建议[J]. 中国当代儿科杂志,2016,18(9):891-896.

[64] 荆小袁,陆敏. 上海地区儿童百日咳鲍特杆菌毒素 IgG 抗体的血清流行病学调查[J]. 中国感染

与化疗杂志,2018,18(6):585-591.

[65] HE H,YAO P,ZHOU Y,et al. Is Pertussis Infection Neglected in China? Evidence from a Seroepidemiology Survey in Zhejiang,an Eastern Province of China[J]. PLoS One,2016,11(5):e0155965.

[66] ZHANG Y,CHEN Z,ZHAO J,et al. Increased susceptibility to pertussis in adults at childbearing age as determined by comparative seroprevalence study,China 2010-2016[J]. The Journal of infection,2019,79(1):1-6.

[67] YEUNG K,DUCLOS P,NELSON E,et al. An update of the global burden of pertussis in children younger than 5 years:a modelling study[J]. Lancet Infect Dis,2017, 17(9):974-980.

[68] 黄海涛,张颖,李永成,等. 天津市不同监测模式下百日咳经济负担的调查研究[J]. 疾病监测, 2014,29(8):604-607.

[69] 崔伟红,李娜,郑亚明,等. 烟台市2017-2018年百日咳经济负担调查[J]. 中国疫苗和免疫, 2020,26(3):293-295,305.

[70] BERGER J T,CARCILLO J A,SHANLEY T P,et al. Critical pertussis illness in children:a multicenter prospective cohort study[J]. Pediatr Crit Care Med,2013, 14(4):356-365.

[71] 商婷婷. 百日咳疾病的经济负担分析[J]. 现代医药卫生,2019,35(23):3679-3681.

[72] WOOD N,MARSHALL H,WHITE O J,et al. Antibody and cell-mediated immunity to pertussis 4 years after monovalent acellular pertussis vaccine at birth[J]. Pediatr Infect Dis J,2014,33(5):511-517.

[73] LI X,CHEN M,ZHANG T,et al. Seroepidemiology of diphtheria and pertussis in Beijing,China:A cross-sectional study[J]. Hum Vaccin Immunother,2015,11(10): 2434-2439.

[74] JÕGI P,OONA M,TOOMPERE K,et al. Seroprevalence of IgG antibodies to pertussis toxin in children and adolescents in Estonia[J]. Vaccine,2014,32(41): 5311-5315.

[75] 中华预防医学会,中华预防医学会疫苗与免疫分会. 中国百日咳行动计划专家共识[J]. 中华流行病学杂志,2021,42(6):955-965.

[76] 刘倩,李军,孔江南,等. 河南省2018-2019年青少年和成人百日咳病例哨点监测[J]. 中国疫苗和免疫,2020,26(4):417-420.

[77] VAN DER ZEE A,SCHELLEKENS J F,MOOI F R. Laboratory Diagnosis of Pertussis [J]. Clin Microbiol Rev,2015,28(4):1005-1026.

[78] KHRAMTSOV P,BOCHKOVA M,TIMGANOVA V,et al. Comparison of anti-pertussis toxin ELISA and agglutination assays to assess immune responses to pertussis[J]. Infect Dis(Lond),2017,49(8):594-600.

[79] 张雨笑,谌志筠,孙琳,等.血清抗百日咳毒素中和抗体检测方法的建立及应用[J].中国生物制品学杂志,2021,34(1):93-96.

[80] SUBISSI L,RODEGHIERO C,MARTINI H,et al. Assessment of IgA anti-PT and IgG anti-ACT reflex testing to improve Bordetella pertussis serodiagnosis in recently vaccinated subjects [J]. Clin Microbiol Infect [J]. 2020,26(5):645.

[81] MOORE A,HARNDEN A,GRANT C C,et al. Clinically Diagnosing Pertussis-associated Cough in Adults and Children:CHEST Guideline and Expert Panel Report [J]. Chest,2019,155(1):147-154.

[82] FUMIMOTO R,OTSUKA N,SUNAGAWA T,et al. Age-related differences in antibody avidities to pertussis toxin and filamentous hemagglutinin in a healthy Japanese population [J]. Vaccine,2019,37(18):2463-2469.

[83] 刘小乖,李亚绒,王增国,等.百日咳抗体及核酸检测技术在百日咳诊断中的作用[J].中国妇幼保健,2018,33(15):3553-3556.

[84] 陆寒,董聪聪.2014-2016年开封市百日咳疑似病例血清抗体分布[J].江苏预防医学,2019,30(3):311-312,327.

[85] ROORDA L,BUITENWERF J,OSSEWAARDE J M,et al. A real-time PCR assay with improved specificity for detection and discrimination of all clinically relevant Bordetella species by the presence and distribution of three Insertion Sequence elements [J].BMC Res Notes,2011,4:11.

[86] WIRSING VON KÖNIG C H. Pertussis diagnostics:overview and impact of immunization [J].Expert Rev Vaccines,2014,13(10):1167-1174.

[87] BEN FRAJ I,ZGHAL M,HSAIRI M,et al. Seroprevalence of Bordetella pertussis toxin antibodies in children and adolescents in Tunis,Tunisia [J]. Epidemiol Infect,2019,147:e199.

[88] BERBERS G,VAN GAGELDONK P,KASSTEELE J V,et al. Circulation of pertussis and poor protection against diphtheria among middle-aged adults in 18 European countries [J]. Nat Commun,2021,12(1):2871.

[89] 赵薛飞,叶硕,马瑞,等.宁波市2019年健康人群百日咳血清流行病学调查[J].中华流行病学杂志,2021,42(4):638-642.

[90] 王田田,袁梦,高源,陈辉,朱兵清,邵祝军,段永翔.2019年深圳市南山区495名孕妇百日咳、白喉、破伤风抗体水平调查[J].中华预防医学杂志,2021,55(4):521-527.

[91] IBRAHIM N M,EL-KADY E M,EISSA S A,et al. Assessment of antibody level and avidity against Bordetella pertussis in a cohort of Egyptian individuals aged 1-18 years [J]. J Adv Res,2016,7(1):105-111.

[92] 李怡秋,喻文雅,闫玉英.石家庄市健康人群百日咳抗体水平分析[J].现代预防医学,2015,42(23):4377-4378,4391.

[93] HALPERIN S A,LANGLEY J M,YE L,et al. A Randomized Controlled Trial of the Safety and Immunogenicity of Tetanus,Diphtheria,and Acellular Pertussis Vaccine Immunization During Pregnancy and Subsequent Infant Immune Response [J]. Clin Infect Dis,2018,67(7):1063-1071.

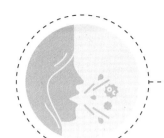

第三章

临床与诊断

百日咳是由百日咳鲍特菌感染引起的呼吸道传染性疾病,属于乙类传染病。中文名称"百日咳"体现了其病程长,英文名称"pertussis"或"whooping cough"体现了其咳嗽的特点。百白破疫苗接种早已纳入我国儿童基础免疫程序,但近些年随着疫苗的应用,百日咳的流行病学特征发生了变化。除了在婴幼儿中高发外,大龄儿童、青少年、成人的发病人数也逐渐增多。已接种疫苗的大龄儿童、青少年和成人症状不典型,且因活动范围大,不仅加大了诊断难度,还可能造成学校、家庭、特定场所的聚集性发病。因部分临床医生对此病认识不足及部分医疗机构实验室检查手段有限,百日咳仍有一定的误诊及漏诊率。所以,正确认识百日咳,早期准确诊断、早期治疗至关重要。本章节将从百日咳的发病机制、临床特点、诊断依据、鉴别诊断、治疗及疾病管理等方面对百日咳进行介绍。

第一节 发 病 机 制

百日咳鲍特菌一般不入侵血液循环,只在局部释放各类毒素,损害局部组织并影响全身。百日咳发病机制尚未彻底阐明,但其所表现的一系列症状,是由百日咳鲍特菌的各类抗原组分及毒素与机体相互作用的结果。目前关于百日咳发病机制的假设和研究主要围绕百日咳鲍特菌的毒力因子展开,相关毒素和黏附因子的致病性与免疫原性见第一章。

一、呼吸道症状的发病机制

百日咳鲍特菌侵入人体,导致呼吸道症状,其病理过程主要分为定植阶段和毒性阶段。

1. **定植阶段**　患者或病原体携带者将细菌播散到空气中,通过飞沫或气溶胶的方式,进入易感人群的呼吸道,通过丝状血凝素、菌毛凝集原及黏附素的作用,特异性地结合于呼吸道柱状上皮细胞的纤毛上(图 3-1-1)。PT 也可以促进细菌的定植,机制可能与其抑制中性粒细胞向气道早期募集有关。BrkA 和 LOS 亦共同参与黏附过程。百日咳鲍特菌在纤毛丛中繁殖形成菌落,释放毒素,刺激呼吸道上皮细胞引起咳嗽。

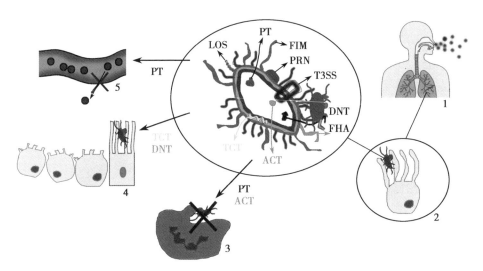

1- 百日咳鲍特菌通过飞沫或气溶胶进入人的上呼吸道;2- 百日咳鲍特菌通过黏附因子(FHA、PRN、FIM 等)黏附在呼吸道柱状上皮细胞的纤毛上;3-PT 和 ACT 会抑制中性粒细胞吞噬;4-TCT 和 DNT 致纤毛功能停滞和气管黏膜的细胞病变;5-PT 阻止淋巴细胞向感染部位迁移。

图 3-1-1　百日咳呼吸道症状的发病机制

2. **毒性阶段**　定植 1~2 周后,细菌释放毒素。PT、ACT 和 BrkA 可显著影响宿主的免疫功能。PT 可下调巨噬细胞和上皮细胞来源的趋化因子表达,抑制中性粒细胞迁移和募集,使病原体避开抗体介导的清除作用。ACT 被钙调蛋白激活后催化形成超过生理水平的 cAMP,抑制巨噬细胞的氧化活性和中性粒细胞的趋化、吞噬和杀伤活性,也可抑制 NK 细胞的溶细胞作用。

BrkA 通过抵抗补体系统保护细菌,避免其受到经典补体激活途径造成的攻击。以上作用均可以破坏呼吸道的正常防御机制,导致黏膜上皮细胞纤毛运动失调,不能及时清除大量黏稠分泌物与病原体。滞留分泌物刺激呼吸道神经末梢导致痉挛性咳嗽,同时又使局部黏膜分泌更为亢进,黏液大量生成;支气管壁的感觉神经末梢不断受到激惹,通过咳嗽中枢,反射性引起连续痉咳,直至排出部分痰液,咳嗽暂时缓解;随后,炎症反应使支气管内的分泌物再度积聚,诱发咳嗽。长期咳嗽刺激咳嗽中枢形成持久的兴奋灶,使得饮水、进食、哭闹、运动、冷空气刺激、咽部检查、注射疼痛等其他非特异性刺激亦可反射性引起痉咳发作。同时,PT 可通过抑制缓激肽受体的快速脱敏从而阻止咳嗽停止,这也是百日咳阵发性痉挛性咳嗽持续时间长的原因。

　　气道中分泌物排出不及时可导致不同程度的呼吸道阻塞,进而引发肺部感染、肺不张、肺气肿及支气管扩张;长期剧烈咳嗽还可导致肺泡破裂,出现纵隔气肿和皮下气肿。TCT 和 DNT 损伤呼吸道上皮,PT 亦可导致呼吸道上皮细胞纤毛变性、坏死,损害呼吸道上皮局部防御屏障,利于百日咳鲍特菌入侵气管和肺部导致外周支气管炎和间质性肺炎。百日咳鲍特菌产生的毒素还会进入血液引起全身反应,起病初期的发热、乏力与各种毒素刺激炎症细胞产生 IL-1 等炎症因子有关;PT 激活胸腺及胰岛 B 细胞可导致外周血淋巴细胞增多及低血糖。百日咳鲍特菌亦可侵入呼吸道柱状上皮细胞,被巨噬细胞吞噬,通过寄生在宿主细胞内,躲避免疫细胞攻击,导致病程慢性迁延。

二、肺动脉高压的发病机制

　　百日咳肺炎或百口咳外毒素引发的一系列效应,如缺氧、酸中毒、急性肺血管收缩、白细胞淤积综合征等,可使肺灌注量减少进而使肺血管系统压力显著增加,加重缺氧,最终导致心力衰竭、休克及急性呼吸窘迫综合征(图 3-1-2)。难治性肺动脉高压是百日咳患儿中较常见的致死性严重并发症。

三、百日咳脑病可能的发病机制

　　百日咳脑病的发生机制目前尚不明确,考虑可能与下列因素有关:持续痉咳发作导致的脑组织缺氧及毛细血管的充血和出血,百日咳外毒素诱发脑炎样反应,胰岛素异常分泌引起急性低血糖,中枢神经细胞内 cAMP 浓度上升,长时间睡眠不足及营养障碍导致的代谢紊乱等。

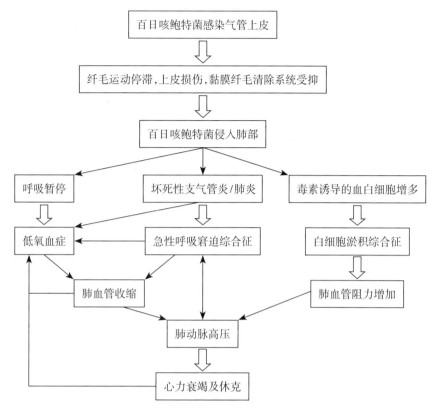

图 3-1-2   百日咳鲍特菌感染导致肺动脉高压机制

四、白细胞增多症的发病机制

PT 是百日咳鲍特菌感染后导致白细胞增多的促进因子,动物实验证实在给予 PT 后实验动物会出现白细胞增多现象,而感染了百日咳 PT 缺陷菌株则不会出现白细胞增多症。淋巴细胞不是导致白细胞增多的唯一白细胞亚群,单核细胞和中性粒细胞同样受到 PT 的影响。目前 PT 诱导白细胞增多的具体机制仍未完全阐明。多项研究发现 PT 诱导白细胞增多的一个重要方面是其抑制淋巴细胞外渗。淋巴细胞上的淋巴结归巢标记物 L- 选择素(CD62L)介导淋巴细胞在淋巴结高内皮小静脉上的初始附着和滚动,淋巴细胞二次黏附分子 LFA-1(CD11a/CD18)上调介导淋巴细胞渗出并停留在高内皮细胞上,PT 可抑制 LFA-1 介导的淋巴细胞停留在淋巴结高内皮小静脉上的激活依赖途径,从而影响淋巴细胞外渗。其他相关机制也可能会导致 PT 介导的白细胞增多,趋化因子受体是 PT 敏感的 G 蛋白偶联受体(G-protein coupled receptors,GPCR),可以控制细胞迁移,PT 可通过影响这些受体的功能使趋化因子信号失活进而导致白细胞增多。如 PT 可通过抑制趋化因子受体 CCR7 介导的组织滞留,促进淋巴细胞从脾脏回到血液循环;PT 还可通过抑制趋化因子受体 CXCR4 介导的组织滞留来促进 B 细胞从骨髓中排出(图 3-1-3)。

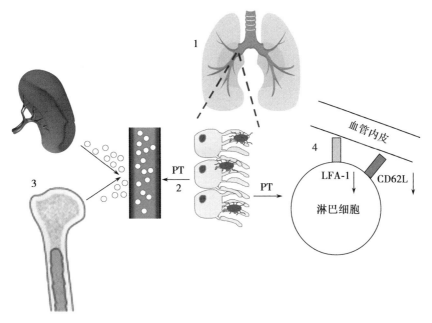

1-百日咳鲍特菌感染呼吸道;2-细菌在纤毛细胞上繁殖并释放 PT,其中一些进入血液;3-PT 可抑制趋化因子受体信号转导,减少白细胞在骨髓和脾脏的滞留;4-PT 抑制 LFA-1 介导白细胞停留在淋巴结小静脉上,且可使 CD62L 在循环白细胞上表达减少,抑制外渗。

图 3-1-3　百日咳感染时 PT 介导的白细胞增多的可能机制

第二节　临床表现

百日咳的临床表现因人而异,与患者年龄和免疫力有关。百日咳鲍特菌以飞沫或气溶胶传播方式进入人体呼吸道后,可吸附到呼吸道纤毛上皮细胞并在细胞内进行增殖,潜伏期一般为 2~21 天,平均 7~10 天。经过一段时间的潜伏期后发病,典型临床过程可分为 3 期:卡他期、痉咳期和恢复期,见表 3-2-1。

表 3-2-1　百日咳临床表现

病程分期	持续时间	临床特征
卡他期	通常 7~10 天,范围 4~21 天	卡他症状(鼻塞、流鼻涕等) 低热 轻度、单声咳(逐渐进展)
痉咳期	通常持续 1~6 周,可持续至 10 周	连续 10~30 次短促痉挛性咳嗽,直至黏稠痰液咳出 痉咳末期深吸气高调哮吼音 发绀 反射性呕吐和疲倦 痉咳常在夜间发作,每天平均发作 15 次 痉咳在最初 1~2 周逐渐加重,病情高峰期持续约 2~3 周,然后逐渐缓解
恢复期	通常 7~10 天,范围 4~21 天	逐渐恢复 痉咳发作次数逐渐减少,2~3 周消失 数月内若呼吸道继发感染,可再次出现痉咳

一、典型临床表现

常见于初次感染且未接种疫苗的 10 岁以下儿童,部分接种过疫苗的儿童和成人亦可出现典型临床表现。

1. **卡他期**　从发病开始至出现痉咳前的阶段,一般持续 7~10 天。临床症状较轻,与普通感冒类似,表现为咳嗽、流涕及喷嚏等卡他症状,伴有低热、乏力等全身不适。部分患者只有轻度干咳而无其他表现。起病初期为单声咳嗽,发病 3~4 天后发热、流涕、打喷嚏等其他症状逐渐缓解,但咳嗽却日渐加重,以夜间为主。此时给予抗菌治疗,疗效最好。此期细菌数量达到高峰,可通过咳嗽或喷嚏飞沫传播,如果不能早期识别和及时抗菌治疗,该阶段传染性最强。

2. **痉咳期**　一般见于发病 7~14 天后,持续 1~6 周或更长。主要症状为出现明显的阵发性、痉挛性咳嗽。其特点是原有的单声咳嗽频率、程度不断加重,逐渐演变成典型的痉咳,昼轻夜重,影响睡眠。发作时在一个呼气相出现 5~10 次或更多次短促痉挛性咳嗽,之后出现一次深长吸气,可听到因较大量空气急速通过痉挛缩窄的声门而发出的高调"鸡鸣样"吸气性回声,之后再发生一次痉咳,如此反复多次,直至咳出大量黏稠痰液,但并非脓性痰液,除非合并其他病原感染。痉咳时患者处于持续呼气状态,常出现脸红耳赤、张口露舌、涕泪交流、两眼圆睁、颈静脉怒张、躯干弯曲,表情极为痛苦;剧烈咳嗽可致面部、眼睑浮肿、鼻衄及气压性损伤,如结膜下出血、脐疝、腹股沟疝、气胸等,严重时可致颅内出血,腹压增高可致大小便失禁。痉咳结束时,呼吸道排出的大量黏稠分泌物刺激咽部,导致咳嗽后呕吐,这也是本病的一大特点。痉咳发作前可有喉痒、胸闷等不适,患者可预感痉咳来临而惊惧不安。无并发症时,痉咳间歇期患者活动如常,无自觉症状,肺部亦无明显阳性体征。小婴儿比较容易出现并发症,往往表现重,病死率高,少部分患儿会出现肺动脉高压,特别是患有先天性心脏病的患儿,严重肺动脉高压可导致猝死。此期罕有发热或仅有一过性低热,若有明显发热常提示合并其他病原感染。

3. 恢复期 一般持续 2~3 周。患者咳嗽频率和严重程度逐渐减轻,"鸡鸣样"吸气哮吼声消失,咳嗽后呕吐也逐渐缓解。一般住院患者可在此期酌情出院。恢复期若出现并发症或呼吸道发生其他病原体感染,都可能使病情反复再次出现痉咳,尤其 6~12 月龄百日咳婴儿,可使百日咳病程持续数月之久。

二、不典型临床表现

无论年龄和疫苗接种情况如何,任何患者都可能出现百日咳的不典型表现,但更常见于小婴儿和已接种疫苗者。小于 4 月龄的婴儿,百日咳的不典型表现包括:卡他期短暂或没有;痉咳期咳嗽无特异性,可为阵发性或非阵发性的咳嗽,并可出现作呕、喘息、凸眼、呕吐、面色发绀和心动过缓(若病情严重则会出现心动过速)等症状;呼吸暂停几乎仅见于婴儿,可以是唯一表现,通常与阵发性咳嗽发作有关,咳嗽数声后即发生屏气、发绀,以致窒息、惊厥或心脏停搏。呼吸暂停也可自然发生,可能和迷走神经刺激有关。

2010 年加利福尼亚州百日咳流行,圣地亚哥县 968 例疑似/确诊的百日咳患者中,小于 6 月龄婴儿、6~12 月龄婴儿及 1~5 岁儿童中出现呼吸暂停的比例分别为 26%、14% 和 8%。新生儿期是婴儿期中的一个特殊时期,感染百日咳的新生儿常见表现有呼吸暂停、肺动脉高压和惊厥。Meine Jansen 曾报道了一例出生后即因接触母亲感染百日咳的新生儿,以进行性咳嗽、呼吸窘迫及水肿为主要表现。有报道称发育不良也是新生儿百日咳的一个常见症状。

百日咳感染的较大龄儿童和青少年可能无症状,或者有轻微咳嗽但无任何典型特征(即阵发性痉咳、鸡鸣样尾音、咳嗽后呕吐)。喘鸣是其中一种不典型表现。2010 年加利福尼亚州全州范围的百日咳暴发中,501 例患儿(平均年龄为 8.4 岁)中 8% 患儿出现喘鸣的症状。长期咳嗽也可以是青少年和成人的唯一临床表现。因疫苗接种或既往自然感染致症状不典型,成人疾病期间观察到的其他症状包括睡眠障碍(52%~84%)、咽部症状(37%)、体重减轻(33%)、流感样症状(30%)、打喷嚏发作(22%)、声音嘶哑(18%)、鼻窦疼痛(16%)、出汗发作(14%)和头痛(14%)。大龄儿童和成人百日咳患者在咳嗽发作间期的出汗发作可能与咳嗽无直接关系,发生率约 5%,也可能出现与咳嗽相关的晕厥。

三、并发症

整个百日咳病程中除出现并发症外,体检很少有阳性发现,痉咳严重时已有切牙的小儿可见舌系带溃疡,这是由于患儿痉咳时舌面两侧向中央卷起,舌体随咳嗽向外不断伸动,牵拉舌系带与下切齿频繁摩擦所致。意大利、墨西哥等地的研究数据表明,小于 1 岁婴幼儿患者百日咳并发症发生率在 20% 左右。另有研究报告显示,19~83 岁的患者中 23% 存在并发症,且成年人中的并发症发生率(28%)高于青少年中并发症发生率(16%)。较轻的百日咳并发症包括结膜下出血、痉咳后鼻出血、面部水肿等。肺部并发症包括肺炎、肺动脉高压、气胸、纵隔或皮下气肿,还可出现循环系统并发症以及神经系统并发症,如惊厥、百日咳脑病、出血和血肿等,其中肺部的并发症最常见。

(一) 肺部并发症

1. **支气管肺炎及其他病原体混合感染** 肺炎是百日咳最常见的并发症,也是百日咳患者死亡的常见原因。部分研究显示,小于 2 月龄的婴儿百日咳患者中有 25% 会并发肺炎,小于 1 岁的婴幼儿患者发生肺炎的概率为 11%~15%,10~19 岁、20~29 岁和 30 岁及以上的患者中发生肺炎的概率分别为 2%~4%、2.7%~5.5% 和 5%~9%。有研究者回顾分析了 309 例胸部 X 线片或胸部 CT 确诊肺炎的百日咳患儿的临床资料,发现男性、年龄较小(小于等于 3 月龄)、有基础疾病的百日咳患儿容易并发肺炎,尤其需要在开始咳嗽后两周注意可能发生肺炎的风险。百日咳并发肺炎还可由其他病原体引起,如流感病毒、呼吸道合胞病毒、腺病毒等,或肺炎继发其他病原菌感染,如继发感染流感嗜血杆菌、肺炎链球菌及金黄色葡萄球菌等。并发支气管肺炎时患儿痉咳变得不典型,可出现发热、呼吸急促、喘息及发绀,肺部可闻及固定的中细湿啰音。白细胞计数在百日咳原有基础上继续增高,且中性粒细胞比例增加。胸部 X 线显示肺纹理增多,夹杂片状阴影,或心缘两侧出现密集、不规则线状或锯齿状阴影,又称"心缘毛糙征"。百日咳合并其他病原体的混合感染率较高,约 36%~67%。可能与百日咳患儿免疫力下降,对其他病原体易感,且百日咳患儿病程长,反复出入医院增加感染机会有关。有研究者检测了105 例百日咳患儿合并感染的病原体,前三位的病原依次为鼻病毒、肺炎支原体和肺炎链球菌。部分病原体感染的临床表现与百日咳类似,故即使识别出另一种呼吸道病原体也并不能排除百日咳的诊断。

2. **白细胞增多症与肺动脉高压**　白细胞增多症和肺动脉高压均是百日咳死亡的危险因素,多见于重症百日咳患儿,肺动脉高压与白细胞计数增高有关。有研究显示,在小于等于 3 月龄的百日咳患儿中,肺动脉高压发生率为11%~39%。白细胞计数增高,血液黏度增加,在狭窄的肺小动脉形成血栓,引起肺循环血流的机械性阻塞,从而导致严重低氧血症及血流动力学衰竭,并出现肺动脉高压。且出生早期肺部血管高反应性,肺部炎症及缺氧所致急性肺血管痉挛也可能加重肺动脉高压。严重者可伴有循环障碍,心率增快,最高可达每分钟 200~220 次;也可出现血压增高,心脏后负荷增加,进而导致心肺衰竭,出现呼吸窘迫综合征及心律失常等病理生理改变。同时严重的缺氧缺血也可直接影响心、脑等重要器官功能,引起婴儿猝死。既往研究中,对百日咳死亡患儿进行尸检发现,白细胞大量积聚在肺小动脉、静脉和淋巴管中。但百日咳相关高白细胞血症只在婴幼儿患者中发生,青少年及成年患者较少出现,这可能与此类人群体内已有足够的百日咳内毒素中和抗体,或青少年及成人的免疫系统已发育成熟,在既往感染或疫苗接种后已产生免疫记忆有关。

3. **肺不张或肺实变**　肺实变和肺不张也是重症百日咳的独特的危险因素。常发生于病情较重的患者,多见于肺中叶及下叶,主要由于呼吸道分泌物排出不畅,小支气管或细支气管被黏稠分泌物不完全堵塞所致。诊断主要依靠胸部影像学检查。

4. **气胸、肺气肿及皮下气肿**　此类并发症各年龄段均可发生。痉咳所致的肺内高压可导致局部肺气肿、支气管扩张,病情快速进展,肺泡或细支气管破裂,可导致气胸及颈部、面部、胸部皮下气肿,查体可见患侧胸廓膨隆或局部出现捻发感;重症百日咳可出现纵隔气肿。

（二）循环系统并发症

较重的百日咳患儿,尤其合并有肺炎的患儿,可出现脉搏加快,可达每分钟 140~160 次,心音低钝。如患儿出现与哭闹、呼吸困难和体温升高不相称的心率增快,一般为每分钟 160~200 次或以上,肝脏显著增大或在短时间内增大,并出现面色苍白、口唇发绀、颜面四肢水肿、尿少等表现,则提示有充血性心力衰竭。有时也会出现四肢发凉、口周苍白、脉搏微弱等末梢循环衰竭的表现。有文献报道了 4 例小于 2 月龄的百日咳患儿在发生肺动脉高压后继发心力衰竭,初始均有心动过速表现,继而出现难以纠正的低血压。其机制可能是急性肺动脉高压造成右心室舒张末期容积增加,室间隔向左侧偏移导致左心室顺应性下降进而舒张末期压力增高,阻碍了左心室充盈使左心室舒张末期容积减少,最终造成心输出量减少。也有患儿病程中出现心动过缓,可能是呕吐反射或呼吸机插管刺激迷走神经所致。Berger 等分析了 127 例小于18 岁百日咳患者的临床情况,16 例并发肺动脉高压患者中,7 例出现心搏骤停,这可能也是部分患者发生猝死的原因之一。

(三) 神经系统并发症

百日咳的神经系统并发症表现多样,病程中可能出现惊厥、眼球震颤、局部麻痹、偏瘫、失语等,也可并发脑病、脑膜脑炎、脑室内出血、蛛网膜下腔出血、硬膜下或脊柱硬膜外血肿、长期的智力缺陷或发育障碍、小脑共济失调等。有报道显示不到 1% 的成人及青少年患者会发生癫痫和脑病。

1. **惊厥** 可独立出现,也可以是百日咳脑病的表现之一。惊厥发生可能与窒息诱发的脑组织缺氧有关,小于 6 月龄的百日咳患儿常有窒息表现。也有学者认为,持续咳嗽后呕吐致胃内容物丢失引起严重碱中毒可导致惊厥发作。

2. **百日咳脑病** 百日咳脑病是百日咳最严重的并发症,发生率为 0.5%~1%,常见于痉咳期。婴幼儿更易发生,年龄小于 2 月龄的百日咳患儿百日咳脑病的发病率是 1.4%。通常是由与痉咳相关的缺氧和颅内缺血导致的,多发生在咳嗽开始的第 2~4 周。惊厥是百日咳脑病的常见表现,其他还有烦躁不安、谵妄、反复抽搐、不同程度的意识障碍、病理反射阳性、可伴有中枢性发热或脑水肿,亦可见偏瘫或全瘫、耳聋、失眠、失语、失明、去大脑强直及共济失调等其他神经系统损害,处理不及时常危及生命。腰穿检查脑脊液压力可见明显升高,脑脊液常规结果多无异常,有时淋巴细胞轻度升高。百日咳脑病预后差,约 1/3 患者死亡,另有约 1/3 可能留有终生后遗症,如认知障碍、局部麻痹或行为异常等。有研究显示,高白细胞血症、淋巴细胞比例增高和并发肺部感染可能是百日咳脑病发生的高危因素,百白破疫苗对百日咳脑病的发生有一定的预防作用。

3. 出血和血肿　剧烈咳嗽导致结膜下毛细血管破裂出血是一种常见的百日咳非特异性并发症，临床体检容易发现和诊断，无需干预，可自行好转。百日咳还可并发蛛网膜下腔和颅内出血，应用抗凝药物治疗的老年患者更多见。荷兰一项成人百日咳研究中，4例死亡病例中有3例并发颅内出血。但关于百日咳并发蛛网膜下腔出血和颅内出血的病例报道较少，缺乏系统的机制性研究。

（四）其他

1. 骨折　由于剧烈咳嗽造成胸腔压力急剧变化，百日咳容易并发肋骨骨折，成人比儿童多见，尤其多见于骨质疏松患者。

2. 疝气　长期剧烈咳嗽造成腹腔压力增高，可引起疝气和直肠脱垂。

3. 其他　频繁咳嗽影响患儿进食，咳嗽后呕吐进一步引起体重下降及营养不良。一般成人患者中约4%还可能发生尿失禁，大于50岁的女性患者中尿失禁的比例高达34%。部分个案报道百日咳可能并发溶血尿毒症综合征、肾病综合征、急性肾衰竭、低血糖、中耳炎、耳聋、误吸、颈动脉剥离等。

四、年龄对疾病严重程度的影响

Berger等人的多中心研究评估了127例18岁以下的百日咳确诊患者，其中83%的患者小于3月龄。研究显示，白细胞、淋巴细胞和中性粒细胞水平升高是儿童致死性百日咳的危险因素，高白细胞血症可使死亡风险增高10倍；惊厥、呼吸增快、心率增快和血氧饱和度降低等临床表现是儿童致死性百日咳的重要预警信号。致死率和/或神经系统后遗症的高预测因子包括咳嗽发作期间的呼吸暂停和心动过缓、精神状态改变、癫痫发作、小于6月龄尤其是小于2月龄的婴儿、相关肺炎、出现并发症。其中，休克、咳嗽发作时的心动过缓、癫痫发作和肺动脉高压是死亡的独立预测因素。

目前，国内外对百日咳病情轻重的研究基本集中于儿童患者。年龄分组以3月龄、6月龄为主。山东大学附属省立医院2012—2014年百日咳住院患者的病例资料显示，重症百日咳组的平均年龄为（4.50±3.13）月龄，非重症百日咳组的平均年龄为（22.26±22.74）月龄。西安市儿童医院和西安市疾病预防控制中心实验室2015年1月至2016年12月确诊的857例百日咳患儿中，重症百日咳59例，占全部病例的6.9%，中位年龄2.9（1.97~4.80）月龄，其中小于6月龄50例，占重症百日咳的84.7%。西安交通大学附属儿童医院2016年1月至2017年7月收治的554例百日咳患儿的病历资料显示,在小于等于3月龄组、4~12月龄组、1~3岁组、大于3岁组中,重症百日咳比例分别为8.7%、3.2%、0.9%和0%,重症病例随着年龄的增长逐渐减少。济南市儿童医院2014年至2016年收治的165例百日咳患儿的病历资料显示,小于等于3月龄组中重症百日咳比例为28.8%,重症肺炎发生率为18.2%,百日咳脑病发生率为9.1%;大于3月龄组中重症百日咳比例为9.1%,重症肺炎比例为7.1%,无百日咳脑病。重庆医科大学附属儿童医院2013—2014年收治的247例百日咳患儿中,小于等于3月龄组中重症百日咳的比例为10.8%;大于3月龄组无重症百日咳病例。

国外报道的儿童百日咳重症率较高,考虑与重症百日咳的定义不同有关。美国百日咳监测项目(新兴感染项目网)将需要住院的百日咳患者视为重症百日咳。其中,7个州的监测数据显示,在2011—2015年报告的15 942名百日咳病例中有515名(3.2%)住院,小于2月龄组重症(住院)率为60.9%,2~11月龄组重症(住院)率为18.0%,1~11岁、12~20岁、21~64岁和65岁及以上患者中重症(住院)率分别为0.8%、0.6%、2.7%和12.2%。加拿大一项回顾性队列研究中,超过84.0%的3月龄以下婴儿患有严重百日咳,其中92.0%需要住院治疗,28.0%需要重症监护;4月龄~9岁的儿童中,22.2%患有严重百日咳,11.1%需要住院治疗;10岁以上儿童只有2例(3.6%)患有严重百日咳。

第三节　诊断与鉴别诊断

百日咳的诊断主要依靠流行病学资料、临床表现及实验室检查。

一、百日咳的实验室检查

1. **血常规**　发病早期外周血白细胞计数即明显升高,痉咳期更为明显,达$(20\sim50)\times10^9$/L,甚至70×10^9/L以上。有研究者认为白细胞明显增高是百日咳毒素在体内累积且具有高活性的表现。儿童病例中白细胞计数大于50×10^9/L者死亡风险高,几乎是正常儿童的10倍;白细胞计数大于100×10^9/L是百日咳患儿死亡的独立危险因素,病死率可高达80%。百日咳患儿白细胞分类以淋巴细胞为主,比例60%~90%。未接种百白破疫苗儿童常见淋巴细胞增多症,而大龄儿童及接种过疫苗的百日咳患儿则相对少见。当继发其他细菌感染时,中性粒细胞比例上升,淋巴细胞比例相应下降。有研究者认为中性粒细胞计数显著增高也与百日咳死亡具有相关性,这可能与中性粒细胞计数增高常提示合并其他病原体感染有关。

研究发现,百日咳患者血涂片中可见较多的裂隙淋巴细胞。北京市儿科研究所通过小鼠实验证实裂隙淋巴细胞由 PT 诱导产生,并发现裂隙淋巴细胞并不是淋巴细胞,而是胞体小、胞质少、染色质凝集、核上有裂隙的单核/粒细胞。部分研究提示裂隙淋巴细胞可能成为百日咳特异性诊断指标。有报道发现裂隙淋巴细胞诊断百日咳的特异度可高达 97.5%,敏感度为 52.5%。且血涂片检测观察有无裂隙淋巴细胞快捷、简便,能普及到基层医院,有很高的应用价值。但目前国内外相关研究较少,多为病例报道,个别病例对照研究样本量有限,还需进一步扩大样本量验证裂隙淋巴细胞对百日咳诊断的价值。

2. **病原学检测** 目前常用的病原学检测手段包括百日咳鲍特菌细菌培养、核酸检测及血清学检测。细菌培养是百日咳实验室诊断的金标准,但敏感性相对较低,易受到多种因素(如抗菌药物使用、病程、标本质量、标本转运条件及培养方法等)的影响。核酸检测敏感性高,有资料证实抗生素有效治疗 3 周仍可检出百日咳鲍特菌 DNA,但无法区分活细菌或死细菌。血清学方法主要用于患者病程后期诊断,多用于实验研究和流行病学调查,因结果的滞后性对临床指导意义不大。具体标本的采集及处理、检测方法及结果解读见本章第四节实验室检测内容。

二、常见并发症的检查

1. **胸部影像学检查** 百日咳胸部影像学检查无特异性,未并发肺部感染时可无明显异常,病变累及支气管及肺部可有肺纹理增粗、支气管壁增厚,也可出现双肺局限或弥散性透光度增加及肺叶密度不均、磨玻璃影或斑片状炎性浸润、实变等不同影像学表现。部分病例可见肺不张征象。

2. **超声心动图检查** 超声心动图是诊断肺动脉高压(pulmonary arterial hypertension,PAH)应用最广、操作最简便的无创性检查,它通过测量三尖瓣反流峰值流速来判断是否存在 PAH。国内外研究均显示 PAH 是百日咳重症和死亡的高危因素。胎儿出生时肺循环的压力与体循环压力相似,2~3 月龄后逐渐降低至成人水平。根据 2015 年欧洲心脏病学会和欧洲呼吸学会指南定义:PAH 是指海平面、静息状态下,大于 3 月龄,经右心导管检查测定的肺动脉平均压(mean pulmonary artery pressure,mPAP)

大于等于 25mmHg。肺动脉楔压（PAWP）小于等于 15mmHg 可用于判断是否为毛细血管前肺动脉高压。胎儿血液循环状态向成人过渡时常因多种因素影响（如先天性心脏病、呼吸窘迫综合征、支气管肺发育不良、胎粪吸入性肺炎等），使得 PAP 不能降至参考范围内，同时因为儿童体循环压力明显低于成人，因此在 mPAP 小于 25mmHg 时，若肺血管阻力（PVR）大于等于 3 wood 单位或跨肺压大于 6mmHg 亦可诊断为儿童 PAH。PAH 主要影响右心室功能，右心室后负荷不断增加使得右心室顺应性逐渐下降，起初代偿性心室肥厚扩张，后期导致心室重塑，最终出现的右心功能不全、右心心力衰竭、左心室充盈受压等是导致所有肺动脉高压患者不良结局的重要因素。因此，采用有效方式对 PAH 患者的右心相关功能进行检测，对评价 PAH 患者的分度、治疗有效性和生存结局有重要意义。其有效参数如肺动脉主干内径、右心房横径、右心室前后径等在评价成人 PAH 患者的右心室功能上具有较高的临床价值。

三、百日咳的诊断

确诊百日咳目前仍是临床医生所面临的难题之一，尤其是在青少年和成人中。百日咳的病原体仅在发病早期患者的鼻咽部可以检出，但此时患者的症状类似于普通感冒，不易识别。在剧烈咳嗽出现前，病原体数量已经减少或从鼻咽部消失，培养和抗原检测极其困难。临床医生主要根据当地流行病学史、典型的临床症状，并结合实验室检查结果进行诊断，鼻咽拭子百日咳鲍特菌培养或 PCR 检测百日咳特异核酸片段阳性可作为实验室确诊依据。

1. **百日咳的诊断标准** 《百日咳诊断标准》（WS 274—2007）中，有百日咳临床表现的患儿，如外周血白细胞计数及淋巴细胞明显增高，即可临床诊断百日咳。

2011 年全球百日咳行动计划（GPI）圆桌会议拟定了新的百日咳诊断建议，该建议指出对于 0~3 月龄的小婴儿，临床症状疑似百日咳，病程早期（咳嗽不超过 3 周）血常规白细胞计数大于等于 20×10^9/L，淋巴细胞大于等于 10×10^9/L，即可临床诊断百日咳。

在已发表文献或公布的百日咳监测方案中，不同国家和地区采用的诊断标准常存在差异，见表 3-3-1。

表3-3-1 不同组织或国家当前使用的百日咳诊断标准

组织或国家/年	临床标准	流行病学标准	实验室标准	病例分类
中国/2007	（1）典型病例：阵发性、痉挛性咳嗽，持续咳嗽≥2周 （2）不典型病例：婴儿有反复发作的呼吸暂停、窒息、青紫和心动过缓，或有间歇的阵发性咳嗽；青少年和成人具有不典型较轻症状、卡他期、痉咳期、恢复期症状都缩短或无明显的阶段性，而只表现为持续两周以上的长期咳嗽	四季均有发病，春夏季多发，该地区有百日咳流行；有与百日咳患者的密切接触史、无预防接种史	（1）外周血白细胞计数及淋巴细胞明显增高 （2）从痰、鼻咽部分泌物分离到百日咳鲍特菌 （3）恢复期血清特异抗体比急性期呈≥4倍增长	疑似病例：符合临床标准任何一项的规定，或伴有第2项的规定 临床诊断病例：疑似病例同时符合实验室标准中（1）的规定 确诊病例：临床诊断病例同时符合实验室标准中（2）（3）项中的任何一项的规定
WHO/2018	医生诊断的百日咳病例≥2周，或患者咳嗽≥2周，并具有≥1个下列症状：①阵发性咳嗽；②吸气性回声；③咳嗽后呕吐或没有其他明显原因的（④呼吸暂停（仅适用于1岁以下婴儿）	咳嗽发作前3周有与实验室确诊病例（或在疫情暴发期间具有流行病学关系的病例）的密切接触史	分离出百日咳鲍特菌，或PCR方法检测到核酸序列，或检测到百日咳毒素IgG抗体升高（年龄≥11岁，最近一次疫苗接种时间≥1年）	疑似病例：符合临床标准 可能病例：符合临床标准但没有实验室检测或实验室检测阴性 确诊病例：实验室确诊并有流行病学关系
美国/2020	无其他明显原因的百日咳嗽≥2周，并具有≥1个下列症状：阵发性咳嗽，或吸气性回声，或咳嗽后呕吐，或呼吸暂停（伴或不伴有发绀）	接触过实验室确诊病例	从临床标本中分离出百日咳鲍特菌；百日咳PCR检测阳性	可能病例：符合临床标准且没有其他类似疾病的诊断，或病程任意的咳嗽伴有≥1个下列症状：阵发性咳嗽，或吸气性回声，或咳嗽后呕吐，或呼吸暂停，不伴有发绀；接触过实验室确诊病例（有流行病学关系的病例）

续表

组织或国家/年	临床标准	流行病学标准	实验室标准	病例分类
EU/2008	咳嗽≥2周,并具有下列1项:①阵发性咳嗽;②吸气性回声;③咳嗽后呕吐;或经医生诊断为百日咳患者或婴儿有呼吸暂停发作	人与人传播的流行病学联系	分离出百日咳鲍特菌;百日咳PCR检测阳性;百日咳鲍特菌特异度抗体反应阳性	**确诊病例**:病程任意的急性咳嗽,从临床标本中分离出百日咳鲍特菌;或培养百日咳菌PCR阳性 **可疑病例**:达到临床标准的患者 **可能病例**:达到临床标准,并有流行病学关系的患者 **确诊病例**:达到临床和实验室标准的患者
澳大利亚/2014	咳嗽≥2周或阵发性咳嗽或吸气性回声或咳嗽后呕吐	(1) 两个人具有合理传播方式,且时间上符合两个条件:①其中一个人有传染性(从卡他期到咳嗽出现后3周);②另一个在接触后6~20天发病 (2) 流行病学关联的多个病例中至少有一个实验室确诊可能证据	**实验室确诊证据**:百日咳鲍特菌培养阳性;百日咳鲍特菌核酸;近期没有免疫接种的情况下双份血清显示针对百日咳鲍特菌全菌或菌特异抗原出现血清转化 **实验室可能证据**:近期没有免疫接种,百日咳鲍特菌全菌或菌特异抗原的抗体水平(IgG,IgA)明显变化(升高或降低),或单次的抗PT-IgG和/或IgA高滴度,或全细胞高滴度单次IgA高滴度	**可能病例**:达到临床标准,并具有流行病学证据 **确诊病例**:具有实验室确诊证据,或实验室可能证据和临床证据

从上表可以看出,尽管不同国家和地区的诊断标准并不完全一致,但大多未考虑年龄、免疫接种情况、流行和非流行季节或地区等因素对临床表现的影响。另外,通常咳嗽病程超过2周才开始考虑诊断百日咳,错过了最佳抗菌治疗时机,也延误了实验室诊断及控制传播的时机;而且,百日咳卡他期即有传染性,咳嗽出现后3周内传染性高,此时间段如未做治疗干预,患者可能成为重要的传染源。

2011年GPI专家组拟定了一份新的百日咳诊断建议,根据年龄段的不同(0~3月龄、4月龄~9岁、10岁及以上)给出了相应的百日咳临床诊断标准和实验室检测方法的建议,姚开虎和邓继岿等根据原文及图表内容将其总结如下(图3-3-1)。

建议中强调无热/低热、非脓性鼻炎是各年龄段疑诊百日咳的重要线索,明确有无咳嗽加重对识别百日咳具有一定意义。

部分临床表现因年龄不同而有所差异。在无热/低热、鼻炎和咳嗽三联征的基础上,0~3月龄的小婴儿病程中如出现呼吸暂停、咳嗽后呕吐、发绀、抽搐或肺炎表现,诊断百日咳的概率大大增加。对于小婴儿,临床上尤其要注意阵发性的呼吸暂停和抽搐。4月龄至9岁儿童在三联征的基础上如出现吸气性回声、呼吸暂停、咳嗽后呕吐或咳嗽昼轻夜重都需要高度怀疑百日咳。对于10岁及以上人群,三联征+阵发性咳嗽间期的出汗发作可明显增加百日咳诊断的特异度。

关于实验室诊断,GPI的建议包括:病初3周,PCR和培养最有意义;血清学诊断抗PT-IgG、抗PT-IgM因不能区分疫苗接种还是新近感染,故在接种无细胞或全细胞百日咳疫苗后1年内的个体不适用此方法;ELISA检测抗PT-IgG优于抗PT-IgA检测;不鼓励使用直接荧光抗体检测百日咳鲍特菌,也不鼓励在ELISA检测过程中使用全细胞百日咳鲍特菌作为抗原。

现行百日咳诊断标准不适用于早期诊断百日咳,结合百日咳在我国的流行特点,中国疾病预防控制中心正组织修订百日咳诊断标准,有望指导临床医师尽早识别百日咳,进行有效治疗。

2. **重症百日咳的诊断标准** 有学者用重症/危重百日咳命名病情进展迅速、需重症监护治疗、严重且有高死亡风险的百日咳患儿,但国内外尚无统一的重症百日咳诊断规范。姚开虎教授总结了国内外重症百日咳使用的诊断名称和依据,发现各文献之间存在明显的差异。国外有学者用恶性百日咳强调百日咳的预后不佳,也有学者将感染后病情进展迅速的严重百日咳命名为暴

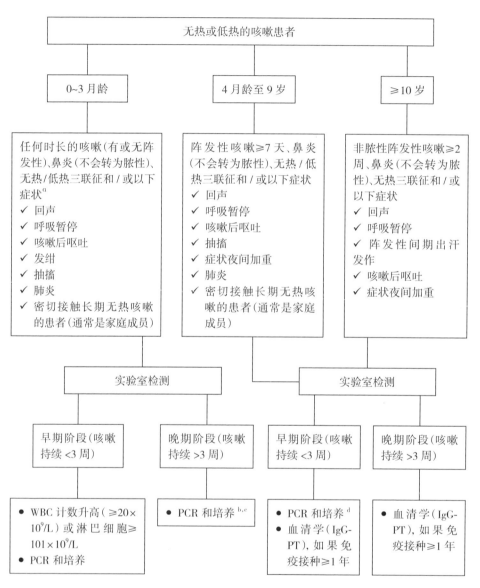

图 3-3-1　GPI 建议的百日咳临床诊断标准和实验室检测方案

a-根据建议中的文字叙述有所修改;b-可能假阴性;c-在这个年龄段血清学检查没有意义;
d-原文中仅有 PCR。

发性百日咳,还有学者用致死性百日咳描述百日咳感染死亡病例。

　　国内部分医院将反复出现呼吸暂停、低氧血症、百日咳脑病、心血管功能障碍之一的百日咳病例诊断为重症百日咳,但尚未形成诊断规范,部分诊断要点仍需商榷。因儿童是百日咳的高发人群,且百日咳最常见的并发症是肺炎,临床可用儿童重症肺炎的标准来判断百日咳的病情轻重。儿童社区获得性肺炎诊疗规范(2019 年版)关于重症肺炎的诊断标准:一般情况差,有意识障碍,出现拒食或脱水征,存在低氧血症(表现为紫绀;呼吸增快,婴儿呼吸频率大于等于 70 次/分,大于 1 岁呼吸频率大于 50 次/分;辅助呼吸(呻吟、鼻扇、三凹征);间歇性呼吸暂停;氧饱和度小于 92%),出现超高热、持续高热大于 5 天,有大于等于 2/3 一侧肺浸润、多叶肺浸润、胸腔积液、气胸、肺不张、肺坏死、肺脓肿,有肺外并发症。出现上述表现中的任何一项,均考虑为重症肺炎。如百日咳患儿出现上述症状之一,可考虑为重症百日咳。百日咳患儿入住 ICU 的指征亦可借鉴社区获得性肺炎患儿入住 ICU 的指征。具备下列一项者即须收住或转至 ICU。

　　(1)吸入氧浓度大于 60%,动脉血氧饱和度小于等于 92%(海平面)或 90%(高原)。

　　(2)休克和/或意识障碍。

　　(3)呼吸加快、脉速伴严重呼吸窘迫和耗竭征象,伴或不伴动脉血二氧化碳分压升高。

　　(4)反复呼吸暂停或出现慢而不规则的呼吸。

四、百日咳的鉴别诊断

　　百日咳以阵发性痉挛性咳嗽为主要表现,程度剧烈,且持续时间长。应注意和其他能引起类似症状的疾病相鉴别。

　　1. 类百日咳综合征　鲍特菌属的其他菌种引起的呼吸道感染,如副百日咳鲍特菌、支气管败血鲍特菌和霍氏鲍特菌,实验室很难分离这些细菌并与百日咳鲍特菌相鉴别。但这些鲍特菌不会产生百日咳毒素,传染性比较低,接种现有疫苗不能预防。其他感染病原体,如呼吸道合胞病毒、副流感病毒、腺病毒 1 型、2 型、3 型及 5 型等也可引起类似百日咳的阵发性咳嗽,称"类百日咳综合征"。鉴别需要依靠其他百日咳特征,如咳嗽发作间期活动如常、明显的咳嗽加重过程、昼轻夜重、吸气性回声、咳嗽后呕吐、无热或低热、无喘息气促、无脓性卡他或浓痰等表现。类百日咳综合征的症状较轻,极少致死;淋巴细胞增高亦不如百日咳明显,主要依靠细菌培养、病毒分离及血清学检测进行鉴别。

　　近年来,有学者提出类百日咳综合征的定义模糊,在临床上指导性较差;且检索国外的研究及论著,这一诊断的应用范围并不广泛。当病原学未明时,凡具有百日咳类似症状者均可称为类百日咳综合征;或呼吸道合胞病毒、腺病毒、流感病毒及副流感病毒、巨细胞病毒、支原体等病原体感染引起的一组临床症候群。部分类百日咳综合征的研究及报道中并没有进行百日咳鲍特菌感染的相关检查,多数类百日咳综合征中实际上可能存在百日咳,其他病原只是合并感染。因此有研究者建议,如果患者具有百日咳典型症状,但不具备实验室检查条件或病原学检测阴性,可诊断为百日咳疑似病例、临床诊断病例或流行病学关联病例。当临床表现具有类百日咳综合征时,应当借助辅助检查寻找更多的鉴别依据,并应用多种病原学检测方法做出特异性诊断,而不是仅仅归类为类百日咳综合征这一综合性诊断。

　　2. 喘息性支气管炎　患有喘息性支气管炎的患儿也可出现痉挛性咳嗽,但大多有家族性喘息疾病史或过敏史,反复发病,无高调鸡鸣样吸气性回声,肺部听诊可闻及哮鸣音,及时给予雾化吸入复方异丙托溴铵及布地奈德可迅速缓解。

　　3. 肺炎支原体感染　肺炎支原体感染通常有头痛、不适及低热等前驱症状。临床以顽固性干咳为主要表现,可有少量痰,部分可进展为肺炎,是学龄儿童及青少年常见的一种肺炎。支原体感染可造成多系统损害,如累及皮肤黏膜可出现荨麻疹样或猩红热样皮疹,累及胃肠道系统可见恶心、呕吐、腹痛、腹泻和肝功损害,血液系统则以溶血性贫血较常见,神经系统损害多表现为脑炎,心血管系统病变偶有心肌炎、心包炎,以及泌尿系统常见的血尿、蛋白尿等,偶见非特异性肌痛及游走性关节痛。实验室检查白细胞大多正常,有时偏高,血沉呈中等程度增快,通过支原体抗体、抗原和核酸检测均可与百日咳鉴别。

　　4. 支气管旁或肺门淋巴结结核　婴幼儿的气管、支气管可因本病受压,导致类似百日咳卡他期的阵发性咳嗽;结核病起病较缓,实验室检查血沉快,病程中始终无典型痉咳发作,且无昼轻夜重现象。有结核接触史、结核中毒症状、结核菌素试验阳性、X线检查发现结核病灶或细菌培养见到结核分枝杆菌,均有助于鉴别诊断。

　　5. 咳嗽变异性哮喘　是一种特殊类型哮喘,以慢性持续性咳嗽为主要临床表现,多发生于夜间或凌晨。主要病理变化为气道慢性非特异性炎症,多由遗传因素、过敏因素、运动及环境因素引起。春秋季发病多,特点为长期顽固性干咳,肺功能损害介于正常人和典型哮喘患者之间,皮肤过敏原试验可为阳性,支气管激发试验阳性,抗生素治疗无效,应用抗组胺药、β2 受体激动剂或肾上腺皮质激素可使症状缓解。

6. **气道异物** 生活中常见急症之一,可有阵发性呛咳表现。一般常有异物吸入史或疑有异物吸入史,临床表现与异物的大小、阻塞的部位及有无感染有关。本病通常不会有咳嗽加重过程。体检时可发现呼吸时患侧胸部运动受限、呼吸音减低、语颤减弱,儿童多可闻及喘鸣音。病程较长时可出现局部肺气肿和肺不张。出现肺不张时胸部 X 线检查可见心脏及纵隔向患侧移位,不随呼吸而移动,患侧横膈上升,肋间隙缩小,肺阴影较密实,高分辨率 CT 或支气管镜检查可明确诊断。

7. **其他** 上气道咳嗽综合征、胃食管反流病、嗜酸性粒细胞性支气管炎等能引起慢性咳嗽的疾病以及胸腺肥大症等亦须注意与百日咳鉴别。

第四节 实验室检测

包括百日咳在内的许多传染病,都有推荐的"金标准"诊断方法,我国和全球各国每年会发布针对不同疾病的"专家共识""防控指南""技术标准"或"诊断标准"等文件和文献。但在实际工作中,尚无诊断技术或检测方法可以单独用于百日咳诊断,所谓"金标准"方法也需要结合其他因素综合做出判断和诊断。因此,对于百日咳的诊断,实验室检测技术至关重要,但还需要了解和掌握患者的病程阶段、临床表现、流行病学、疫苗接种史等信息。

一、百日咳病例定义及检测技术适用性

(一) 不同百日咳病例定义及实验室检测方法

百日咳病例通常具有以下一种或多种典型临床表现:阵发性咳嗽超过 2 周,鸡鸣样尾音,咳嗽后呕吐等,不同国家或机构组织制定的百日咳病例定义不尽相同。有的病例临床表现还包括呼吸暂停和/或发绀等。病例定义的特异性与以下因素呈负相关关系:①感染至诊断的时间间隔,间隔时间越长,病例诊断特异性越低;②疫苗史或早期感染史,接种疫苗或感染百日咳鲍特菌产生的抗体会影响百日咳病例的诊断特异性;③患者的年龄,年龄越大,诊断特异性越低。此外,在青少年和成人中,依据上述病例定义的诊断灵敏度会降低,原因是该人群通常有一定的针对百日咳的免疫力,临床症状可能不典型。

百日咳诊断的实验室方法主要包括细菌培养、PCR 检测和血清学诊断等,我国现行百日咳诊断标准中,将医疗机构实验室检测的白细胞计数和淋巴细胞计数作为诊断依据之一。人是百日咳鲍特菌的唯一宿主,百日咳在人群中传播和流行,不同患者可表现出不同的临床症状,与其发病年龄、疾病史、病程阶段、疫苗免疫史、抗生素使用等因素有关,上述因素同样也会影响实验室检测结果的判读。

(二)百日咳适宜检测方法应用

1. **培养** 在百日咳患者不同的病程阶段,应考虑采用适宜的检测方法。目前,各国指南仍以鼻咽部分泌物的培养作为诊断百日咳的"金标准",百日咳鲍特菌不侵入血液,血液标本不用于细菌培养。细菌分离培养的特异度高,但是敏感度较低。理想状况是在患者发病 2 周内采集标本,以提高培养阳性率。百日咳患者发病初期多表现为卡他症状,如果临床医生没能及时进行百日咳感染的相关检测,则会错过采样的最佳时期。应在出现症状第 1 周内采集鼻咽部拭子标本,此时培养具有较高阳性率。

2. **核酸检测** 以 PCR/Real-time PCR 为代表的核酸检测方法具有检测耗时短、敏感度高且可实现高通量检测等特点。很多国家已经推荐可以单纯以 PCR 检测结果作为确诊百日咳的依据,以弥补疾病早期开展细菌培养阳性率低和疾病后期血清学检测特异性低的不足。如果患者无典型百日咳临床表现,细菌培养结果阴性,血清学检测结果阴性,而 PCR 结果阳性,在排除 PCR 操作过程污染并确保 PCR 检测体系正常的条件下,根据 PCR 阳性结果可做出确诊百日咳的诊断。发病 3 周内采集的临床样品是 PCR 检测的适宜样品,但无论疾病处于何种阶段,均应考虑开展核酸检测。

3. **血清学检测** 血清学检测往往应用于患者的疾病后期诊断。青少年和成人患者在发病初期病情较轻,易被忽视,就诊不及时,往往错过细菌培养和 PCR 检测的最佳诊断窗口期。病程后期,患者的抗体水平通常会明显升高,适宜应用血清学诊断方法。但是血清学诊断会受到疫苗接种所产生的抗体影响,无论婴幼儿基础免疫还是青少年和成人的加强免疫,接种含百日咳成分疫苗的个体,应慎重解读抗 PT-IgG 检测结果。

4. **血常规检测** 临床血常规检测对于诊断百日咳具有重要意义,我国现行百日咳诊断标准中,将疑似病例出现外周血白细胞计数及淋巴细胞明显增高者诊断为临床诊断病例。2011 年 GPI 讨论了百日咳的诊断流程。在百日咳疾病的早期阶段,如发病第 1 周末,外周血白细胞计数及淋巴细胞分类计数开始增高,至痉咳期达高峰。多数患者白细胞计数为($20\sim40$)$\times10^9$/L。一般淋巴细胞分类计数在 60% 以上,亦可高达 90%。当继发其他细菌感染时,中性粒细胞分类比例上升,淋巴细胞比例相应下降。淋巴细胞增多症(绝对淋巴细胞计数大于 $10^8 \sim 10^9/L$)在婴幼儿百日咳感染中很常见,但接种过疫苗或再次感染患者,很少发生这一现象。对于 0~3 月龄的婴幼儿,白细胞计数升高的指标具有诊断参考价值,因此,GPI 拟定的百日咳诊断建议:0~3 月龄婴儿在疾病早期(不超过 3 周)可检测血常规,白细胞计数大于等于 $20 \times 10^9/L$ 或淋巴细胞计数大于等于 $10 \times 10^9/L$ 支持百日咳诊断。如果患者出现症状超过 3 周,处于疾病后期阶段,此时对于 0~3 月龄的婴幼儿,白细胞计数和淋巴细胞特异性升高的指标会受到影响,只作为参考,应采用 PCR 或培养的方法用于诊断。4 月龄以上的百日咳患儿或患者,已开始接种含百日咳成分的疫苗,此时的白细胞计数或淋巴细胞升高的临床检测指标受多种因素影响,不应作为特异性的指标。接种百日咳疫苗后一年左右,抗体水平会降至较低的水平,因此,如检测抗 PT-IgG 出现异常升高,可以做出近期感染百日咳的辅助诊断。对于 4 月龄以上的患者,考虑到疫苗接种可能对百日咳培养的影响,一般仅推荐 PCR 和血清学方法。

对于年龄较大和接种过疫苗的儿童、青少年和成人,当疾病已经持续了 3~4 周之后,GPI 专家不推荐培养方法,其依据是培养阳性率可能会受到接种疫苗的影响,阳性率偏低,敏感性较低,大多仅推荐 PCR 和血清学诊断方法,这一点尚值得商榷。根据 WHO、美国 CDC、ECDC 以及众多国家的百日咳立场文件或诊断标准以及我国的百日咳诊断标准,所有符合病例定义的疑似百日咳病例均应尝试进行百日咳鲍特菌分离培养,不应受年龄和病程的影响,细菌培养均应作为百日咳诊断的金标准。(参考表 3-3-1 不同组织或国家当前使用的百日咳诊断标准)

5. 抗生素敏感性检测 百日咳抗生素敏感性表型检测目前尚无统一的检测方法和检测标准,表型检测大多采用 E-test 和 Kirby-Bauer 纸片扩散法,但是所选用的培养基种类和观察时间也不尽相同,抗生素种类的选择也尚无统一的推荐,大多以各研究者的关注点进行选择。有研究者对基于平板培养的抗生素敏感性检测方法提出两方面的疑惑:首先,百日咳鲍特菌在琼脂平板上生长所需时间较长,可能会使抗生素部分失效。其次,为了中和百日咳鲍特菌生长产生的抑制剂,在琼脂培养基中使用高浓度的非特异性结合物质(血液、木炭、淀粉等)。这些物质可能结合抗生素并降低其有效浓度。因此也有研究者采用其他如液体培养或基于吸光度改变的检测方法进行百日咳抗生素敏感性检测。但是上述检测方法大多仍处于研究阶段,目前所有表型检测方法均未能广泛推广进行临床应用。

百日咳鲍特菌耐药机制较为复杂,红霉素是目前临床治疗和预防性服药的首选推荐药物,因此关于红霉素耐药研究较多。大量的研究证实,23S rRNA 基因的 A2047G 突变与百日咳鲍特菌对红霉素耐药具有高度相关,国内外研究中绝大多数的红霉素耐药菌株均检测到该突变,但部分研究也发现有少数百日咳鲍特菌红霉素表型耐药菌株未检测到该基因位点突变,提示百日咳鲍特菌对红霉素耐药可能还存在其他机制。

目前百日咳鲍特菌抗生素敏感性检测存在的问题主要包括:①抗生素敏感性统计存在很大偏差,传统的百日咳鲍特菌培养需要特殊培养基,临床上分离培养率低,致病菌株的抗生素敏感性结果往往难以获得,能够用于抗生素敏感性分析的菌株量少,导致不同实验获得的抗生素敏感性结果差异极大,因此不能真实地反映抗生素敏感性情况;②抗生素敏感性缺乏判定标准,细菌抗生素敏感性通常是在体外通过测量最低抑制浓度(MIC)来量化,但欧盟药敏试验委员会及美国临床和实验标准协会目前还没有百日咳鲍特菌抗生素敏感性的统一判定标准,国际上也尚未为百日咳鲍特菌建立抗生素药物的 MIC 界值以区分敏感和耐药,目前国内外各地报道的百日咳鲍特菌对红霉素及其他大环内酯类抗生素的 MIC 范围为 32~256mg/L 不等。

二、细菌培养

百日咳鲍特菌的分离培养阳性是实验室诊断的"金标准",所有符合病例定义的疑似百日咳病例均应采集标本进行百日咳的细菌培养。细菌培养具有较高的特异度,而细菌培养的灵敏度则会受到采样时患者的病程阶段、患者疫苗免疫状况、患者的年龄、培养基及培养方法、服用抗生素、样本中细菌载量等多种因素影响。通过实时荧光 PCR 方法可以测定检测标本中细菌的载量。实时荧光 PCR 测定循环阈值(cycle threshold,Ct)与细菌培养的灵敏度呈负相关,Ct 值越高,培养阳性率越低。年纪较大或老年患者的鼻咽拭子标本中细菌载量较婴儿和儿童要低一些。在疾病早期、婴儿和未接种疫苗的婴幼儿或儿童,培养的灵敏度相对较高,但随着疾病持续的时间延长、患者年龄的增加,培养的灵敏度会降低。

(一) 培养基

B-G 培养基和 Regan-Lowe 木炭琼脂是临床上最常用来分离培养百日

咳鲍特菌的培养基。一般添加头孢氨苄抑制杂菌生长。由于头孢氨苄会抑制霍氏鲍特菌的生长,可在培养基中添加甲氧西林或奥拉西林替代头孢氨苄,或直接不添加。为了确保培养的高灵敏度,建议采样后立即接种培养基。如无现场接种条件,应尽快将样本转运到专业实验室,建议使用增菌培养基,如Regan-Lowe 转运培养基或者 Stainer-Scholte 肉汤。Regan-Lowe 转运培养基的保质期为 8 周,Stainer-Scholte 液体培养基需新鲜配制使用。

(二)样品采集

1. 采集标本类型 选择合适的部位采集标本有利于培养阳性率,百日咳鲍特菌主要定植在人上呼吸道,重症百日咳患者的下呼吸道样本中也可以检出百日咳鲍特菌。无论是培养还是 PCR 方法,鼻咽分泌物、鼻咽拭子是优先采集的样品,而喉部及鼻前部拭子培养阳性率不高。婴幼儿推荐使用鼻咽吸取分泌物,大龄儿童、青少年及成人可采集鼻咽拭子。相对于鼻咽拭子,鼻咽抽吸物的培养阳性率会高一些,但是鼻咽抽吸操作稍显复杂,需要有熟练掌握采样技能的人员操作,而鼻咽拭子采样方便,所以鼻咽拭子采样在实际工作中更容易被接受和采用。

唾液样本可直接开展 PCR 检测百日咳鲍特菌,灵敏度与鼻咽拭子样本检测的灵敏度没有显著差异。对患者而言,采集唾液标本比采集鼻咽拭子更易接受,但由于唾液中的微生物污染严重,并不适合用作细菌培养。

2. 鼻咽拭子标本采集

(1)鼻咽拭子选择:鼻咽拭子的材质会影响百日咳鲍特菌检测效果,拭子采集标本主要用于培养和/或 PCR 检测,鼻咽拭子均有商品化产品,不同材质拭子有所差异,选择时应明确其材质。如果同时进行培养与 PCR 检测,需要选用植绒拭子。该拭子可吸附更多生物标本并可达到较高的释放率。植绒材料应该为聚酯纤维(又称涤纶)、聚丙烯纤维(又称丙纶)或聚酰胺纤维(又称尼龙),均不应含藻酸钙。尼龙纤维制成的植绒拭子能收集到更多的呼吸道上皮细胞,聚氨酯纤维(又称氨纶)相比尼龙和涤纶拭子更适合用于采集过程中较易出血的患儿。百日咳鲍特菌培养不宜选用棉拭子,因普通木柄的棉拭子含有脂肪酸,能够抑制百日咳鲍特菌生长,且通常不能采集到足够量的脱落细胞。但是棉拭子对 PCR 影响不大。藻酸钙拭子会影响 PCR 检测,仅适用于细菌培养采样。絮状刷的结构不仅可以提高标本收集和样品释放的效率,而且有助于培养和 PCR 检测。

(2)鼻咽拭子标本采集:鼻咽拭子采集前,应先让患者清除鼻腔前端的分泌物。婴幼儿采样时,头部应斜靠于家长的胸怀,医生以右手执拭子,左手按患儿头部,轻轻插入拭子,沿鼻腔壁缓缓伸入,由于鼻道呈弧形,不可用力过猛,以免发生外伤出血。待拭子顶端到达鼻咽腔后壁时,转动数次,并保留10~15秒,以便拭子顶端能够吸收分泌物,然后缓缓取出拭子。成人与青少年采样直接固定患者的头部,让患者头部向后稍微倾斜,以便拭子更容易通过鼻腔到达鼻咽部,可嘱咐患者闭上眼睛以减轻操作的轻微不适(图3-4-1)。检测百日咳鲍特菌时,鼓励从双侧鼻孔分别采集一份拭子标本。必要时,应重复采样,以提高培养阳性率。采样时,拭子应朝向耳方向而不是头顶方向,拭子插入深度应该等于从鼻孔到耳朵外部开口的距离。

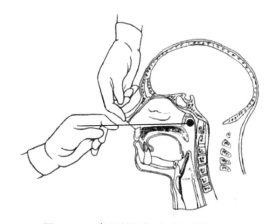

图3-4-1　鼻咽拭子标本采集操作图示

3. 鼻咽吸取物标本采集　用生理盐水冲洗鼻咽部可以增加样品中细菌DNA的数量,采集鼻咽吸取物时,将无菌吸痰管与无菌收集器相连,再将吸痰管送入患儿鼻咽部至产生抵抗,稍回抽,利用负压吸取鼻咽部分泌物1~2mL至无菌收集器中。压力的调节以能吸出分泌物为宜,对婴幼儿压力一般不超过200mmHg(1mmHg=0.133kPa)。导管中的残余液体,可加入无菌生理盐水冲洗至收集器中。部分儿童可采集鼻咽洗液,利用连有注射器或真空管的导管,向鼻腔中注入无菌生理盐水灌洗,将灌洗液通过导管上的注射器或真空管转移至含有生理盐水的无菌收集器中。重症患儿采集鼻咽吸取物时要注意观察患儿的面色、呼吸、心率和血氧饱和度改变,若有异常反应须及时处理。

4. 咳碟法采集样品和培养　《百日咳诊断标准》(WS 273—2007)中规定了咳碟法采集样品操作流程。将装有B-G培养基或炭琼脂培养基平板

（含有青霉素 G）置于潜伏期或卡他期的患者口前约 10cm 处,使患者对准平板面咳嗽数次,使剧烈咳嗽时咳出的飞沫直接喷射于培养基上,然后盖好平皿送检。平板暴露时间以 15 秒为宜。将载有患者飞沫的平皿于 35~37℃培养 3~7 天。此方法在病程早期,无剧烈咳嗽时或年龄较小的婴儿不易获得成功。

(三) 标本接种与处理

1. **鼻咽拭子** 百日咳鲍特菌等对周围环境敏感,采集鼻咽拭子样品后最好采取床旁接种方式,直接在含有青霉素 G 的 B-G 培养基顶端处涂抹,用无菌取菌环对涂抹部位进行三区划线接种。按国标《临床微生物学检验样本的采集和转运》规定,将接种后培养基平板运送至实验室。

如不能做到鼻咽拭子床旁接种,可将拭子放入 0.25~0.5mL、pH7.2~7.4、1% 的蛋白胨生理氯化钠溶液试管中,2 小时内转运至专业实验室。推荐使用增菌培养基,如 Regan-Lowe 转移培养基或者 Steiner-Scholte 肉汤培养基。培养基中可加入苯唑西林和甲氧西林,以抑制其他细菌生长。特定的增菌培养基不仅能提高百日咳鲍特菌存活率,也促进其生长。未加抗菌药物的培养基仅推荐用于保存的菌株的复苏及传代。B-G 培养基转运至实验室后,35~37℃,高湿度,低 CO_2(4% 以下)环境中培养。

采集的鼻咽拭子标本如用于 PCR 检测,将拭子头在装有 400~600μL 灭菌生理盐水或灭菌 PBS 液中洗脱 2~3 分钟。

2. **鼻咽抽吸物** 采集鼻咽抽吸物后,采取床旁接种方式,将鼻咽抽吸物直接滴在含有青霉素 G 的 B-G 培养基表面,取菌环对样品进行三区划线接种。鼻咽抽吸物和培养基在 24 小时内(最好 4 小时内),20~30℃运输至具有培养条件的实验室,培养平板放入 37℃孵箱培养。如不能床旁接种,应将螺口管置于 20~30℃环境运输至具有培养条件的实验室。用于涂片观察的鼻咽抽吸物可用导管头直接在玻片上进行涂布。对于婴幼儿或年纪较小的儿童而言,鼻咽抽吸物和鼻咽拭子是用于 PCR 检测的最佳样品,甚至可以直接进行 PCR 不需进行 DNA 提取,对于成人而言,需要进行 DNA 提取,如果鼻咽抽吸物或鼻咽拭子不宜获取也可采用痰液。可以置于 PBS 缓冲液或 1% 酪蛋白氨基酸水溶液中。如果标本置于 4℃或放置超过 48 小时将降低分离率。

(四) 细菌培养及鉴定

1. **影响细菌培养的因素** 百日咳鲍特菌培养为百日咳实验室诊断的金标准,灵敏度 58%,特异度 100%。百日咳鲍特菌培养阳性可确诊百日咳。细菌培养亦可为后期的药敏试验及微生物分子分型鉴定提供菌株。所有怀疑百日咳的患者,均需采集鼻咽拭子或鼻咽吸取物进行百日咳鲍特菌培养。

虽然细菌培养的特异性较强,但敏感性相对较低。这是由于成功采样取决于许多因素,主要包括以下几点。

（1）标本的收集和转运存在微生物污染风险,使得检测可靠性降低。

（2）百日咳鲍特菌标本在运输过程中存活率下降,因此快速运送待测试标本非常重要。通常培养需要 4~5 天,有时可能需要 12 天,因此细菌培养是最慢的检测方法。

（3）百日咳鲍特菌对生长环境要求较高,导致相对较难分离培养。

（4）取样时间的影响,在疾病发作最初的 2 周(卡他期和痉咳早期)培养的阳性率最高,咳嗽 2 周后才采取标本,由于细菌载量下降,导致分离培养成功率降低。

（5）若标本分离前使用过有效的抗菌药物,或曾经接种疫苗,培养的阳性率也会降低。有效的抗菌药物治疗 48 小时后,PCR 还可能得到阳性结果,但培养则很难获得阳性。

（6）婴儿和幼儿培养阳性率高于大龄儿童和成人,这一差异可能反映了就诊前各年龄组早期临床表现的不同。对于成人或青少年咳嗽已发作几周的患者,细菌分离培养通常已不再适用,3 周后标本的阳性率只有 1%~3%。

2. 细菌分离培养　百日咳鲍特菌应在 Regan-Lowe 培养基或鲍-金培养基中培养,浓度为 7%~15%,培养基中建议添加抗菌药来抑制其他杂菌的生长。鲍特菌培养需要高湿、低二氧化碳（5%）环境,培养的温度为 35~37℃。百日咳鲍特菌和霍氏鲍特菌的生长较为缓慢,培养检测结果通常需要 4~5 天,最长 14 天,应培养至 14 天以提高分离培养的敏感度。支气管败血鲍特菌生长较快,1~3 天即能在平板上形成可见菌落,副百日咳鲍特菌的生长速度适中。实验室应每天检查平板上细菌的生长情况,避免杂菌过度生长而掩盖鲍特菌,影响分离鉴定的阳性率。百日咳鲍特菌在 B-G 培养基上生长缓慢,但 Regan Lowe 培养基和 B-G 培养基上培养,7 天分离阳性率相近。百日咳鲍特菌通常要在第 4 天能见到。

3. 菌种鉴定　包括菌落形态观察和生化鉴定。

（1）菌落形态观察:B-G 或 Regan Lowe 培养基上典型的百日咳鲍特菌和副百日咳鲍特菌菌落,直径约 1mm,细小,有珠光色泽。百日咳鲍特菌菌落呈圆形、灰白色,表面光滑,中央突起,边缘整齐,具有珍珠般的光泽,有黏稠感、不透明。副百日咳鲍特菌生长较快,色泽略灰暗。在 B-G 培养基上,两者都可见溶血环。与百日咳鲍特菌不同,副百日咳鲍特菌呈褐色。培养 3~7 天出现典型百日咳鲍特菌形态的菌落,称为Ⅰ相菌。生长的环境不同,菌落形态可以互相转换。Ⅱ相和Ⅲ相菌除无溶血环外,其他方面与Ⅰ相菌相同。Ⅳ相菌落较大,无溶血环,发白,扁平。

接种后 3 天和 7 天观察平板,如果在第 3 天有可疑菌落出现,应重新分离接种至新鲜的 Regan Lowe 或 B-G 培养基上,14 天后确认无菌落生长,方可丢弃平板。

将典型菌落进行革兰氏染色镜检,每次检查时一定要用已知阳性和阴性做对照,以防止假阳性及假阴性结果发生。百日咳鲍特菌和副百日咳鲍特菌是典型的无鞭毛、革兰氏染色阴性小球鲍特菌。

（2）生化鉴定:鉴定生化特性试验包括:氧化酶、尿素酶、柠檬酸盐利用、硝酸盐还原试验,可被用来鉴别诊断鲍特菌。区分副百日咳鲍特菌和支气管败血鲍特菌,见表3-4-1。百日咳鲍特菌不发酵任何碳水化合物,不液化明胶,不产生硫化氢,不形成吲哚,不还原硝酸盐,不利用枸橼酸盐,氧化酶阳性。细菌生长速度、动力和在酪氨酸琼脂平板上是否产生棕色素也可用来鉴别诊断鲍特菌。百日咳鲍特菌并无特异的明显生化反应,应综合各种检测方法判断。

表3-4-1　鲍特菌属细菌的鉴定特性

	百日咳鲍特菌	副百日咳鲍特菌	支气管败血鲍特菌
鞭毛	−	−	+
氧化酶	+	−	+
色泽	-	棕色	
触酶	+	+	+
溶血	+	+	+
生长特性			
营养琼脂	−	+	+
麦康凯琼脂	−	+	+
兔血琼脂	−	+	+
巧克力琼脂	−	+	+
B-G 培养基生长			
1~2 天	−	+	+
3~5 天	+		
分解糖类	−	−	−

续表

	百日咳鲍特菌	副百日咳鲍特菌	支气管败血鲍特菌
尿素酶	−	+	+
动力	−	−	
硝酸盐还原	−	−	+
枸橼酸盐利用	−	+	+
石蕊牛乳中产碱			
1~4 天	−	+	+
12~14 天	+		
基因组 G+C/%	67.7~68.9	68.1~69.0	

　　除生化鉴定方法外,可以使用特异的百日咳/副百日咳抗血清鉴定,PCR方法鉴定菌种方法见后章节。

　　目前,PCR 检测方法在临床上大量用于百日咳诊断,常规分离培养诊断的敏感性较低,并且耗时耗力,在实际工作中采用分离培养的方法用于百日咳诊断的比例不断下降。但是对于细菌性疾病,无论何种情况下,都应进行细菌的分离培养,以便后期更深入开展工作,如基因组测序、转录组学和蛋白质组学等后续研究。

三、核酸检测

　　1. 聚合酶链式反应(PCR)方法概述　百日咳病原核酸扩增方法包括传统 PCR、实时荧光 PCR、巢式 PCR 及 LAMP 等,传统 PCR 已逐渐被实时荧光 PCR 取代。采用鼻咽分泌物标本进行 PCR 可获得快速诊断,PCR 具有很高的敏感性(77%~97%)和特异性(88%~97%)。但是 PCR 技术以检测特异性核酸为目的,无法区分活细菌或死细菌的 DNA,可能会导致假阳性结果。百日咳患者发病 4 周后,细菌 DNA 的数量减少,敏感性降低。PCR对于不适用于血清学检测的儿童,对于已使用抗菌药物治疗或是咳嗽已超过3 周的患者,检测敏感性是细菌培养的 2~3 倍。抗菌药物治疗后也可能导致PCR 检测出现假阴性结果。随着实时荧光 PCR 技术的成熟和快速发展,传统 PCR 已逐渐被实时荧光 PCR 所取代。

　　实时荧光 PCR 通过水解预标记的探针并释放报告基因,并在每个扩增周期中产生荧光信号,从而实时监测 PCR 扩增的结果。另外,特异性 PCR扩增方法也可以不使用荧光探针,而使用高分辨熔解曲线(high-resolution melting,HRM)分析技术。HRM 分析在 PCR 过程结束后开始启动,通过加热样品使扩增产物变性,通过 PCR 之后的熔解曲线分析,检测 PCR 片段的微小序列差异。

大量 RT-PCR 的研究均使用高拷贝数的目标基因(如 IS481、IS1001 及 IS1002 等),以提高检测的敏感性。为减少假阳性结果的出现,可使用两个甚至多个目标基因。核酸扩增的另一优势在于可以采用多重 PCR 同时检测百日咳鲍特菌和其他可导致类百日咳综合征的病原体,但缺点是多套引物的使用可能降低检测的敏感性。传统 PCR 和 Real-time PCR 所需设备较为昂贵,检测时间相对较长,且检验人员需要进行系统培训。近年来开发的 LAMP更为简单、经济,仅需 12~30 分钟,比 RT-PCR 快 2.5 倍。LAMP 是用于DNA 扩增的单管技术,与 PCR 相比,等温扩增是在恒定温度下进行的,不需要热循环仪,因此可大大减少仪器的复杂度。LAMP 的扩增产物可以通过光度法进行检测,LAMP 反应溶液中作为扩增副产物的焦磷酸镁沉淀可以通过肉眼轻松观察。同时,LAMP 也可通过测量浊度或通过使用嵌入染料进行荧光实时跟踪反应,无需使用昂贵的设备即可用肉眼看到该颜色变化。日本已有基于 LAMP 可检测 pxP1、pxP3 及 ptxP8 基因的试剂盒,LAMP 使用两组特异性的正反向引物,因而具有高度特异性。以 PCR 为标准,LAMP 的敏感性与特异性分别为 92.59% 和 98.39%。对两种方法检测结果不同的临床样本再次进行分析,可将敏感性和特异性分别提高至 96.55% 和 99.46%。当敏感性相同时,LAMP 的特异性优于 PCR。

2. 百日咳病原 PCR 检测常用靶基因 不同研究采用的百日咳鲍特菌检测目标基因不同,常用的包括插入序列 IS481、IS1001、IS1002 等。IS481 和IS1001 是 PCR 方法检测百日咳鲍特菌和副百日咳鲍特菌的常用靶标。非鲍特菌属的其他病原体均未发现针对 IS481 和 IS1001 元件。百日咳鲍特菌含有 IS481 和 IS1002,副百日咳鲍特菌均含有 IS1001,Bpp-hu 都含有 IS1002。霍氏鲍特菌株中含有 IS481,支气管败血鲍特菌也含有 IS481。支气管败血鲍特菌也可以含有 IS1001。除 IS481 外,霍氏鲍特菌中还有 ISBho1 和 IS1001Bhii。具体信息参考表 1-6-2。

3. 其他靶基因 欧洲百日咳 PCR 共识小组推荐检测百日咳毒素操纵子基因 ptxP,但与 IS481 相比,ptxP 检测敏感性低。其他目标基因还包括 prn、BP283、BP485、ptxS1、recA 基因等,检测这些目标基因时,鲍特菌属的其他菌种也可能出现阳性结果。ptxP(107-110)作为靶标,其检测灵敏性低于拷贝数较高的 IS 元件。为避免与其他鲍特菌属细菌出现非特异性交叉反应,通常使用双重靶标检测百日咳鲍特菌,在 *IS481* 基础上加上 *IS1002*、百日咳毒素启动子区域(*ptxP*)或开放阅读框 *BP0283*。*IS481* 与 *ptxP* 是最常用的检测百日咳鲍特菌的靶点。部分菌株 *ptxP* 区域的序列会发生变异,可能会出现假阴性。*IS1002* 元件可作为 *IS481* 和 *IS1001* 元件之外的靶点,以增加 PCR 方法的灵敏度。*IS1002* 和 *IS481* 同时阳性提示为百日咳鲍特菌,而仅有 *IS481* 元件阳性则提示为霍氏鲍特菌。如果 *IS1001* 和 *IS1002* 均为阳性,则提示该细菌为副百日咳鲍特菌(HU),而 *IS1001* 或 *IS1002* 单一阳性则提示该细菌为支气管败血鲍特菌,因为仅有副百日咳鲍特菌会同时携带 *IS1001* 或 *IS1002*。霍氏鲍特菌可以通过 *ISBho1* 或 *IS1001Bhii* 的靶标进行鉴别诊断,两者对霍氏鲍特菌的诊断均具有较好的特异性。

较高拷贝数的 *IS481* 进行 PCR 检测具有较高灵敏度,但当样本中 DNA 浓度较低时,其他的低拷贝靶标数低。可能为阴性结果,如果设立的内参 PCR 检测阳性,并能排除污染,仅 *IS481* 元件 PCR 阳性的结果仍可以判定为百日咳鲍特菌阳性。

4. PCR 样品处理　鼻咽拭子直接涂抹于选择性培养基,划线后用于细菌的分离培养。用生理盐水洗脱鼻咽拭子,可用于 PCR 检测。PCR 检测阳性样本,百日咳鲍特菌的分离率一般在 10%~30% 之间。

用于 PCR 检测的样品应避免使用液体转运培养基转运,因为在采样过程中,手或外界环境可能会污染采样拭子的杆柄部位;如果使用液体转运介质,则应小心轻放采样拭子的杆柄部,避免介质使标本受到污染,导致假阳性结果。使用半固体或非液体转运介质或不带介质的干拭子转运管可防止拭子柄上的污染物 DNA 进入提取的标本中。拭子处理时,可将其浸入生理盐水或纯水中,可以采用煮沸方法获取 DNA,这种方法快速,适合于现场应用。但是由于鼻咽拭子采集的样品中可能含有百日咳鲍特菌以外的其他成分,会对 PCR 产生抑制和干扰作用。目前,商品化核酸提取技术较为成熟,可有效去除影响 PCR 的杂质,延长 DNA 保存时间。手动或全自动核酸提取方法均可使用,全自动核酸可以降低污染、减少对 PCR 抑制,做到标准化流程。全自动提取和手动提取的核酸回收率无显著差异。

5. PCR 检测结果解读及参考建议　目前使用的 DNA 目标基因和结果解释标准各不相同,并且各实验室没有使用相同统一的临界值来确定阳性结果。因此,使用者应按对应产品说明对产品结果进行相应解读。使用 Real-time PCR 时,用循环阈值(Ct)或定量循环数(quantification cycle,Cq)表示标本中的扩增结果,当标本中目标基因拷贝数越多,则Ct(Cq)越小,而目标基因拷贝数越少,则Ct(Cq)越大。较大的Ct(Cq)值表明标本中的DNA含量低。

此外,大多数临床实验室对单一 $IS481$ 基因序列进行 PCR,该基因序列在百日咳鲍特菌中有多个拷贝数,在支气管败血鲍特菌和霍氏鲍特菌中则较少。由于 $IS481$ 序列存在多个拷贝数,因此特别容易出现假阳性结果,而使用多个目标基因可以提高百日咳 PCR 检测的特异性。$IS481$ 在百日咳鲍特菌基因组中大约有 200 多个拷贝,通过比较多靶点 PCR 和单靶点 PCR 的结果,推荐 $IS481$ 靶标 PCR 诊断的 Ct 阈值可以取小于 35。通过评估 Cq 值的报告范围能更精确的定量测定样本中是否含有完整的百日咳鲍特菌(200 个拷贝/细菌)。

当收到 PCR 检测结果时,临床医生可询问实验室使用的是何种 PCR 目标基因。解读 PCR 检测结果时,尤其是具有高 Ct 值的 PCR 结果,应结合患者体征、临床症状评估结果以及可用的流行病学信息进行综合判断。对于使用过抗菌药物的患者,有研究显示,抗菌药物规范治疗 3 周后,PCR 仍能检测出百日咳鲍特菌的 DNA。PCR 阳性结果并不一定有临床意义,原因是 PCR 检测结果无法区分样品中存在的细菌是活菌还是死菌。部分研究显示,在患者使用抗生素治疗后 21 天仍能通过 PCR 持续检测到百日咳鲍特菌的 DNA。PCR 结果的解读需要结合患者的临床症状变化进行评估,同时还要考虑患者是否存在耐药等因素。

四、血清学诊断方法

(一)血清学诊断方法应用适宜阶段

百日咳鲍特菌自然感染后可出现百日咳抗原(PT、PRN、FHA、菌毛蛋白及整个微生物)相关抗体,百日咳鲍特菌是鲍特菌属中唯一产生 PT 毒素的细菌,其他鲍特菌菌体抗原诱导的抗体不会与 PT 产生交叉反应。PT 是血清学检测中唯一对百日咳鲍特菌有特异性诊断价值的抗原。90% 感染患者可采用 ELISA 检测到抗 PT-IgG 及抗 FHA-IgG。

PT 是目前已知的百日咳鲍特菌唯一特异性抗原。IgM、IgA 和 IgG 3 种抗体检测方法比较中,在不同年龄和不同免疫史的百日咳确诊患者的血清抗体研究显示,特异性抗体诊断灵敏度最高的是 IgG 抗体。感染后患者的抗

PRN-IgG 阳性率为 30%~60%,抗 PRN-IgA 阳性率为 20%~40%,抗 PT-IgA 阳性率为 20%~40%,抗 FHA-IgA 检测阳性率为 30%~50%。

相比之下,包被全细胞百日咳抗原进行 ELISA 检测相关抗体时,结果具有较低敏感性及特异性。值得注意的是,由于接种全细胞或无细胞百日咳疫苗后不会产生抗 PT-IgA,因此,检测 IgA 可区分疫苗接种还是新近感染。血清学检查,特别是血浆 IgA,不适合两岁以下儿童。

除了 PT,百日咳血清学诊断还可以针对其他抗原。但已明确 FHA 和 PRN 抗原与其他病原存在交叉反应,诊断百日咳的假阳性率高。Oguchi 等通过荧光-酶联免疫吸附方法检测抗 FIM 抗体诊断百日咳,发现其诊断阳性率高于 PT,更适用于青少年及成人。有研究发现,膜蛋白 Vag8 主要存在于百日咳鲍特菌。Otsuka 等对基于 Vag8-IgM 的 ELISA 试剂盒与基于抗 PT-IgG 的 ELISA 试剂盒进行比较,结果显示前者曲线下面积为 0.92,而后者仅为 0.55,且 Vag8-IgM 产生时间早于抗 PT-IgG,更适用于早期诊断。此外,由于百白破疫苗中无 Vag8 成分,该检测不受免疫接种的影响。该方法出现的假阴性结果,可能与原始抗原效应有关。

血清学方法主要用于患者病程后期诊断,感染百日咳鲍特菌 4 周后,机体可产生高滴度抗体,进行抗 PT-IgG 检测更有临床诊断意义。有许多因素影响百日咳血清学诊断的准确性和灵敏度,如接种含百日咳成分疫苗、自然感染病程、疫苗中抗原的含量、患者年龄等。血清抗体阳性率随着年龄增加和疾病病程持续时间的延长而增加,而 PCR 和培养的阳性率则相应降低。血清学方法与 PCR 比较,两种方法同时出现阳性结果的重叠可能非常低,在 8%~44% 之间,而培养和血清学方法同时出现阳性结果重叠的可能性更低(0%~5%)。

一般推荐定量 ELISA 方法测定血清中的抗 PT-IgG,单份血清标本高抗 PT-IgG 滴度可作为诊断百日咳的依据,敏感性 88%~92%,特异性 98%~99%。进行血清学检测时,应参照并使用美国生物制品评审与研究中心(Center for Biologics Evaluation and Research,CBER)参比血清(lot 3)或 WHO 国际参比血清(CBER EU 单位与 WHO IU 单位相当)进行校准。根据 WHO 的要求和使用 CBER 参考血清的提议,全球建立了首个"国际百日咳抗血清参考品",该参考品每个安瓿包含:335IU 抗 PT-IgG,65IU 抗 PT-IgA,130IU 抗 FHA-IgG,65IU 抗 FHA-IgA,65IU 抗 PRN-IgG,和 42IU 抗 PRN-IgA。该国际参考品 WHO 的标准代码为 IS 06/140,可以由英国伦敦的国家生物标准品和质控研究所获得。

　　母源抗体、疫苗接种产生的抗体或早期自然感染后产生的抗体均可能对单份血清学诊断结果产生干扰。因此,一般不建议对婴儿和前 1~3 年接种过疫苗的患者进行单份血清学检查,这种情况下检测出的阳性结果,无法确定是感染诱导的抗体、患者原来体内的母源抗体或是疫苗诱导抗体。唾液或咽拭子检测抗 PT-IgG 的敏感度为 80%,特异度为 97%。唾液检测更为方便,尤其是针对儿童检测。

　　理想情况下,如能测定患者急性期和恢复期双份血清抗体滴度 4 倍以上的增高,可作为诊断百日咳的重要依据。但是,在临床实际工作中采集双份血清较为困难,因为患者就诊时往往已过急性期,难以获得急性期标本,采集的第一个标本很可能是恢复期标本,故临床往往采用单份血清诊断百日咳鲍特菌感染,de Melker 等以抗 PT-IgG 为 100IU/mL 作为单份诊断界值时,发病到血清学确诊的时间平均 38 天,采用双份血清抗体升高 4 倍作为诊断标准时,平均为 19.8 天。

(二)血清抗体检测的方法

　　1. 血清标本采集　采集血清标本推荐使用不加抗凝剂的真空采血管,防止样品污染和蒸发。无菌操作抽取患者全血约 1~3mL,做好标记。室温放置或 37℃温箱放置 1 小时,不超过 6 小时,待血液凝结析出血清,3 000 转离心 5 分钟,分离血清,尽快送检。检测血清中特异性抗体滴度。有条件者可抽取患者早期和恢复期双份血清。

　　2. 酶联免疫吸附试验(ELISA)　ELISA 的基础是抗原或抗体的固相化及抗原或抗体的酶标记。用于百日咳血清学抗体检测的主要为抗 PT 相关抗体检测试剂盒,ELISA 具体操作流程及结果判读应参考所采用商品化试剂盒说明书进行。

(三)血清 PT-IgG 诊断阈值

　　1. 单份血清　可使用单一血清抗体滴度作为判定近期感染的指标,例如,以对照组抗体水平均值 +3 倍标准差(standard deviation,SD)作为诊断阈值的研究,平均值 +2 倍标准差 SD,或者以对照组抗体的 99.9 百分位数作为诊断阈值的研究。推荐抗 PT-IgG 的诊断阈值分别为 80~100IU/mL。在培养或 PCR 确诊的百日咳患者的中、后期第二份血,上述抗 PT-IgG 诊断阈值的灵敏度在 66%~92.2% 之间。

　　由于疫苗接种情况及百日咳流行病学的差异,不同国家应采用不同的血清抗 PT-IgG 阈值进行单份血清诊断。欧洲参考实验室建议的阈值标准为单份血清抗 PT-IgG 在 62~200IU/mL 范围。荷兰一项研究显示,单份血清抗 PT-IgG 诊断阈值分别是 62IU/mL 和 200IU/mL 时,特异度分别为 95% 和 99%。一般采用 40IU/mL 或 62.5IU/mL 作为单次血清学诊断界阈值,但疫苗接种后 1~3 年内采用该标准诊断的结果不可靠。出生后第 1 年疫苗接种的干扰时间最短,成人加强免疫使用的疫苗中 PT 量较高,因此干扰时间持续最长。与美国及欧洲某些国家不同,我国尚未对大龄儿童和成人加强百日咳免疫,百日咳抗体水平低于上述国家,抗体水平为 10~20IU/mL。因此,有研究者采用 30IU/mL 或 40IU/mL 作为单次血清学诊断阈值。

对于接种了含 PT 成分 aP 后 1 年内的儿童,如果再次感染百日咳,该阈值对于诊断抗 PT-IgG 升高的灵敏度较低,原因是疫苗免疫后体内存在较高的疫苗诱导的抗 PT-IgG。婴儿出生后第一年完成全细胞或无细胞百日咳疫苗的初次免疫程序后,体内较高水平的抗体会迅速下降,并在 1.5~4 年左右的时间内接近或低于可检测水平。然而,学龄前儿童加强剂疫苗免疫后诱导的抗体可达更高水平并持续更长时间。在加强接种 aP 的青少年和成人中,疫苗诱导的高抗 PT-IgG 的持续时间及其对血清学诊断的干扰取决于所用疫苗中 PT 抗原成分的含量。

2. 双份血诊断百日咳的抗体滴度诊断阈值确定　如果低于诊断阈值,应该积极获取 2 周后的第二份血清进行检查,第二份血清 PT-IgG 抗体水平提高 3 倍或者高于临界值可考虑确诊百日咳。不同研究中,双份血诊断百日咳的诊断阈值各不相同,包括 1.5 倍、2 倍、3 倍和 4 倍升高。某大型实验室收集的 2 455 例疑似百日咳的双份血抗 PT-IgG 开展聚类分析结果显示,患者分为百日咳感染者、既往感染者,以及其他类百日咳咳嗽患者三类。使用 1.5 倍和 2 倍升高作为诊断阈值的特异度分别为 83% 和 95%,3 倍抗体升高阈值的特异度为 99.4%,具有较高的灵敏度和特异度。

五、不同实验室方法对临床诊断的意义

尽管非特异的血常规检测对诊断百日咳价值不大,但对于无发热或低热伴咳嗽、考虑为初次百日咳感染者,白细胞计数和淋巴细胞计数增加具有重要的提示作用。百日咳鲍特菌分离培养的特异度最高,是病原学检测的金标准,咳嗽出现 2 周内采样进行细菌培养,阳性率较高。通过运用双靶标基因甚至多靶标基因,检出各目标基因循环值,以及使用合适的阳性对照、阴性对照等方法可优化 PCR,提高检测的敏感度及特异度。细菌分离培养和 PCR 检测,

诊断百日咳的最佳时间在患病的 3~4 周内。百日咳患者发病进入痉咳期后常伴有抗体水平升高,也适于采用血清学诊断方法。双份血清学检测是病原学确诊的重要手段,当临床疑诊时,如果第 1 份血清抗体未达到单份血清诊断标准,应做第二份血清学检测。诊断百日咳不能只依赖于一种检测方法,而应根据临床情况,综合使用不同检测方法,具体临床诊断参考,见表 3-4-2。

表 3-4-2　百日咳检测方法及临床诊断参考

检查方法	检测名称	敏感度	特异度	临床诊断参考
细菌培养	百日咳鲍特菌分离	×	○	诊断滞后(培养 4~5d)
核酸检测	百日咳 LAMP	○	○	能获得早期诊断
	PCR 检测	○	△	不一定获得确切诊断(支气管败血鲍特菌、霍氏鲍特菌也会有类似结果)
血清学检测	抗 PT-IgG 检测	○	△	受接种疫苗产生抗体和母源抗体的影响,需询问接种时间

注:"×"表示该检测方法在此项目表现不良;"○"表示该检测方法在此项目表现良好;"△"表示该检测方法在此项目表现存在争议。

第五节　临床治疗与病例管理

一、一般治疗

百日咳是呼吸道传染病,理论上应隔离至有效抗生素治疗后 5 天,若未进行抗生素治疗,应隔离至起病后 21 天。但大部分患者确诊时已与家人接触 7~10 天或更长,实际上未能实现对患者的隔离。因此,百日咳患者可居家隔离治疗。6 月龄以内的婴儿容易因痉挛性咳嗽发生窒息,伴有并发症时病情往往较重,则应住院隔离治疗。一般治疗包括支持疗法,并给予充足营养。居室内应保持空气流通及环境安静舒适,避免冷空气、烟雾及噪声等不良刺激诱发患儿痉咳。痰液黏稠可雾化吸入,并加强翻身拍背及吸痰护理;发生窒息时及时清理呼吸道、吸氧保证氧合;发生脑水肿时需及时进行脱水治疗,防止脑疝出现。进食营养丰富且易于消化的食物,保证水电解质平衡,补充维生素和钙剂,保持内环境稳态。必要时使用镇静剂,一方面可减少患儿因烦躁哭闹而引发的痉咳,另一方面可保证睡眠,促进身体恢复。医疗操作应尽可能集中在一个时间段内,避免反复刺激患儿诱发痉挛性咳嗽。

二、对症治疗

目前尚无特别有效的可缓解痉咳期剧烈咳嗽的干预手段。糖皮质激素在一定程度上可减轻痉挛性咳嗽,但对缩短病程及重症百日咳的生存获益尚存争议,且糖皮质激素可增加呼吸道分泌物,刺激骨髓造血升高白细胞进而可能加重肺动脉高压,同时大大增加了继发感染的风险,故仅可作为一项治疗经验有选择地在一部分病例中短期使用。目前,国内外并无使用激素治疗百日咳的明确适应证,可参考《儿童社区获得性肺炎诊疗规范(2019 年版)》进行经验性治疗,如喘憋明显、中毒症状明显(合并缺氧中毒性脑病、休克、脓毒症等)、有急性呼吸窘迫综合征者、胸腔短期有大量渗出者、肺炎高热持续不退伴过强炎性反应者,可短期应用。但存在细菌感染的患者必须在有效抗菌药物使用的前提下加用糖皮质激素。也有研究者使用支气管扩张剂等平喘药或解除痉挛的药物治疗百日咳,循证研究证实对缓解百日咳症状尚无价值。

三、抗菌治疗

百日咳抗菌治疗一般推荐首选大环内酯类抗菌药物,如红霉素、阿奇霉素、罗红霉素或克拉霉素等,疗效与用药时间相关,用药越早疗效越好。在卡他期应用抗菌药物可以减轻甚至不发生痉咳,进入痉咳期后应用,则不能缩短百日咳的临床过程。因为,持续性咳嗽与百日咳鲍特菌造成的局部组织损伤有关,而与持续感染无关,所以对于临床或微生物学诊断为百日咳的患者,若咳嗽发作已超过 3 周,治疗几乎不会改善患者的咳嗽情况;但因抗菌药物可有效根除鼻咽部百日咳鲍特菌,可以缩短排菌期及预防继发感染。

根据《实用传染病学(第 4 版)》和中华医学会儿科学分会感染学组的建议,婴儿和儿童百日咳推荐治疗方案为:红霉素 30~50mg/(kg·d),每日 3 次,静脉滴注或口服,7~14 天为 1 个疗程;阿奇霉素 5~10mg/(kg·d),每日 1 次,静脉滴注或口服,总量 30mg/kg,3~5 天为 1 个疗程;罗红霉素 5~10mg/(kg·d),分两次口服,7~10 天为 1 个疗程;克拉霉素 15mg/(kg·d),分两次口服,7 天为 1 个疗程。绝大多数患者治疗 1 个疗程即可。除新生儿外均推荐红霉素,其他大环内酯类抗菌药物可根据依从性和耐受性酌情选用。新生儿应用红霉素有肥厚性幽门狭窄(IIPS)的风险,故不推荐使用。应用大环内酯类抗菌药物还容易出现异常的心脏电生理活动,如 Q-T 间期延长、心律失常等,故应用阿奇霉素也需注意此类风险。青少年和成人百日咳推荐治疗方案为:阿奇霉素第 1 天 500mg,第 2~5 天每日 250mg,1 次顿服,5 天为 1 个疗程;克拉霉素每次 500mg,每日 2 次,7 天为 1 个疗程;红霉素因每日给药次数多且更容易引发胃肠道不良反应,不推荐使用。

百日咳对大环内酯类耐药问题逐渐凸显。1994 年,美国亚利桑那州首次分离出大环内酯类耐药株,此后,国外并未见有大环内酯类耐药百日咳鲍特菌流行的报告。国内近年来报道了较多的百日咳耐药株,均根据耐药基因的检测。2012—2013 年中国西安对 16 株百日咳鲍特菌检测中发现 14 株检测为红霉素耐药菌株;2015—2016 年首都医科大学附属儿童医院的一项研究报告显示,临床分离的 224 株百日咳鲍特菌中,大环内酯类耐药菌株占 91.1%。此类研究,均是根据 23S rRNA 基因序列中 A2047G 突变位点突变来确定耐药,23S rRNA 基因突变虽然是目前百日咳鲍特菌耐药的可能机制之一,但是应注意基因位点的突变和耐药表型之间并非完全一致对应。

磺胺甲噁唑-甲氧苄啶(sulfamethoxazole-trimethoprim,SMZ-TMP)是百日咳治疗的二线推荐用药。体外试验显示不论是否存在红霉素耐药,SMZ 的最低抑菌浓度(MIC)值都较低,可用于 2 月龄以上大环内酯类耐药鲍特菌所致百日咳的治疗。但因 SMZ-TMP 易形成肾小管结晶,还可与胆红素竞争在血浆蛋白上的结合位点,增加了胆红素脑病发生的风险,故不推荐用于新生儿及小于 2 月龄婴儿。在使用本药前还需排除葡萄糖-6- 磷酸脱氢酶缺乏症。综合《实用传染病学(第 4 版)》及国外一项系统评价推荐 SMZ-TMP 各年龄段的剂量如下:小于 6 月龄婴儿每次 SMZ 100mg/TMP 20mg,每 12 小时 1 次,连续用 7 天;6 月龄 ~6 岁的婴幼儿每次 SMZ 200mg/TMP 40mg,每 12 小时 1 次,连续用 7 天;6~12 岁的儿童每次 SMZ 400mg/TMP 80mg,每 12 小时 1 次,连续用 7 天;成人每次 SMZ 800mg/TMP 160mg,每 12 小时 1 次,连续用 7 天。2019 年我国一项单中心研究显示,头孢哌酮-舒巴坦和哌拉西林-他唑巴坦在体内外均具有抗百日咳鲍特菌活性,可作为对大环内酯类耐药菌株的替代选择。有文献认为左氧氟沙星和多西环素也可作为百日咳的推荐用药,但目前缺乏儿童使用的资料数据。

新版美国儿科学会红皮书《感染性疾病临床手册》推荐的百日咳抗菌药物治疗方案,同时也是暴露后预防用抗菌药物方案。其选用的抗菌药物与我国基本一致,个别药物在用药剂量和疗程上有少许差别,见表 3-5-1。

表 3-5-1　美国儿科学会红皮书(2021-2024)推荐的百日咳菌药物治疗方案/暴露后预防方案

| 年龄 | 推荐药物 | | | 替代药物 |
	阿奇霉素	红霉素	克拉霉素	TMP-SMZ
<1 月龄	每日 10mg/kg,连用 5 日	每日 40mg/kg,分四次给药,连用 14 日	不推荐(无相关安全性资料)	2 个月以下婴儿禁用
1~5 月龄	同上	同上	每日 15mg/kg,分两次给药,连用 7 天	年龄≥2 月:每日 TMP 8mg/kg,SMZ 40mg/kg,分 2 次给药,连用 14 日
≥6 月龄儿童	第 1 日 10mg/kg(最大剂量 500mg),第 2~5 日每日 5mg/kg(最大剂量 250mg)	药物剂量同上(每日最大剂量不超过 2g),连用 7~14 日	同上(每日最大剂量 1g)	同上
青少年和成人	第 1 日 500mg,第 2~5 日每日 250mg	每日 2g,分四次给药 7~14 日	每日 1g,分 2 次给药,连用 7 日	每日 TMP 320mg,SMZ 1 600mg,分 2 次给药,连用 14 日

四、免疫球蛋白治疗

PT 在百日咳发病中起关键作用,理论上使用含抗 PT-IgG 成分的免疫球蛋白治疗百日咳是有效的。可用百日咳免疫球蛋白静脉滴注(15mL/kg),或者静脉用免疫球蛋白(intravenous immunoglobulin,IVIG)每次 400~500mg/kg,共 1~2 次。但在临床实践中,抗 PT 成分的百日咳免疫球蛋白疗效尚存争议,且尚无统一使用适应证。1991 年 Granström 等人给一组小于 3 岁、病程在 14 天内的百日咳患儿肌内注射 PT-IVIG,发现起病 7 天内使用效果最佳,可减轻痉咳症状、缩短痉咳期;但 2007 年 Halperin 等研究显示 PT-IVIG 对减轻痉咳并无显著效果,可能与该研究未系统分析病情严重程度及有无并发症有关。部分研究显示,普通免疫球蛋白在治疗婴幼儿重症百日咳中有一定的价值,是预防死亡的保护因素,这可能与 IVIG 含有多种抗体成分可降低继发感染的风险有关。

五、并发症的治疗

1. **肺实变和/或肺不张** 单纯肺不张可采用体位引流、吸痰、肺部理疗等,必要时可用支气管镜进行肺泡灌洗,排除局部堵塞的分泌物。

2. **百日咳脑病** 抗惊厥可采用苯巴比妥钠每次 5mg/kg 肌内注射,或安定每次 0.25~0.5mg/kg 缓慢静脉推注。经以上处理仍不能控制惊厥者,可用异戊巴比妥钠每次 5mg/kg,稀释后缓慢静脉注射,惊厥缓解后即停止注射。出现脑水肿者,应用甘露醇每次 1~2g/kg 静脉滴注,亦可用地塞米松静脉注射。

3. **高白细胞血症** 高白细胞血症是百日咳疾病严重程度的相关因素及死亡危险因素,国内外的研究表明,降白细胞措施可能是一种快速有效的治疗方法。换血治疗作为一种新生儿高胆红素血症降黄疸的治疗措施在临床上广泛应用,具有良好的临床疗效及安全性。近些年有团队将这一方法运用于治疗百日咳患儿的高白细胞血症中,认为换血治疗不仅可以降低白细胞,也可同时降低百日咳毒素水平。重庆医科大学附属儿童医院选取了 2018—2019 年 72 例白细胞最高值大于 $50×10^9$/L 的百日咳患儿进行回顾性研究,实施换血治疗的有 17 例,换血治疗后白细胞下降速度明显高于非换血组,生存率大于 50%,但两组间痉挛性咳嗽缓解时间无明显差异;研究发现 WBC 最高值大于等于 $70×10^9$/L 时,换血治疗可明显降低患儿病死率,改善预后;WBC

大于等于 $71.9×10^9$/L 可能是患儿必须采取换血治疗的指征,但因为样本量有限,并未达成共识并形成指南进行推荐。

有研究者认为换血治疗需在患儿出现器官衰竭或低血压性休克之前启动,其治疗价值才明显,否则很难改善预后。目前最常采用双倍容量换血疗法,换血量一般约为 200mL/kg,联合使用 4.5% 的白蛋白和浓缩红细胞,以使换血治疗后的血细胞比容达到 40%~45%。目前对于重症百日咳换血治疗适应证无统一标准,总体上是依据 WBC 水平,结合病情进展速度、脏器功能情况而定。国外有研究通过收集数据及大量文献资料,总结了对百日咳相关高白细胞血症患儿(年龄不足 60 天)进行换血治疗的指标,讨论了是否需要二次换血,但按此标准进行换血治疗的效果还需评估,其余年龄段的换血标准尚待研究。

对于高白细胞血症患儿,也可运用白细胞单采术。目前国内外有个别成功案例,但白细胞单采术受限于专业要求,对婴幼儿具有较大的实施难度,且实施过程中容易出现严重的不良反应,目前临床并未广泛使用。也有报道认为水化可以预防白细胞计数进一步升高,从而减少因白细胞增高导致的多器官损害及并发症,故水化可用于所有百日咳患儿白细胞计数增高的情况。此外,注射百日咳内毒素特异性抗体或能中和 PT 对细胞的作用从而减少白细胞的产生,国外有动物实验支持这一理论。Scanlon 等人还使用了仍处于实验阶段的免疫抑制剂和阴离子通道调节剂,如 Pendrine、Acetazolamide 和 Fingolimod,其中一些已被提出用于囊性纤维化、结核病和自身免疫性疾病中,并且在动物模型中显示对百日咳的治疗有效。但国内对于这些治疗尚无相关报道,需进一步研究。

4. 肺动脉高压(PAH)的治疗   对于重症百日咳病例,肺动脉高压是预后不良的主要危险因素。最常使用的可紧急降低肺动脉高压的药物是吸入性 NO,可选择性降低肺动脉压力,起始剂量为 20ppm,一旦氧合改善,应相对较快地降至 5ppm,此后缓慢减量,减至 1ppm 时可直接停用,疗程一般不超过 5d。但百日咳鲍特菌产生的 TCT 可诱导气道上皮细胞产生 NO,而 NO 可引起气道上皮细胞自身毒性损害,故外源性吸入 NO 可能加重这种损害,所以很多研究团队认为,吸入 NO 治疗,可能是百日咳患儿死亡的独立危险因素。

李亚平等人总结了儿童肺动脉高压常用的药物治疗,建议伴有右心衰竭症状的儿童 PAH 患者可在医生严密观察中使用洋地黄类强心药物和利尿剂。

磷酸二酯酶抑制剂如西地那非和他拉达非也有舒张肺血管的作用。西地那非被公认可用于 12 岁以上的 PAH 患儿,因其可改善右心室肥厚患者右心室的过度伸缩,也被认为对右心室肥厚患者更加有益。但也有研究表明,低剂量的西地那非治疗效果并不明显,而其他试验又证实长期服用高剂量的西地那非可明显增加 PAH 患儿的死亡率。有研究显示,与西地那非相比,在改善血氧饱和度、缓解临床症状及增加活动耐量方面,他达拉非效果更好,且副作用小,但其没有标准化的儿童用药剂量,尚未被 FDA 认可使用。

内皮素受体拮抗剂也是治疗 PAH 的常用药物。波生坦是唯一被欧洲药品管理局认可应用在年龄大于等于 2 岁的 PAH 患儿身上的内皮素受体拮抗剂。其在短期治疗中,可明显改善 PAH 患者的 WHO 心功能分级和活动耐量,但 1 年后儿童较成人更易出现治疗效果下降甚至病情恶化的情况,并且本药具有肝毒性,转氨酶的升高呈剂量依赖性,降低用药剂量或停药后可逆转。其他内皮素受体拮抗剂如安立生坦和马西替坦,因肝损伤小或无肝脏损伤,药物之间的相互作用少见,在儿科有很大的应用潜力,但需更多高质量的对照研究进一步验证。

前列环素作为一种强有效的血管扩张剂,可通过环腺苷酸途径活化蛋白激酶 A 进而导致平滑肌松弛。依前列醇是第一个被 FDA 批准用于治疗 PAH 的前列环素类药物,静脉应用,通常从小剂量 $2\mu g/(kg\cdot min)$ 开始逐渐增加直至最佳剂量,即出现副作用(消化道症状、头痛及骨、关节痛)前最大剂量。儿童最佳剂量一般在 $40\sim150\mu g/(kg\cdot min)$,通常大于成人最佳剂量。本药治疗效果明确,但在常温下性质不稳定,且不能突然停药,因为突然中断用药或大幅度减量后可能发生反跳性肺动脉高压甚至死亡。在依前列醇、磷酸二酯酶抑制剂、波生坦治疗无效时可考虑使用性质稳定且副作用较少的曲前列环素,其半衰期长,可允许多种给药途径,如静脉内、口服、吸入及皮下给药。

5. 机械通气及呼吸循环支持 目前缺乏统一的百日咳机械通气适应证,一般是基于临床经验,并参考其他严重疾病的机械通气适应证。仅个别研究明确提供了所使用的有创机械通气适应证和终止适应证。

体外膜氧合器(extracorporeal membrane oxygenation,ECMO)提供呼吸循环支持,在过去十几年中有报道用于重症百日咳的治疗中,但生存收益很小。3 个相对大样本研究分别总结了 1992—2009 年、2009—2012 年、2012—2015 年在体外生命支持组织中登记的 ECMO 治疗百日咳患儿数据,病死率分别为 69.8%(118/169)、69.4%(34/49)、72.0%(144/200),显著低于其他需要 ECMO 支持的呼吸道疾病。国内专家共识建议对婴儿百日咳慎重使用 ECMO。Kuperman 等认为换血术更符合重症百日咳的病理生理学机制,安全性更高。针对这些问题,临床也在探索一些联合措施来提高 ECMO 治疗效果,如有研究表明在 ECMO 回路中联合白细胞滤过装置减少白细胞总数,可获得更大的生存优势;2017 年 Krawiec 等在 ECMO 治疗同时采用肺内冲击通气来帮助清除黏稠气道分泌物,从而促进 1 例 4 周龄重症百日咳患儿肺复张;Shi 等在 ECMO 治疗期间,采用俯卧位通气策略缓解了 1 例 6 月龄重症百日咳患儿的持续气道痉挛,从而增加了氧合、改善了肺顺应性。有学者报道应用白细胞去除术联合 ECMO 治疗与单独应用 ECMO 治疗重症百日咳相比,更能降低患儿的病死率。但这些案例样本量太少,ECMO 启动最佳时机无统一认识,ECMO 治疗生存率总体仍较低。因此,有学者建议对于存在多个 ECMO 预后不良危险因素的百日咳病例,尤其是存在严重肺动脉高压者,不应将 ECMO 作为晚期补救性措施,而应抢在心血管衰竭前启动。

六、百日咳的医院感染管理

呼吸道飞沫传播是百日咳的主要传播途径,故切断传播途径的最好方式是呼吸道隔离。百日咳的传染期主要是从潜伏期末至发病后 3 周,患者在卡他期和痉挛性咳嗽早期传染性最强,这与百日咳鲍特菌在鼻咽处定植的细菌数量和时间有关,80%~90% 的患者在咳嗽 3~4 周后不经治疗也能自然清除鼻咽部的百日咳鲍特菌,但未治疗和未接种疫苗的婴儿百日咳鲍特菌培养阳性持续时间可能超过 6 周,故未经治疗的患者咳嗽出现后 3 周或 3 周以上仍可能具有传染性。新版美国感染性疾病红皮书推荐百日咳患者应隔离至有效抗生素治疗 5 天,若未进行抗生素治疗,应呼吸道隔离至起病后 21 天。有效抗生素治疗是指所用抗生素能有效清除鼻咽部百日咳鲍特菌,而不仅仅是使用了抗生素,国内近年来出现了较多的百日咳耐药株,针对这一情况,结合实际工作中有效抗生素治疗难以判定,故推荐百日咳患者统一隔离至起病后 21 天。密切接触的易感者隔离期是最长潜伏期,故也需隔离观察 21 天(3 周)。

住院期间原则上须单间隔离,受条件限制的医院,确诊百日咳的患儿可安置于一室。因早期不易诊断,大部分患者确诊时与家人接触已 7~10 天,由日常密切接触的家人进行陪护。当患者病情允许时,应指导患者及陪护家属佩戴外科口罩,定期更换口罩,并做好手卫生,限制其活动范围,减少外出检查的次数及转运可能,护理员应做好其他服务,避免陪住家属随意走动。加强病室的通风,严格进行空气消毒,做好标准防护及飞沫防护。医护人员查房或进行操作时,应穿好工作服(白大褂)、戴一次性帽子、穿一次性使用隔离衣和戴一次性使用手套,戴一次性使用外科口罩(每 4 小时更换 1 次或感潮湿时更换,有污染时随时更换)。查房路线从清洁区到污染区,普通医院或基层医院应从非传染病病房到传染病病房。医护人员确需由百日咳患者房间到其他疾病患者病房时,应更换隔离衣,或脱掉一次性隔离衣,在空气流通好的地方停留数分钟。动物实验及家庭接触研究均提示百日咳的感染需长时间和/或密切接触百日咳患者或含有百日咳鲍特菌的气溶胶。

七、出院标准

目前国内尚无明确的百日咳出院标准。我国 2006 年社区获得性肺炎诊断和治疗指南中采用 Halm 等于 1998 年提出的临床稳定标准,包括 6 条,即体温、心率、呼吸频率、血压、血氧饱和度及精神状态。能否出院主要取决于是否达到了临床稳定可改为口服药物治疗。百日咳患者出院可基本遵循 Halm 临床稳定标准。但需注意,百日咳鲍特菌感染所致的咳嗽症状持续时间长,出院时绝大多数患者仍有阵发性咳嗽,患者不再出现呼吸暂停,咳嗽不影响睡眠、食欲及精神状态,家庭可提供恰当充分的观察和监护方可出院。众所周知,白细胞增多是百日咳鲍特菌感染的特征性表现,白细胞明显增多提示预后不良,但白细胞计数下降程度对出院结局的影响并无循证学依据,需进行前瞻性研究进一步探讨。

八、百日咳的家庭宣教

婴幼儿活动范围有限,家庭是婴幼儿百日咳最主要的感染来源,故家庭防护至关重要。我国幅员辽阔,不同地区的流行病学监测结果有所差异,如河北、甘肃等地区报道百日咳在春夏季高发,北京、上海等地区在夏秋季高发。家长应在相应季节注意自身及患儿的衣物增减,避免着凉。保持居室环境的温湿度,经常清洁台面、地面及门把手,至少每日开窗通风 1 次,每次不少于半小时。孕妇可在怀孕期间进行免疫接种,这也是保护新生儿百日咳的主要策略。如果无法进行孕妇免疫接种,建议所有与 6 月龄以下婴儿密切接触的家庭成员进行免疫接种。如父母及家中的兄弟姐妹有咳嗽、流涕及咽部不适等表现,应当做好呼吸道隔离,与无症状的家庭成员保持距离,夜间分屋入睡,并及时就诊给予干预。如母亲出现症状,且不影响哺乳,须在哺乳时充分清洁双手及乳头,并戴好口罩后喂养婴儿。加强婴幼儿护理,避免因其他因素贻误百日咳疫苗接种。

参 考 文 献

[1] 王宇明,李梦东.实用传染病学[M].4版.北京:人民卫生出版社.2017:863-875.

[2] KIRIMANJESWARA G S,AGOSTO L M,KENNETT M J,et al. Pertussis toxin inhibits neutrophil recruitment to delay antibody-mediated clearance of Bordetella pertussis [J]. J Clin Invest,2005,115(12):3594-3601.

[3] HASAN S,RAHMAN W U,SEBO P,et al. Distinct spatiotemporal distribution of bacterial toxin-produced cellular cAMP differentially inhibits opsonophagocytic Signaling[J]. Toxins(Basel),2019,11(6):362.

[4] 李鑫,张新创,谢贵林.百日咳毒素的研究进展[J].中国生物制品学杂志,2018,31(02):215-219,224.

[5] BARNES M G,WEISS A A. BrkA protein of Bordetella pertussis inhibits the classical pathway of complement after C1 deposition[J]. Infect Immun,2001,69(5):3067-3072.

[6] 胡亚美,江载芳,申昆玲,等.诸福棠实用儿科学[M].8版.北京:人民卫生出版社.2015:1015-1018.

[7] WARFEL J M,BEREN J,KELLY V K,et al. Nonhuman primate model of pertussis[J]. Infect Immun,2012,80(4):1530-1536.

[8] CARBONETTI N H. Pertussis leukocytosis:mechanisms,clinical relevance and treatment[J]. Pathog Dis,2016,74(7):87.

[9] 姚开虎,李丽君.重症百日咳的诊断及其死亡风险因素研究进展[J].中华实用儿科临床杂志,2019,34(22):1681-1685.

[10] MONACO F,BARONE M,MANFREDI V G,et al. Pneumomediastinum as a complication of critical pertussis[J]. Clin Respir J,2016,10(6):772-776.

[11] GOULIN G D,KAYA K M,BRADLEY J S. Severe pulmonary hypertension associated with shock and death in infants infected with Bordetella pertussis[J]. Crit Care Med,1993,21(11):1791-1794.

[12] SETTA F,BAECKE M,JACQUY J,et al. Cerebellar ataxia following whooping cough [J]. Clin Neurol Neurosurg,1999,101(1):56-61.

[13] WARFEL J M,BEREN J,MERKEL T J. Airborne transmission of Bordetella pertussis [J]. J Infect Dis,2012,206(6):902-906.

［14］许美,王红梅,雷炎玲,等 . 百日咳脑病患儿八例临床分析［J］. 中华传染病杂志,2017,35（7）:
　　　425-427.

［15］ZELLWEGER H. Pertussis encephalopathy［J］. Arch Pediatr,1959,76:381-386.

［16］SANGHI V. Neurologic manifestations of diphtheria and pertussis［J］. Handb Clin
　　　Neurol,2014,121:1355-1359.

［17］MADDEN I,ROUMENINA L T,LANGLOIS-MEURINNE H,et al. Hemolytic uremic
　　　syndrome associated with Bordetella pertussis infection in a 2-month-old infant
　　　carrying a pathogenic variant in complement factor H［J］. Pediatr Nephrol,2019,
　　　34（3）:533-537.

［18］HAVERS F P,MORO P L,HARIRI S,et al. Pertussis［M］. Epidemiology and
　　　prevention of vaccine-preventable diseases. Centers for Disease Control and
　　　Prevention,2001:261-278.

［19］TROLLFORS B,RABO E. Whooping cough in adults［J］. Br Med J（Clin Res Ed）,
　　　1981,283（6293）:696-697.

［20］SKOWRONSKI D M,BUXTON J A,HESTRIN M,et al. Carotid artery dissection as
　　　a possible severe complication of pertussis in an adult:clinical case report and
　　　review［J］. Clin Infect Dis,2003,36（1）:e1-4.

［21］DECHERD M E,DESKIN R W,ROWEN J L,et al. Bordetella pertussis causing otitis
　　　media:a case report［J］. Laryngoscope,2003,113（2）:226-227.

［22］赵艳,尹丽娟,汤磊 . 儿童致死性百日咳相关因素的 Meta 分析［J］. 预防医学,2020,32（11）:
　　　1104-1110.

［23］PALVO F,FABRO A T,CERVI M C,et al. Severe pertussis infection:A
　　　clinicopathological study［J］. Medicine（Baltimore）,2017,96（48）:e8823.

［24］WINTER K,ZIPPRICH J,HARRIMAN K,et al. Risk Factors Associated With Infant
　　　Deaths From Pertussis:A Case-Control Study［J］. Clin Infect Dis,2015,61（7）:
　　　1099-1106.

［25］ZHANG R,WANG H,DENG J. A 4-year-old girl with progressive cough and
　　　abnormal blood smear［J］. Clin Infect Dis,2017,64（11）:1630-1631.

［26］MENG Q H,SHI W,LI L J,et al. "Cleaved Lymphocytes" Could Be Induced by
　　　Pertussis Toxin Injection in Mice,and Are Actually Not Lymphocytes［J］. Clin
　　　Infect Dis,2018,66（4）:639-640.

［27］段晓岷,于彤 . 儿童肺血管疾病的影像学诊断［J］. 中国实用儿科杂志,2020,35（9）:704-
　　　711.

［28］周艳奇 . 儿童肺动脉高压的诊治进展［J］. 儿科药学杂志,2020,26（1）:56-59.

［29］李园园,张波,雷宇,等 . 联合检测血清 NT-proBNP、D- 二聚体及超声心动图对肺动脉高压诊
　　　断的意义［J］. 临床肺科杂志,2018,23（9）:1622-1625.

［30］Jorgensen JH,Pfaller MA. 临床微生物手册［M］. 王辉,马筱玲,钱渊,等译 .11 版 . 北京:中

华医学电子音像出版社,2017:1072-1090.

[31] 刘霞,吕芳,侯安存. 百日咳综合征的概念及诊疗进展[J]. 临床和实验医学杂志,2019,18 (10):1118-1121.

[32] 曹佳颖,潘家华. 百日咳综合征病原学、发病机制与临床特点研究进展[J]. 中华儿科杂志, 2020,58(2):158-161.

[33] 胡亚美,江载芳,申昆玲,等. 诸福棠实用儿科学[M].8版. 北京:人民卫生出版社,2015: 1280-1283.

[34] 李丽君,袁林,贾举,等. 百日咳致病菌株的药物敏感性和疫苗相关基因型研究[J]. 中国实用儿 科杂志,2019,34(8):660-665.

[35] CHERRY J D,GRIMPREL E,GUISO N,et al. Defining pertussis epidemiology: clinical,microbiologic and serologic perspectives[J]. Pediatr Infect Dis J,2005, 24(5 Suppl):S25-34.

[36] MIYASHITA N,AKAIKE H,TERANISHI H,et al. Diagnostic value of symptoms and laboratory data for pertussis in adolescent and adult patients[J]. BMC Infect Dis, 2013,13:129.

[37] WITT M A,ARIAS L,KATZ P H,et al. Reduced risk of pertussis among persons ever vaccinated with whole cell pertussis vaccine compared to recipients of acellular pertussis vaccines in a large US cohort[J]. Clin Infect Dis,2013,56(9):1248- 1254.

[38] L.KASPER D,S.FAUCI A. 哈里森感染病学(中文第1版)[M]. 上海:上海科学技术出版社, 2019.

[39] 李丽君,叶金艳,姚开虎. 百日咳的实验室诊断方法研究进展[J]. 中华传染病杂志,2017,35 (12):765-768.

[40] NAKAMURA Y,KAMACHI K,TOYOIZUMI-AJISAKA H,et al. Marked difference between adults and children in Bordetella pertussis DNA load in nasopharyngeal swabs[J]. Clin Microbiol Infect,2011,17(3):365-370.

[41] Center for Disease Control and Prevention of U S A. Specimen collection for Pertussis(whooping cough)[M]. U.S.A:Center for Disease Control and Prevention,2019.

[42] GOPAL D P,BARBER J,TOEG D. Pertussis(whooping cough)[J]. BMJ,2019,364: l401.

[43] BART M J,HARRIS S R,ADVANI A,et al. Global population structure and evolution of Bordetella pertussis and their relationship with vaccination[J]. mBio,2014,5 (2):e01074.

[44] DIAVATOPOULOS D A,CUMMINGS C A,SCHOULS L M,et al. Bordetella pertussis, the causative agent of whooping cough,evolved from a distinct,human-associated lineage of B. bronchiseptica[J]. PLoS Pathog,2005,1(4):e45.

[45] DIAVATOPOULOS D A,CUMMINGS C A,VAN DER HEIDE H G,et al. Characterization of a highly conserved island in the otherwise divergent Bordetella holmesii and Bordetella pertussis genomes [J]. J Bacteriol,2006,188(24):8385-8394.

[46] FRY N K,DUNCAN J,WAGNER K,et al. Role of PCR in the diagnosis of pertussis infection in infants:5 years' experience of provision of a same-day real-time PCR service in England and Wales from 2002 to 2007 [J]. J Med Microbiol,2009,58(Pt 8):1023-1029.

[47] TATTI K M,SPARKS K N,BONEY K O,et al. Novel multitarget real-time PCR assay for rapid detection of Bordetella species in clinical specimens [J]. J Clin Microbiol,2011,49(12):4059-4066.

[48] MANDAL S,TATTI K M,WOODS-STOUT D,et al. Pertussis Pseudo-outbreak linked to specimens contaminated by Bordetella pertussis DNA From clinic surfaces [J]. Pediatrics,2012,129(2):e424-430.

[49] GUTHRIE J L,SEAH C,BROWN S,et al. Use of Bordetella pertussis BP3385 to establish a cutoff value for an IS481-targeted real-time PCR assay [J]. J Clin Microbiol,2008,46(11):3798-3799.

[50] BIDET P,LIGUORI S,DE LAUZANNE A,et al. Real-time PCR measurement of persistence of Bordetella pertussis DNA in nasopharyngeal secretions during antibiotic treatment of young children with pertussis [J]. J Clin Microbiol,2008,46(11):3636-3638.

[51] OTSUKA N,GOTOH K,NISHIMURA N,et al. A Novel IgM-capture enzyme-linked immunosorbent assay using recombinant Vag8 fusion protein for the accurate and early diagnosis of Bordetella pertussis infection [J]. Microbiol Immunol,2016,60 (5):326-333.

[52] CHIA J H,SU L H,LIN P Y,et al. Comparison of multiplex polymerase chain reaction,culture,and serology for the diagnosis of Bordetella pertussis infection[J]. Chang Gung Med J,2004,27(6):408-415.

[53] HAAHEIM H,VORLAND L,GUTTEBERG T J. Laboratory diagnosis of respiratory diseases:PCR versus serology [J]. Nucleosides Nucleotides Nucleic Acids,2001,20(4-7):1255-1258.

[54] XING D,WIRSING VON KÖNIG C H,NEWLAND P,et al. Characterization of reference materials for human antiserum to pertussis antigens by an international collaborative study [J]. Clin Vaccine Immunol,2009,16(3):303-311.

[55] DE MELKER H E,VERSTEEGH F G,CONYN-VAN SPAENDONCK M A,et al. Specificity and sensitivity of high levels of immunoglobulin G antibodies against pertussis toxin in a single serum sample for diagnosis of infection with Bordetella

pertussis [J]. J Clin Microbiol,2000,38(2):800-806.

[56] WIRSING VON KÖNIG C H,GOUNIS D,LAUKAMP S,et al. Evaluation of a single-sample serological technique for diagnosing pertussis in unvaccinated children[J]. Eur J Clin Microbiol Infect Dis,1999,18(5):341-345.

[57] WATANABE M,CONNELLY B,WEISS A A. Characterization of serological responses to pertussis [J]. Clin Vaccine Immunol,2006,13(3):341-348.

[58] DALBY T,PETERSEN J W,HARBOE Z B,et al. Antibody responses to pertussis toxin display different kinetics after clinical Bordetella pertussis infection than after vaccination with an acellular pertussis vaccine [J]. J Med Microbiol,2010, 59(9):1029-1036.

[59] GUISO N,BERBERS G,FRY N K,et al. What to do and what not to do in serological diagnosis of pertussis:recommendations from EU reference laboratories [J]. Eur J Clin Microbiol Infect Dis,2011,30(3):307-312.

[60] DEVINCENZO J P,GUYTON C,REA H,et al. Molecular detection and quantification of pertussis and correlation with clinical outcomes in children [J]. Diagn Microbiol Infect Dis,2013,76(1):10-15.

[61] DE GREEFF S C,TEUNIS P,DE MELKER H E,et al. Two-component cluster analysis of a large serodiagnostic database for specificity of increases of IgG antibodies against pertussis toxin in paired serum samples and of absolute values in single serum samples [J]. Clin Vaccine Immunol,2012,19(9):1452-1456.

[62] 方峰,俞蕙. 小儿传染病学[M]. 5版. 北京:人民卫生出版社,2020:160-165.

[63] WANG K,BETTIOL S,THOMPSON M J,et al. Symptomatic treatment of the cough in whooping cough [J]. Cochrane Database Syst Rev,2014,2014(9):3257.

[64] MACHADO M B,PASSOS S D. SEVERE PERTUSSIS IN CHILDHOOD:UPDATE AND CONTROVERSY - SYSTEMATIC REVIEW [J]. Rev Paul Pediatr,2019,37(3):351-362.

[65] HUA C Z,WANG H J,ZHANG Z,et al. In vitro activity and clinical efficacy of macrolides,cefoperazone-sulbactam and piperacillin/piperacillin-tazobactam against Bordetella pertussis and the clinical manifestations in pertussis patients due to these isolates:A single-centre study in Zhejiang Province,China [J]. J Glob Antimicrob Resist,2019,18:47-51.

[66] ZACKRISSON G,BRORSON J E,BJÖRNEGÅRD B,et al. Susceptibility of Bordetella pertussis to doxycycline,cinoxacin,nalidixic acid,norfloxacin,imipenem, mecillinam and rifampicin [J]. J Antimicrob Chemother,1985,15(5):629-632.

[67] NIEVES D,BRADLEY J S,GARGAS J,et al. Exchange blood transfusion in the management of severe pertussis in young infants [J]. Pediatr Infect Dis J,2013,32 (6):698-699.

[68] LASHKARI H P,KARUPPASWAMY S,KHALIFA K. Pertussis-related hyperleukocytosis:role of hyperhydration and exchange transfusion [J]. Clin Pediatr(Phila),2012,51(10):987-990.

[69] NGUYEN A W,WAGNER E K,LABER J R,et al. A cocktail of humanized anti-pertussis toxin antibodies limits disease in murine and baboon models of whooping cough [J]. Sci Transl Med,2015,7(316):316ra195.

[70] 李亚平,吴炳祥. 儿童肺动脉高压的诊断与药物治疗现状[J]. 中国循证心血管医学杂志,2017,9(11):1401-1403,1408.

[71] BARBARO R P,BOONSTRA P S,PADEN M L,et al. Development and validation of the pediatric risk estimate score for children using extracorporeal respiratory support(Ped-RESCUERS)[J]. Intensive Care Med,2016,42(5):879-888.

[72] DOMICO M,RIDOUT D,MACLAREN G,et al. Extracorporeal Membrane Oxygenation for Pertussis:Predictors of Outcome Including Pulmonary Hypertension and Leukodepletion [J]. Pediatr Crit Care Med,2018,19(3):254-261.

[73] 陆铸今,陆国平,闫钢风. 儿童体外膜肺氧合呼吸支持技术[J]. 中国小儿急救医学,2017,24(2):98-104.

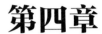

第四章

含百日咳成分的疫苗

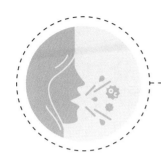

含百日咳成分的百白破疫苗是我国最早用于儿童的疫苗之一,是预防和控制百日咳流行的最经济、最有效手段。早期使用的百日咳疫苗是全菌体疫苗,采用甲醛灭活,免疫原性高,但接种后不良反应发生率也高。为应对全菌体疫苗的缺陷,以及随着对百日咳鲍特菌的深入研究,百日咳疫苗经历了从全细胞百日咳疫苗(wP)到无细胞百日咳疫苗(aP)的发展。aP的不良反应发生率显著降低,提高了民众接种疫苗的意愿。我国含百日咳成分的疫苗在2012年完成了从wP到aP的替代。含百日咳成分疫苗的上市前质量控制,在《中国药典(2020年版)》三部中的相应章节做了明确规定。本章主要介绍含百日咳成分疫苗的发展历程、种类、生产工艺、安全有效性与临床保护性、疫苗有效性实验室评价方法以及百日咳疫苗的安全性监测。

第一节　百白破疫苗

一、百白破疫苗分类

根据生产工艺的不同,百日咳疫苗主要分为两大类,即wP和aP;根据百日咳抗原成分提取工艺的不同,又可将aP分为共纯化aP和组分aP。目前,我国使用与吸附白喉疫苗、吸附破伤风疫苗混合制成吸附百白破联合疫苗(diphtheria,tetanus and pertussis combined vaccine,DTP)。白喉和破伤风疫苗的生产工艺比较固定,均为白喉毒素和破伤风毒素经精制、甲醛脱毒后的类毒素疫苗。主要区别在于百日咳疫苗,与wP混合后制备的疫苗称为 DTwP;与 aP 混合后制备的疫苗称为 DTaP。其中又将含共纯化 aP 的称为共纯化 DTaP,将含有组分 aP 的称为组分 DTaP。以上主要是按照百日咳疫苗生产工艺的差别对 DTP 进行分类。除此之外,按照使用人群的不同,还可以分为儿童基础免疫用 DTP 和青少年与成人加强免疫用 DTP,加强免疫用 DTP 相比基础免疫用 DTP,各个成分的抗原含量减少。随着联合疫苗的不断发展,在传统联合疫苗的基础上,又相继开发出多种以 DTP 为基础的、可预防多种疾病的各种配方组合的联合疫苗。总之,由于百日咳疫苗的复杂性,导致百白破疫苗的分类也比较复杂,在后续章节中将对其进行详细介绍。

二、百日咳疫苗发展简史

1. 全细胞百日咳疫苗的发展 对百日咳的早期描述可以追溯到中世纪,很难准确描述何时发生第一个百日咳病例。由于当时缺乏统一的医学术语,对此疾病赋予的名称均很短暂,甚至在一个国家的不同地区也会有不同的描述。对百日咳的第一个描述主要是基于婴幼儿和儿童的临床症状表现。当时认为是一种危险且致命的疾病,直至 18 世纪,医生注意到该疾病具有传染性,但仅传染儿童。一度错误地认为一旦感染,便会产生免疫力,不会被再次传染。尽管已知该疾病具有传染性,但并未发现病因,直到 1906 年,巴黎的 Bordet 和 Gengou 两位研究者从 Bordet 的儿子的痰液中成功地分离出百日咳鲍特菌,从而确定百日咳的病原体。当时百日咳常常致命,因此人们试图研制疫苗以预防或治疗。1912 年,Rucker 详细描述了百日咳及其临床过程,以及有关发病率和死亡率的统计数据。Rucker 的上述出版物引起重视和关注,认识到百日咳是一种潜在威胁生命的疾病。1906 年在成功分离百日咳鲍特菌后,开始疫苗研究。1914 年,第一个百日咳疫苗在美国获得许可,由完全灭菌的细菌悬液制成。该疫苗在当时主要用于治疗而非预防。1932 年,密歇根州卫生与公共服务部的 Pearl Kendrick 和 Grace Elderlin 开始研究与百日咳有关的新的诊断工具和有效疫苗。首先,他们改良了由 Bordet 和 Gengou 早期创建的分离百日咳鲍特菌的生长培养基方法,以更快地培养细菌,简化诊断。其次是生产用化学方法灭活细菌制备的全细胞疫苗。1934—1935 年,Pearl Kendrick 和 Grace Eldering 进行了一项临床试验,旨在检测该疫苗对儿童的功效。结果令人鼓舞,在 712 名接受接种的儿童中,只有 4 名患轻度百日咳;在对照组中,880 名儿童中有 45 名患百日咳,疫苗的有效率估计为 89%。该疫苗在 1940 年被广泛生产并用于儿童。1943 年,美国儿科学会批准了该疫苗的常规使用。在此期间百日咳鲍特菌培养方法和百日咳疫苗也取得进展。1938年，Haffisen报道使用磷酸铝为佐剂制成吸附百日咳疫苗。1939年，Hornibrook用半综合培养基培养百日咳鲍特菌成功。

为减少wP的不良反应，研究者们开始对百日咳鲍特菌进行更加深入详细的研究，描述了多种百日咳毒素以及保护性抗原。其中一位学者Pittman发表了两篇关于百日咳的文章，认为百日咳是由PT引起的一种疾病。上述观点使疫苗研究者开始关注反应性较小的aP。aP与wP相比组分更清晰，质量也更可控，其生产成本也随之大大增加。所以，尽管wP的不良反应高，目前全球仍有很多发展中国家使用wP。

2. 无细胞百日咳疫苗的发展　wP接种后不良反应发生率较高，甚至会出现较严重的全身反应，为降低疫苗接种后产生的不良反应，各国研究人员从菌种选择、培养基配方、解毒方法等多方面进行了研究，希望研制出无毒性而有效的纯化疫苗。1947年，Pillemer等用人红细胞吸附并从超声波处理的百日咳鲍特菌中提取百日咳基质抗原（SPA）制备疫苗，通过小鼠试验证明有效，但可能会致敏，尚未用于人体。Feltton等于1955年对用高盐处理浸提后乙醇处理制成的无细胞疫苗进行了临床效果观察。Veihl于1963年用磷酸三钠提取出百日咳鲍特菌，能够刺激机体产生凝集素的成分，由美国Eli lilly公司制成商品名为"Tri solgen"的aP，一直使用至1977年，但疫苗中的有效成分一直不清楚。

1962年Barta、1964年Hemert分别将酸沉淀后的百日咳菌体用去氧胆酸钠和DNA酶处理，取其上清液经过G57凝胶层析柱分离，制成有保护性的可溶性疫苗。1981年，德国学者Helting用1M的NaCl和6M的尿素提取保护性抗原，将其吸附于氢氧化铝后注射小鼠，观察到有保护作用。1976年，日本大阪的武田化学工业公司介绍了第一个成功生产aP的方法，其他疫苗生产商的生产方法基本上与武田公司相同，只有细微不同之处。主要步骤包括细菌的发酵培养，硫酸铵等高盐溶液提取保护性抗原，脱毒处理抗原，密度梯度离心去除内毒素，佐剂吸附等。根据PT和FHA含量的比例，日本研制的aP分为两类。一类是富含FHA的疫苗，另一类是等量含有FHA和PT的疫苗。当时，日本市售的aP约80%是FHA富集型。为方便起见，前者称为T型疫苗（T代表Takeda），后者称为B型疫苗（B代表Biken）。T型疫苗中FHA、PT和凝集原的平均含量比为90∶9∶1，B型疫苗中FHA和PT的含量为50∶50，未发现凝集原。典型的T型疫苗中PT的含量为

50~100μg 蛋白/mL,FHA 的含量为 600~900μg 蛋白/mL,凝集原的含量为 10μg 蛋白/mL。与 DTwP 一样,aP 也与白喉类毒素(diphtheria toxoid,DT)、破伤风类毒素(tetanus toxoid,TT)一起配制成 DTaP 使用。日本自 1981 年开始进行 DTaP 的免疫接种,首次用于 2 岁以上儿童,其毒性仅为全菌体疫苗的 1/10 到 1/20,内毒素含量已下降至 1/2 000。

随后,美国、瑞典以及欧洲的一些国家纷纷与日本进行沟通,探讨 aP 的研究并进行大量临床试验。研究结果均证实了 aP 的有效性及较低的不良反应发生率。美国 FDA 于 1992 年批准引进日本两家企业生产的 aP,用于学龄前儿童的加强免疫,以减轻不良反应;1996 年批准其中一家企业生产的 aP 用于基础免疫,并于 1997 年完全取代了 DTwP。此后,很多国家都积极研究 aP,生产出多种不同类型的 aP。百日咳鲍特菌可产生多种毒力因子,有些因子在百日咳感染过程中发挥重要作用,包括 PT、FHA、PRN、ACT、FIM、TCT、皮肤坏死毒素、气管细胞定居因子等。除此之外,血清抗性因子和脂多糖被认为在百日咳临床表现中扮演重要角色。在上述毒力因子中,目前已经用于 aP 产品并上市的包括 PT、FHA、PRN 和 FIM2/3 等 5 种,制成包含以上抗原的 1 种、2 种、3 种或 5 种成分的百日咳疫苗。国外厂家生产的 aP 及各组分的含量,见表 4-1-1。

表 4-1-1   国外厂家生产的 aP 组成成分及含量

生产厂家	所含组分	每剂量百日咳抗原含量/μg			
		PT	FHA	PRN	FIM2&3
赛诺菲巴斯德(加拿大)	五组分 aP	10	5	3	5
赛诺菲巴斯德(加拿大)	五组分 aP	20	20	3	5
赛诺菲巴斯德(法国)	两组分 aP	25	25	—	—
赛诺菲巴斯德(美国)	两组分 aP	23.4	23.4	—	—
百特国际	单组分 aP	40	—		
凯荣-贝林	三组分 aP	5	2.5	2.5	
葛兰素史克	三组分 aP	25	25	8	
日本国立卫生院	JNIH-6	23.4	23.4	—	—
日本国立卫生院	JNIH-7	37.7	—		
史克必成	两组分 aP	25	25		
惠氏	五组分	3.5	35	2	0.8

20世纪50年代初期我国开始研究和生产单价百日咳疫苗,1955年,北京药品生物制品检定所(现中国食品药品检定研究院)与北京生物制品研究所协作选出地方性百日咳菌株用于生产;1957年,北京生物制品研究所何秋民分离并获得抗原性稳定的中国地方菌株(Cs和P5s)用于疫苗生产,并推广到全国使用;1958年百日咳鲍特菌培养改用半综合培养基取代含羊血的B-G培养基,提高了生产菌量,保证了疫苗效果;同年北京生物制品研究所卢锦汉研制出DTP,因不良反应较大,未推广使用。1967年,长春生物制品研究所洪超明等研制成功吸附DTP,并推广使用;1973年,武汉生物制品研究所研制浓方DTP。

20世纪80年代中期,我国开始aP研究。1982年,北京生物制品研究所刘德铮、孙延龄等从百日咳鲍特菌菌体中采用浓盐浸提法提取抗原,通过凝胶柱层析获得PT与FHA组分,经过去除内毒素,脱毒后配制成含一定比例的PT与FHA的组分疫苗。兰州生物制品研究所疫苗研究者何长民、杨晓明等研制出主要含有PT和FHA的共纯化aP,并于1994年研制出DTaP。随后多家疫苗企业都着手研制DTaP,经过不断的努力与探索,我国DTaP于2007年正式纳入儿童免疫规划,逐步取代wP,并于2013年aP完全取代wP。

我国aP中PT、FHA为混合提纯制成,为共纯化DTaP;而每个组分单独提纯后配比制成,为组分DTaP。目前已经有多家企业注册申报组分DTaP或以组分DTaP为基础的联合疫苗,部分企业已经取得了临床批件,陆续进入临床研究阶段。

3. 百白破联合疫苗的发展 为了提高民众对疫苗的接受程度,减少疫苗接种次数,开始研制联合疫苗。1942年,Kendric采用明矾制造吸附百日咳疫苗、DT的二联制剂(DP)。同年,Lapin和Miller等报道了百日咳疫苗、DT、TT的混合制剂(DPT)。1947年,Kendric建立了小鼠脑腔攻击方法评价疫苗的效力,同年,Pillemer曾将百日咳鲍特菌培养物经超声波处理,用人细胞吸附保护性抗原SPA(亚单位保护性抗原)制成疫苗,证明对小鼠有保护力,临床上也证明有效。1948年,全细胞百白破联合疫苗首次获得生产许可,用氢氧化铝为佐剂,以增强免疫作用,可以有效降低百日咳的发病。1963年,符合WHO要求的DTwP研制成功。美国使用DTwP后,报告百日咳的发病数从疫苗接种前的每年115 000~270 000例,降到1980年的1 200~4 000例。实践证明了DTwP的有效性,在控制和降低儿童百日咳的发病率和死亡率方面起到了重要作用。

DTwP 有效成分不清,据估计可能含有 3 000 种以上的蛋白,导致 DTwP 的不良反应发生率较高。最常见的不良反应为发热,接种部位发红和肿胀,持续哭泣,高热惊厥,偶尔可有低反应低张力发作(HHE)。尽管这些作用短暂且无害,但公众舆论进一步将 DTwP 与婴儿猝死综合征、哮喘或脑病联系在一起,人们对疾病的恐惧转化为对疫苗不良反应的恐惧,导致部分国家停止使用 DTwP。20 世纪 70 年代末和 80 年代初,瑞典和日本出于安全原因暂停了百日咳疫苗接种计划,其他国家如爱尔兰、英国、意大利、澳大利亚和俄罗斯,也由于不良反应原因造成疫苗接种率下降。1974 年伦敦的一项研究,直接导致 DTwP 使用的断崖式下降,致使 3 年后百日咳疾病的大流行。瑞典在 1983 年和 1985 年发生两次百日咳暴发,儿童百日咳的报告发病数从 1981 年的 700 例增加到 1985 年的 3 200 例。日本暂停 DTwP 后,百日咳报告发病数从 1971 年的 206 例增加到 1979 年的 13 105 例,并发生41 例死亡病例。在美国,疫苗的使用相对稳定,但在 20 世纪 80 年代中期,有关百日咳疫苗的诉讼明显增加,致使美国国会于 1986 年通过《国家儿童疫苗伤害法案》,同时促使新型 DTP 研究。

1980 年,日本 Sato 等开始研制含有 PT 和 FHA 两种主要抗原成分的共纯化 DTaP,并于 1981 年用于儿童接种。欧美等发达国家亦先后以 DTaP 取代 DTwP 用于儿童免疫。1994 年,葛兰素史克生物制品公司(GSK)研制成功全球第 1 个含有 PRN、PT 和 FHA 的三组分 aP 的 DTaP,其他厂家生产的 DTaP 也相继问世。DTaP 不良反应发生率低,相对安全,得到公众的认可,被认为是疫苗学发展领域十大进展之一,是具有里程碑意义的事件。不同生产厂家制造的 DTaP 因其抗原纯化工艺不同,所含的抗原种类及其含量亦各不相同;各国质量标准和不同厂家疫苗保护效果也不尽相同。根据 DTaP 含有百日咳组分的数量,目前有 PT 单组分,PT+FHA 两组分,PT+FHA+PRN、PT+Agg2+FHA 三组分,PT+Agg2&3+FHA 四组分和PT+FHA+Agg2&3+PRN 五组分的 DTaP。

4. 其他类型百日咳疫苗的发展 根据现有研究结果,目前的 aP 和 wP能提供的免疫保护时间有限,所以有必要开发能够提供长期保护的疫苗。鉴于百日咳疫苗在预防百日咳和百日咳传播方面的重要性,目前正在开发一些新疫苗,有可能成为现有疫苗的替代品。这些疫苗包括用编码 PT、FHA 和PRN 的基因构建的 DNA 疫苗,减毒突变体活疫苗和包裹在生物可降解颗粒中的百日咳抗原疫苗。

（1）DNA 疫苗:DNA 疫苗可能是提供一种产生针对百日咳完全和持久免疫的方法。利用基因枪接种基于 pcDNA3.1 基因灭活百日咳毒素的 DNA 疫苗可诱导抗体和细胞介导的免疫应答。Li 等报道了一种在 pVAX1 中表达 PTS1、FHA 和 PRN 基因的重组百日咳 DNA 疫苗,通过肠道外途径送药后,在小鼠体内可引起体液免疫和细胞免疫。但是,这种疫苗接种技术复杂、且成本高,不符合成本效益,特别是在发展中国家。因此,有必要研究不同 DNA 疫苗载体的免疫效果,无论是否含有共同编码的分子佐剂,如细胞因子以及不同的递送方式,以诱导两种不同的免疫反应。

（2）可生物降解的微米级和纳米级疫苗:使用脂质体和生物可降解颗粒等惰性载体传递抗原是另一种潜在的疫苗开发途径。口服和肠胃外途径给予包裹在聚乳酸-共糖醇内的 PT、FHA 聚合物,被证明可以保护小鼠免受气溶胶诱导的百日咳鲍特菌感染。有些因素对可生物降解制剂的免疫原性有重要影响,尤其是所使用颗粒的大小以及给药途径。Conway 等利用小鼠呼吸道攻击模型,通过呼吸道或者口服途径,对包裹在微米颗粒聚乳酸-共糖醇或纳米颗粒聚乳酸-共糖醇的制剂(含 PT 和 FHA)进行了免疫原性和保护效果评估,结果显示有较高的保护水平。此外,通过肠胃外单一免疫微米和纳米颗粒结合物可产生保护,这取决于会影响 T 细胞反应类型的免疫途径和颗粒大小。无论如何,这种方法值得进一步的研究。

（3）减毒突变体活疫苗:研究者 Roberts 团队,将卡那霉素的抗性基因插入到 aroA 基因中,制备了一个营养缺陷型百日咳鲍特菌突变体。通过吸入气溶胶方式接种 aroA 突变体的小鼠,能够诱导 IgM、IgA 和 IgG 反应,从而保护小鼠免受随后的有毒菌株的气溶胶攻击,但是否能产生细胞免疫应答还需继续研究。有报道沙门氏菌的 aroA 突变体具有保护作用,并能诱导两种抗体和细胞免疫反应;而志贺菌属的 aroA 突变体比 aroD 缺失突变体的免疫效果要差,表明某一基因的衰减程度可能取决于所用的细菌种属。

据报道,删除 PT 基因的百日咳鲍特菌,不能在小鼠体内引起严重感染,但不影响该细菌在呼吸道的定植能力。BPZE1 是一个百日咳鲍特菌减毒突变株,其 PT 被基因解毒,去除皮肤坏死毒素基因,百日咳鲍特菌 ampG 基因被大肠杆菌 ampG 取代以降低其活性。据报道,该减毒突变菌株单次鼻腔给药对幼龄小鼠具有保护作用,对干扰素-γ 受体缺陷成年小鼠也具有安全性。澳大利亚研究者 Ibrahim 开发了一种代谢物缺陷型(aroQ)、百日咳非可逆缺失突变体作为减毒活疫苗候选苗,鼻内免疫后可诱导黏膜免疫和体液免疫,产生IgA 和 IgG;同时该突变体也可诱导细胞免疫反应,产生干扰素(interferon,IFN)-γ 和 IL-12。

减毒活疫苗的主要优点是为婴儿和儿童提供一种非侵入性的疫苗接种方式,这与自然感染的过程非常相似,有可能提供持久的免疫力。然而,这种疫苗接种模式需要关注以下问题:包括毒性逆转的风险、多种毒素存在风险、基因改造中使用的抗生素耐药性标记问题,特别是如果基因操作过程中使用的选择标记正好是百日咳鲍特菌易感的抗生素类别。尽管如此,该类疫苗仍被认为是最有潜力的新一代百日咳疫苗。

三、百日咳疫苗的主要生产工艺

1. **全细胞百日咳疫苗**　wP 是百日咳鲍特菌培养后取其菌体经适当方法灭活后加入氢氧化铝佐剂制备而成。

wP 的生产工艺较为固定,主要包括细菌培养、菌体收集和脱毒等工序。我国最初主要采用含活性炭的半综合琼脂培养基培养百日咳鲍特菌,随着疫苗制备工艺的进步,细菌培养现在多采用大型发酵罐液体培养工艺,将菌种接种至含有半综合液体培养基的大罐中,35~37℃ 通气搅拌培养,时间不超过 48 小时。菌液收集后采用经批准的适宜方法进行杀菌灭活,如终浓度为0.1% 的甲醛溶液。经无菌或纯菌试验检定合格后,保存于 2~8℃冷库,放置3~4 个月解毒完全即成全细胞百日咳疫苗原液,用于配制百白破疫苗。目前我国已经不再生产 wP,aP 完全取代 wP。

按照中国药典的要求,DTwP 中百日咳鲍特菌的含量为 $9×10^9$ 个/mL、DT 20Lf/mL、TT 5Lf/mL、氢氧化铝佐剂 1.5mg/mL。

2. **无细胞百日咳疫苗**　共纯化 aP 的生产工艺主要包括:菌种开启后的细菌培养、培养物抗原纯化和脱毒配制等工艺。目前,各企业均采用发酵罐液体培养技术,即启开菌种经液体培养基传代增菌培养后,将菌种接种至含有SS 液体培养基的发酵罐中进行通气搅拌培养,在对数生长期后或静止期前收获并杀菌,经过两段硫酸铵沉淀和浸提透析过程,进行蔗糖密度梯度离心,去除内毒素和其他一些杂质,最后收获富含 PT 和 FHA 抗原的部分。抗原精制后进行蛋白浓度测定,主要采用 Lowry 法,随后对 PT 和 FHA 的纯度进行测定,可采用 SDS-PAGE 或 PAGE 电泳方法。纯化的 PT 抗原需要脱毒成为类毒素后才可使用,所以还需对精提抗原进行脱毒。脱毒剂为戊二醛,脱毒后以透析或离心的方式去除脱毒剂,并将抗原用超声波处理制成均匀的悬液,检定合格后即为百日咳疫苗原液,用于后续 DTaP 的配制。共纯化技术可以控制有效抗原的百分比,但不能精确定量,含有较多非保护性抗原成分,不同批次之间各有效成分和保护力存在波动性。

组分 aP 的生产工艺与共纯化 aP 有所不同,菌液发酵培养后,抗原的纯化采用分别纯化工艺,主要是采用亲和层析、离子交换层析、凝胶过滤等,对疫苗中的单个抗原成分(如 PT、FHA、PRN、FIM 等)进行分别纯化。纯化后的 PT 抗原需要经过脱毒为类毒素后方可用于后续疫苗的配制。不同厂家生产的 aP,其所含主要抗原成分及各抗原间的配制比例有所不同,但一般均含有 PT。

目前应用较多的佐剂为氢氧化铝佐剂,也有选择应用磷酸铝作为佐剂用于生产 aP 为基础的多联疫苗。共纯化工艺制备的百日咳疫苗原液,根据需要与 DT、TT 混合,再与氢氧化铝佐剂吸附,制成共纯化 DTaP。而分别纯化工艺制备的疫苗原液,是将单个抗原与佐剂预吸附后,按一定比例依次加入与佐剂预吸附的 DT、TT 中,再与佐剂混合,制成组分 DTaP。

四、以百白破为基础的联合疫苗

(一) 联合疫苗概述

随着科技的发展,新的疫苗不断研制和开发,b 型流感嗜血杆菌结合疫苗、肺炎球菌疫苗、水痘疫苗、轮状病毒疫苗等的开始使用,儿童在学龄前需要接种疫苗的种类越来越多,接种次数增加,导致接种程序安排困难,接种人员工作量加重;多剂次注射还导致家长不安情绪上升,增加儿童注射疼痛、感染和发生不良反应的风险,从而降低依从性,并影响疫苗覆盖率。1990 年全球儿童疫苗倡议(CVI)要求,研究开发的儿童疫苗在出生后接种 1 剂疫苗可预防多种疾病。因此,简化免疫程序,减少接种次数,研发、使用联合疫苗成为当前预防接种的发展趋势。

联合疫苗指由两个或以上活的、灭活的病原微生物或抗原成分联合配制而成的疫苗,用于预防不同病原微生物或同一种病原微生物的不同血清型/株引起的疾病。联合疫苗包括多联疫苗和多价疫苗。多联疫苗用于预防不同病原微生物引起的疾病;多价疫苗用于预防同一种病原微生物的不同血清型/株引起的疾病。联合疫苗不是简单地将几种不同的疫苗混合在一起,联合疫苗必须具备以下条件:①抗原必须是高度纯化的,两种或两种以上的微生物(活)

必须没有生物学干扰现象;②每个抗原组分所诱导的免疫反应必须达到保护水平;③局部或全身不良反应必须在可接受范围内;④安全性和有效性不应低于各组分疫苗;⑤各种抗原的抗原量在机体承受范围内;⑥产品必须能够保持稳定在 2 年以上。

研发联合疫苗首先要考虑的问题是抗原配伍问题,应对各组分间的相容性进行充分验证。不同抗原之间由于免疫抑制或免疫协同作用,可能会影响疫苗抗原的免疫效果,如 wP 与 IPV 制成联合疫苗,百日咳效力下降;百日咳菌体疫苗具有一定佐剂作用,可能增强与其混合使用的其他抗原的免疫原性;接种 DTaP-Hib 后,针对 Hib 抗原的免疫应答较单独注射时有所降低。其次是防腐剂的影响。防腐剂或稳定剂可能改变疫苗的效力,如 DTwP 与 IPV 混合使用时,DTwP 中的防腐剂硫柳汞可降低 IPV 的抗原性。在制备联合疫苗时,应选择对各抗原没有影响的防腐剂。再次是佐剂的影响。主要包括佐剂种类的选择与剂量的选择。种类的选择需要结合抗原特点进行,剂量的选择原则上应按照能达到免疫效果的最低剂量进行选择。当佐剂与不同的疫苗抗原配制成联合疫苗时,需要研究对抗原免疫原性的影响。此外,还有非活性成分的影响,例如不同的缓冲体系、稳定剂以及其他化学因素。另外,还需进行稳定性和有效期研究,所制定的成品有效期应综合考虑各组分的有效期,确保产品在其总有效期内保持稳定并符合规定。

制定联合疫苗的免疫程序时,要根据疾病负担、母传抗体和免疫应答等因素综合考虑,以及与各单苗的免疫程序相同或相似性,不与当地儿童免疫程序冲突,并且有一定的灵活性。如 DTaP-IPV-Hib 在法国的临床试验中,分别按 2 月龄、3 月龄、4 月龄和 2 月龄、4 月龄、6 月龄两个免疫程序进行免疫,后者诱导产生的特异性抗体普遍高于前者。另外,联合疫苗的免疫程序可相对灵活。如美国规定的乙型肝炎疫苗(Hepatitis B vaccine,HepB)免疫程序比较灵活,出生首剂用单价 HepB 免疫,在 2 月龄、4 月龄、6 月龄接种 DTaP-HepB。此程序 HepB 多接种一剂次,对免疫效果无太大影响。联合疫苗抗原成分越来越多,对临床研究、产品质量控制和标准化,以及审批也提出了新的挑战。

(二) 以 DTP 为基础的联合疫苗

随着生物技术的迅猛发展,安全有效的儿童疫苗也不断增多。20 世纪 90 年代以后,随着组分无细胞百白破疫苗、b 型流感嗜血杆菌多糖蛋白结合疫苗(haemophilus influenzae type b conjugate vaccine,Hib)、

HepB、脊髓灰质炎灭活疫苗（inactivated poliovirus vaccine,IPV）等新疫苗的出现,在原有传统联合疫苗的基础上,一批以百白破疫苗为基础的各种配方组合的联合疫苗相继问世,如 DTaP -HepB,DTaP -IPV,DTaP -Hib,DTaP -Hib-IPV 联合疫苗相继上市。已批准使用或正在开发的以百白破为基础的联合疫苗种类,见表 4-1-2。

表 4-1-2 已批准使用或正在开发的以百白破为基础的联合疫苗

中文名称	英文名称	批准情况
吸附全细胞百白破联合疫苗	DTwP	已批准使用
吸附白喉破伤风（成人及青少年用）和灭活脊髓灰质炎联合疫苗	Td/IPV	已批准使用
吸附全细胞百白破和 b 型流感嗜血杆菌(结合)联合疫苗	DTwP/Hib	已批准使用
吸附全细胞百白破和灭活脊髓灰质炎联合疫苗	DTwP/IPV	已批准使用
吸附全细胞百白破和乙型肝炎联合疫苗	DTwP/HepB	已批准使用
吸附全细胞百白破灭活脊髓灰质炎和 b 型流感嗜血杆菌(结合)联合疫苗	DTwP/IPV/Hib	已批准使用
吸附全细胞百白破乙型肝炎和 b 型流感嗜血杆菌(结合)联合疫苗	DTwP/HepB/Hib	已批准使用
吸附无细胞百白破联合疫苗	DTaP	已批准使用
吸附无细胞百白破联合疫苗（成人及青少年用）	Tdap	已批准使用
吸附无细胞百白破和 b 型流感嗜血杆菌(结合)联合疫苗	DTaP/Hib	已批准使用
吸附无细胞百白破和灭活脊髓灰质炎联合疫苗	DTaP/IPV	已批准使用
吸附无细胞百白破和乙型肝炎联合疫苗	DTaP/HepB	已批准使用
吸附无细胞百白破（成人及青少年用）和灭活脊髓灰质炎联合疫苗	Tdap/IPV	已批准使用
吸附无细胞百白破灭活脊髓灰质炎和 b 型流感嗜血杆菌(结合)联合疫苗	DTaP/IPV/Hib	已批准使用
吸附无细胞百白破乙型肝炎和灭活脊髓灰质炎联合疫苗	DTaP/HepB/IPV	已批准使用
吸附无细胞百白破乙型肝炎灭活脊髓灰质炎和 b 型流感嗜血杆菌(结合)联合疫苗	DTaP/HepB/IPV/Hib	已批准使用

续表

中文名称	英文名称	批准情况
吸附无细胞百白破 C 群脑膜炎球菌、灭活脊髓灰质炎和 b 型流感嗜血杆菌(结合)联合疫苗	DTaP/IPV/Hib/MenC	正在开发
吸附无细胞百白破乙型肝炎 C 群脑膜炎球菌、灭活脊髓灰质炎和 b 型流感嗜血杆菌(结合)联合疫苗	DTaP/HepB/IPV/Hib/MenC	正在开发

注:白喉类毒素疫苗(diphtheria toxoid vaccine,D),破伤风类毒素疫苗(tetanus toxoid vaccine,T),白喉破伤风类毒素疫苗(成人及青少年用)(tetanus and diphtheria vaccine for adults and adolescents,Td),全细胞百日咳疫苗(whole-cell pertussis vaccine,wP),无细胞百日咳疫苗(acellular pertussis vaccine,aP),无细胞百日咳疫苗(成人及青少年用)(acellular pertussis vaccine for adults and adolescents,ap),b 型流感嗜血杆菌结合疫苗(haemophilus influenzae type b conjugate vaccine,Hib),灭活脊髓灰质炎疫苗(inactivated poliomyelitis vaccine,IPV),乙型肝炎疫苗(hepatitis b vaccine,HepB),C 群脑膜炎球菌结合疫苗(meningococcal serotype C conjugate vaccine,MenC)。

我国百白破联合疫苗的发展也分为以下几个阶段:20 世纪 50 年代末期开始使用 DTwP,1978 年实施 EPI 纳入国家免疫规划;1995 年采用共纯化工艺研制成功 DTaP 并批准上市,2007 年纳入国家免疫规划;在此基础上研制成功了 DTaP-Hib、DTaP-HepB 四联疫苗。目前我国对以 DTaP 为基础联合疫苗的开发和投入正日益提高。

1. DTP-Hib　流感嗜血杆菌是引起儿童脑膜炎、肺炎等的病原菌,4~18 月龄儿童发病率最高。由纯化的 b 型流感嗜血杆菌荚膜多聚磷酸核糖(polyribosylribitol phosphate,PRP)抗原与载体蛋白,如白喉无毒突变体类毒素(cross-reacting material 197,CRM197)、DT、TT、脑膜炎球菌外膜蛋白(outer membrane protein compound,OMP)等化学耦联成结合疫苗后,能在 2 岁以下婴幼儿中引起良好的免疫保护反应。Hib 疫苗免疫程序为 3 月龄、4 月龄、5 月龄接种 3 剂(部分为 2 月龄、4 月龄、6 月龄),1.5 岁加强免疫 1 剂,与 DTP 的免疫程序相同,具备较好的研发多联苗的基础。自 1992 年以来,许多研究者对 DTwP-Hib 或 DTaP-Hib 或混合使用的效果进行了临床观察。多项研究结果显示,接种 DTwP-Hib 比两种疫苗在不同部位分开接种,诱导的 PRP 抗体水平有所降低,但仍有至少 90% 的儿童 PRP 抗体水平高于 1μg/mL。智利一项研究显示,DTwP-Hib 联合疫苗接种后针对百日咳抗原组分的免疫应答降低,但之后在智利的另一项临床研究获得的结果则不一样。在美国也获得类似的结果,即 DTwP-Hib 与 DTwP

和 Hib 同时分开注射没有明显的差异。监测数据进一步证明使用 DTwP-Hib 与分开接种 DTwP 和 Hib 相比并没有减弱其疫苗效力,在使用 DTwP-Hib 的地区,百日咳和侵袭性 Hib 疾病的发生率没有增加。近年在许多国家和地区对 DTaP-Hib 也进行了大量的临床研究。用于基础免疫时,除 Hib 外,其他组分的应答大致与疫苗分开接种时获得的应答相似。DTwP-Hib 除以 DT 作载体蛋白(PRP-D)外,其他联合疫苗均能刺激机体对 Hib 产生良好的应答,几何平均滴度(geometric mean titer,GMT)通常为 2~5μg/mL,但抗体滴度基本低于 DTaP 和 Hib 分开免疫组,在加强免疫后可以达到更高的抗体应答。值得注意的是,用百日咳五组分制备的 DTaP5 为基础的联合疫苗,对 Hib 干扰相对较少,推测可能与其使用磷酸铝佐剂有关,而以百日咳二组分(DTaP2)和百日咳三组分(DTaP3)为基础的联合疫苗使用的是氢氧化铝佐剂。研究人员随后发现 PRP-TT 吸附于磷酸铝使免疫应答降低 2 倍,而吸附于氢氧化铝使应答降低 5~11 倍。

以 DTaP 为基础的联合疫苗中 Hib 干扰问题从一些国家的监测系统获得的数据也进行了阐明。1999 年,英国由于 DTwP-Hib 联合疫苗短缺,将 DTaP3-Hib 纳入免疫程序,2 月龄、3 月龄、4 月龄接种 3 剂,2 岁期间不予加强,监测发现侵袭性 Hib 疾病的发病率急剧上升,发病者主要集中在 DTaP3-Hib 的接种者中。2003 年采用第 4 剂加强免疫 Hib 疫苗后侵袭性 Hib 病例报告数量急剧下降。在使用相同或相似的 DTaP-Hib,但 2 岁期间按常规给予一剂加强免疫的地区,如德国采用 DTaP2 和 DTaP3 的联合疫苗,加拿大采用 DTaP5 的联合疫苗,均很好的控制了 Hib 疾病,监测系统未发现侵袭性 Hib 疾病增加,而是发病率持续下降。

目前取得的临床研究结果显示,接种 DTwP-Hib 或 DTaP-Hib 的不良反应的发生率与 DTwP 或 DTaP 分开使用时相仿,低热或轻微局部反应可能有适度增加,但联合疫苗的使用也避免了另一个接种部位的局部反应。研究证明 DTwP-Hib 和 DTaP-Hib 是安全有效的。

李贵凡等人评价了接种自主研发的 DTaP-Hib 的安全性和免疫原性,结果表明该疫苗可获得预期的安全性和免疫原性。DTaP-Hib 与 DTaP 和 Hib 分别接种,两组局部及全身不良反应发生率差异无统计学意义,产生针对白喉、破伤风、PRP 抗原以及对无细胞百日咳抗原的免疫应答差异无统计学意义,该疫苗于 2013 年国内上市。

2. **DTP-HepB**　WHO 于 1992 年建议将 HepB 纳入扩大免疫规划。

HepB 除出生后(0 月龄)接种 1 剂,在 1 月龄、6 月龄尚需接种两剂,与我国 DTaP 在 3 月龄、4 月龄、5 月龄的基础免疫程序有所不同,在实际操作时带来一定困难。目前 DTwP-HepB 在越来越多的国家被推广应用,其中许多发展中国家在其免疫规划中采用了 6 周龄、10 周龄、14 周龄的免疫程序。1999 年在泰国儿童中进行的一项临床研究发现,注射含有 10μg/mL 或 5μg/mL 乙型肝炎病毒表面抗原(HBsAg)的 DTwP-HepB 与单独注射 DTwP 和 10μg/mLHepB 时的接种不良反应相同,对百日咳、白喉和破伤风类毒素的免疫应答也相同,但含 10μg/mL HepB 的 DTwP-HepB 组中 HepB 抗体水平显著高于另外两组。

将 HepB 与 DTaP 制成的联合疫苗,均能引起良好的针对各抗原的免疫应答,其接种不良反应也与分开接种 DTaP 和 HepB 所得结果相同,但是引起免疫应答的强度有所差异。与相同免疫程序分开接种相比,联合疫苗中 DTaP 抗体应答普遍略有升高,抗-HBs 应答往往有所降低。这是因为与单价 HepB 免疫接种程序相比,联合疫苗的免疫接种程序在时间间隔上过于接近。对 2 月龄、4 月龄、6 月龄接种 DTaP3-HepB 与美国目前推荐的免疫程序接种 DTaP3 和 HepB,即在出生后 0 月龄、1 月龄、6 月龄接种 HepB 和在 2 月龄、4 月龄、6 月龄接种 DTaP3,进行比较研究发现,联合疫苗除抗-HBs 应答水平显著较低外,其余各组分的抗体应答水平明显提高。更多研究显示了抗-HBs 应答水平与联合疫苗接种时间间隔的关系。无论是联合疫苗还是各组分疫苗分开接种,接种时间间隔逐步缩短,导致抗-HBs 应答逐步减弱。

张庶民等人对武汉生物制品研究所研制的 DTaP-HepB 进行了 I 期和 II 期临床评价,结果显示疫苗具有较好的安全性和有效性,采用 2 月龄、4 月龄、6 月龄接种程序可有效地诱导产生针对百日咳、白喉、破伤风和乙型肝炎的保护性抗体反应。

3. DTP-IPV 自 IPV 研制成功以来,即开始了 DPT 和 IPV 联合疫苗的研究。DTwP-IPV 研究显示,百日咳和脊髓灰质炎的平均抗体水平有所降低,但血清阳转率和抗体滴度仍然保持着高水平;白喉和破伤风抗体应答有所减弱,但仍全部或几乎全部达到了血清保护水平。DTwP-IPV 各成分间的干扰目前还未得到普遍证实,百日咳和 IPV 抗体水平降低的临床意义尚不清楚。

DTaP-IPV 可用于针对 4~6 岁儿童的 DTaP 第 5 剂接种和 IPV 第 4 剂

接种,通过对具有 DTaP 和 IPV 基础免疫接种史的 4~6 岁儿童进行临床研究,结果表明 DTaP-IPV 加强免疫 1 个月后,受试儿童针对脊髓灰质炎病毒抗体水平低于分开接种 DTaP 和 IPV 的结果,对白喉、破伤风、百日咳的抗体水平具有可比性。在韩国进行的一项大规模随机临床试验,对婴幼儿在 2 月龄、4 月龄、6 月龄接种 DTaP2-IPV 与分开接种 DTaP 和 IPV 疫苗进行比对,结果显示接种联合疫苗对 3 个脊髓灰质炎抗原和丝状血凝素组分的免疫应答明显增高。总体上 DTaP-IPV 在对白喉、破伤风、百日咳和脊髓灰质炎的免疫预期效果与分别接种 DTaP 和 IPV 的效果相当,并且接种联合疫苗的受试者所出现的不良反应与接种其他含有 DTaP 成分疫苗的不良反应相似。最常见的是局部症状,包括疼痛、发红或肿胀,全身症状报告的频率比较低。

4. DTP-IPV-Hib　DTwP-IPV-Hib 的研究相对较少。Gold 等人发现与单苗相比,接种 DTwP-Hib-Hib 后,Hib、破伤风和一些百日咳抗体水平降低,这些结果可能只是针对特定的联合疫苗。

目前上市的 DTaP-IPV-Hib 的种类较多,有 GSK 的 Infanrix-IPV+Hib(aP3 组分),赛诺菲巴斯德公司的 Pentaxim(aP2 组分,也称 Pentavac)、Pentacel(aP5 组分)、Pediacel(aP5 组分)。Pediacel 是一种全液体疫苗,其他 3 种 DTaP-IPV-Hib 是以液体 DTaP-IPV 和冻干 Hib-TT 组成。Pediacel 在全世界 18 个临床基地进行了长达 18 年的临床观察,于 2000 年在加拿大首次批准应用,截至 2012 年已应用 3 500 万剂,其成分与 Pentacel 类似,每剂 0.5mL 含有 20μg PT、20μg FHA、3μg PRN、5μg FIM2 和 3 型、15Lf DT、5Lf TT、脊髓灰质炎病毒(灭活)I 型(Mahoney,40D)、II 型(MEF-1,8D)、III 型(Saukeet,32D)、10μg PRP- 20μg TT 的结合物,(0.6±0.1)%(v/v)2- 苯氧乙醇、1.5mg 磷酸铝、微量的链霉素、多黏菌素 B 和新霉素。Pentaxim 于 1997 年首次在瑞典获得批准,目前已在 100 多个国家使用超过 3 亿剂,2011 年在我国作为自费疫苗上市。多项研究显示 DTaP-IPV-Hib 具有良好的免疫原性和耐受性。中华预防医学会于 2011 年制定 DTaP-IPV-Hib 的应用技术指南,依据国内临床试验结果,可在 2 月龄、3 月龄、4 月龄或 3 月龄、4 月龄、5 月龄共进行 3 剂次基础免疫;18~24 月龄进行 1 剂加强免疫;基础免疫每剂次间隔不少于 28 天,在 12 月龄内完成 3 剂次基础免疫。每次接种单剂 0.5mL。

5. DTP-HepB-Hib　DTwP-HepB-Hib 多用于发展中国家,有全液体和冻干两种剂型,液体型有 DTwP-HepB-Hib(OMPC)、DTwP-HepB-

Hib（PRP-CRM197）和 DTwP-HepB-Hib（PRP-TT）。荷兰 Crucell 公司 Berna Biotech Korea Corporation 生产的 Quinvaxem 为 DTwP-HepB-Hib（PRP-CRM197），于 2006 年上市，已使用 2 亿剂量。全液体的 DTwP-HepB-Hib 与分开接种 DTwP-Hib 和 HepB 具有相似的安全性和免疫原性。印度Ⅲ期临床研究显示婴儿在 6 月龄、10 月龄和 14 周龄时接种 Quinvaxem 疫苗可引起强烈的针对所有疫苗抗原的免疫应答。在第 3 剂疫苗接种后 1 个月，达到预定保护性抗体水平的婴儿百分比分别是白喉 99%、破伤风 100%、乙型肝炎 98%，Hib 短期保护水平（0.15μg/mL）100%，Hib 长期保护水平（1.0μg/mL）95%，百日咳疫苗的免疫应答率为 99%，该疫苗耐受性良好，没有疫苗相关的严重不良反应。印度 Panacea Biotec 有限责任公司生产的 Easyfive、赛诺菲巴斯德公司旗下的 Shantha Biotec 有限责任公司开发的 Shan5™ 为 DTwP-HepB-Hib（PRP-TT），也具有良好的免疫原性和安全性。

冻干型主要是 DTwP-HepB-Hib（PRP-TT），如印度血清研究所有限公司生产的 Pentavac，由作为冻干粉末的 Hib 疫苗和作为悬液的 DTwP-HepB 疫苗组成，于 2007 年研制成功，2010 年通过 WHO 预认证。2015 年印度对该疫苗安全性进行了 4 期临床研究，将 1 510 名婴儿按 2∶1 分成试验组和对照组，在 6 周龄、10 周龄、14 周龄进行注射，全程免疫后 1 个月该疫苗引起的局部注射部位和全身反应及发生率与对照疫苗 DTwP-HepB+Hib（Tritanrix-HepB+Hib，GSK 产品）相似。

用 3 批 DTaP-HepB 疫苗将冻干的 Hib 疫苗悬浮后，对 8~11 周龄的 269 名婴儿随机分 3 组注射免疫，免疫程序为 2 月龄、4 月龄、6 月龄。3 剂接种后 1 个月，血清中白喉抗体和破伤风抗体大于等于 0.1IU/mL 的比例达到 100%，抗-HBs 大于等于 10IU/mL 的比例达 98%，组间差异无统计学意义，抗白喉、破伤风和乙型肝炎抗体几何平均值分别为 3.49IU/mL、5.92IU/mL 和 1 109mIU/mL；抗 PRP 抗体大于等于 0.15μg/mL 和 1.0μg/mL 比例为 100% 和 85%，抗体几何平均值为 4.05μg/mL，组间均差异无统计学意义。针对百日咳抗原 PT、FHA、PRN 抗体组间有差异，但最低几何平均值分别为 60EU/mL、193EU/mL、230EU/mL，比接种前增长了 8、7、25 倍，说明 DTaP-HepB 与 Hib 混合使用具有良好的免疫效果。

通过对 1966—2011 年的 20 项 DTP-HepB-Hib 临床研究分析，5 874 名受试者参与了免疫原性分析，5 232 名受试参与了反应原性分析。

其中各有一项研究 DTaP-HepB-Hib 的 Hib 和破伤风免疫应答低于分开接种,对其他 3 种成分的免疫原性均无差别。严重不良反应相似,轻微的不良反应如疼痛和红肿在联合疫苗里更为常见。总的来说,与分开接种疫苗相比,联合疫苗效果优于分开接种疫苗。

对 1999—2002 年在欧洲和美国开展的 16 个 DTaP-HepB-IPV(Pediarix,GSK)临床试验结果总结,其免疫程序采用 2 月龄、4 月龄、6 月龄,或 2 月龄、3 月龄、4 月龄,或 6 月龄、10 月龄、14 月龄,结果表明此联合疫苗作为 3 剂基础免疫接种安全、免疫耐受性好,未引起明显的严重不良反应,血清保护率或对疫苗各组分的应答率与分开接种的疫苗相似,该疫苗未批准用于 IPV 的第 4 剂次或 DTaP 第 4 剂次和第 5 剂次。对于 HepB 接种,不同生产厂家的 DTaP-HepB-IPV 和 HepB 可以替换使用,对于 IPV 接种,不同生产厂家的 DTaP-HepB-IPV 和 IPV 也可以替换使用。目前研究显示 DTaP-HepB-IPV 与 Hib 和肺炎球菌疫苗在不同的注射部位同次使用不会对免疫应答产生干扰。

6. DTP-IPV-HepB-Hib 及其他　DTwP-IPV-HepB-Hib(六联疫苗)主要是印度 Panacea 公司生产的全液体疫苗 EasySix™。一项针对该六联疫苗的免疫原性和安全性评价的研究中,284 名 6~10 周龄儿童,按 1:1 随机分配接种 EasySix™ 或分开接种 DTwP-HepB/Hib 五联疫苗 Pentavac 和 Ipv(imovax polio,赛诺菲巴斯德),3 剂基础免疫后,六联苗 EasySix™ 和分开接种均可获得血清保护,两组针对 6 种抗原的血清反应率及抗体几何平均滴度相当。DTwP-IPV-HepB-Hib 的耐受性良好,其免疫原性和安全性不逊于市面上的疫苗。

目前上市的 DTaP-IPV-HepB-Hib 主要是 GSK 生产的 Infanrix hexa(aP 为 3 组分),由液体疫苗 DTaP-IPV-HepB 复溶冻干的 PRP-TT,于 2000 年投入欧洲市场;另一种是赛诺菲巴斯德研制的全液体六联疫苗 Hexaxim(aP 为 2 组分,也叫 Hexyon),于 2013 年首先在德国上市。

GSK 的 Infanrix hexa 疫苗主要用于 2 岁以下儿童的基础免疫和加强免疫。它的免疫原性总体与现有的以 DTaP 为基础的 DTaP-IPV-Hib 加单价 HepB 或 DTaP-IPV-HepB 加单价 Hib 疫苗的免疫原性相似。Infanrix hexa 疫苗的婴幼儿受试者在基础免疫接种 1 个月后血清中获得白喉、破伤风和 I 型脊髓灰质炎病毒、II 型脊髓灰质炎病毒、III 型脊髓灰质炎病毒的保护性抗体滴度比例均大于等于 95%,加强免疫后大于等于 99.3%,接种对照疫苗的婴幼儿血清中保护性抗体滴度比例分别为大于等于94.7%和100%。六联苗中百日咳3种抗原PT、FHA、PRN的初免应答率大于等于95.7%，加强免疫应答率大于等于86%，对照组分别为大于等于90.3%和大于等于100%。Infanrix hexa疫苗同时也诱导了抗乙型肝炎和PRP强烈的免疫应答，初免后获得抗-HBs的血清保护性抗体滴度比例为大于等于96.4%，加强免疫后为大于等于98.1%，对照组分别为大于等于82.6%和100%。初免后大于等于93.5%的受试者血清抗PRP抗体滴度大于0.15μg/mL，在加强免疫后受试者中为大于等于98.7%；对照组的相应比例分别为92.8%和100%；初免后大于等于62.9%的受试者血清抗PRP抗体滴度大于1.0μg/mL，在加强免疫后受试者中为大于等于98.6%；对照组的相应比例分别为66.9%和97.1%。此外，有超过60%的受试者加强免疫后产生抗白喉、破伤风和脊髓灰质炎病毒Ⅰ型、Ⅱ型、Ⅲ型抗体，百日咳FHA、PRN、乙型肝炎和PRP血清保护性/血清阳性抗体滴度持续期平均能达到6年；4~6年内仍有25.4%~34.5%的受试者血清抗PT抗体阳性。Infanrix hexa疫苗在2岁以下儿童中的耐受性很好，主要局部和全身性不良反应均为轻微或中等程度。在出生时或者未足月但已经接种HepB的婴幼儿中也普遍有良好的耐受性，与肺炎球菌疫苗、脑膜炎球菌疫苗、水痘疫苗同时接种时也一样具有良好的耐受性。

赛诺菲巴斯德已上市的Hexaxim是一种全液体六联苗，由DTaP2-IPV-Hib（Pentaxim）和阿根廷利用汉逊酵母表达的HepB（10μg/剂）联合制成，氢氧化铝作为佐剂，不含硫柳汞。在Hexaxim上市之前，赛诺菲巴斯德曾开发液体六联苗Hexavac，其HepB是由默克公司生产的酿酒酵母表达的重组HepB（5μg/剂），初步研究结果显示该疫苗所含的抗原均有良好的免疫原性，2005年发现接种Infanrix hexa和Hexavac后，乙型肝炎血清保护率分别为99%和95%，血清抗体几何平均滴度分别为906mIU/mL和226mIU/mL，5%~20%接种Hexavac受试者的抗-HBs滴度在10~99mIU/mL。考虑到乙型肝炎免疫原性降低可能造成的长期影响，欧洲注册部门暂停了Hexavac的销售许可。经过改良的液体六联苗Hexaxim，与单价HepB接种诱导产生的抗体几何平均滴度相当，对所有抗原成分的免疫原性和安全性与包括Infanrix hexa在内的几种已获批准的疫苗相似，与其他常见儿童疫苗同时接种不会影响对其他疫苗的免疫应答。2013年欧盟批准Hexaxim用于6周龄婴儿到2岁儿童的基础免疫和加强免疫。该疫苗为完全液体，免疫接种方便，可减少操作失误，在受种人群中具有很好的耐受性和免疫效果。

DTaP-IPV-HepB-Hib 六联疫苗已在加拿大、欧洲、大洋洲、亚洲等 100 多个国家和地区上市使用,其中 35 个国家用于免疫规划。六联疫苗免疫程序在不同国家具有不同的接种程序,可进行 6 周龄、10 周龄、14 周龄,或 2 月龄、3 月龄、4 月龄,或 2 月龄、4 月龄、6 月龄,或 1.5 月龄、3.5 月龄、5.5 月龄的 3 剂基础免疫和 15~18 月龄加强免疫,也可进行 2 月龄、4 月龄或 3 月龄、5 月龄的 2 剂基础免疫和 11~12 月龄加强免疫。

目前正在研发的其他六联苗包括巴斯德和默克公司合作研发的 DTaP5-IPV-HepB-Hib,该联合疫苗由赛诺菲巴斯德生产的 DTaP5-IPV 和默克生产的 b 型流感嗜血杆菌多糖结合脑膜炎球菌外膜蛋白复合体(3μg PRP-OMPC/剂),汉逊酵母表达的重组 HBsAg(10μg/剂)联合制成。这种全液体疫苗正在进行临床评估,对 DTaP、IPV 和 HepB 组分的抗体应答等于或高于分开接种的单组分疫苗的抗体应答,抗 PRP 抗体水平均很高,六联苗初免后抗体升幅较高,分开接种加强免疫后抗 PRP 抗体升幅也较高。另外,GSK 正在研制的六联苗是 DTaP3-IPV 与 Hib 疫苗(PRP-TT)和 C 群脑膜炎联合疫苗(MenC-D 蛋白结合疫苗,D 蛋白为 Hib 的一个菌体表面蛋白),并在此基础上加入 HepB 开发了七联疫苗,临床研究显示虽然脊髓灰质炎免疫应答比预期的相对较低,但七联疫苗和六联疫苗组中的抗原都产生了免疫应答,两组的安全性没有差异。

五、青少年和成年人用百白破疫苗

百日咳疫苗在预防和控制百日咳疾病中发挥了重要作用,显著降低了婴幼儿的发病率和死亡率。但百日咳是一种非终身免疫疾病,自然感染后产生的免疫持久性为 4~20 年,wP 或 aP 的保护时间为 4~12 年,比自然感染短。近年来,随着 aP 的普及接种,婴幼儿的百日咳发病得到控制,但在疫苗覆盖率较高的国家和地区,如澳大利亚、荷兰、加拿大、英国、日本、美国和中国的台湾地区,均出现青少年和成人百日咳发病上升的趋势,并且已证实青少年和成人是百日咳鲍特菌的宿主和幼儿感染百日咳的传染源。因此,如何解决百日咳疫苗免疫持久性不理想,减少成人发病是当前面临的重要问题。

解决百日咳所面临的问题,最理想的方法是通过增加百日咳抗原种类、采用新型佐剂等优化方式开发出新一代百日咳疫苗,不仅能够诱导持久的保护性免疫力、低反应原性,还能有效应对突变株逃逸。在新疫苗研发成功之前,成人接种儿童型 DTP,不良反应增加。经研究发现主要与疫苗中的 DT 含量有关,并证明主要与菌体蛋白成分有关。白喉菌体蛋白可在免疫前致敏(免疫或感染)的个体引起局部反应,偶可引起全身反应。儿童型 DTP 中 DT 含量应不低于 30IU,减少疫苗中的吸附白喉疫苗的含量可以降低不良反应的发生。我国自 1986 年生产成人型吸附精制白喉疫苗,其纯度 2 000Lf/mgPN以上,并研制成功吸附白喉破伤风联合疫苗(成人及青少年用),接种剂量为每剂 2IU,作为加强免疫。目前国外针对青少年和成人加强接种用疫苗为抗原减量百白破疫苗 Tdap。一种是 GSK 生产的 Boostrix(每毫升含 8μg PT,8μg FHA,2.5μg PRN,2.5Lf DT,5Lf TT),于 2005 年获得首次批准用于10~18 岁青少年,2008 年批准用于 19~64 岁成年人,2011 年批准用于 65岁及以上老人的加强免疫;另一种是赛诺菲巴斯德公司生产的 Adacel(也称Covaxis,每毫升含 2.5μg PT,5μg FHA,3μg PRN,5μg FIM2 和 3 型,2Lf DT,5Lf TT),批准用于 4~64 岁人群。两种疫苗已在美国、欧洲等国家批准并广泛应用。目前已有与 IPV 的联合疫苗产品。

第二节　百日咳疫苗免疫原性、持久性和保护效果

一、百日咳疫苗的免疫原性

免疫原性是指能引起免疫应答的性能,即接种疫苗后人体诱导体液免疫或细胞免疫,最终产生免疫效应物质抗体和致敏淋巴细胞的能力。由于细胞免疫检测技术较复杂,目前多以检测抗体评价疫苗的免疫原性。主要评价指标是接种疫苗后抗体阳性率、抗体 3 倍或 4 倍增长率、抗体几何平均滴度(GMT)。对 wP 的免疫应答通常是通过检测一系列百日咳相关抗原的抗体或者百日咳鲍特菌抗体来评价。由于 wP 抗原成分复杂且含量不同,生产工艺又比较粗放,因此对其免疫原性的评价较为复杂,也较难比较,导致疫苗接种后的免疫应答存在差异。临床试验证明,临床有效的 wP 不一定能诱导产生高浓度的抗体。目前文献报道对 wP 及其以 wP 为基础的联合疫苗的免疫原性评价标准不一,很难将其进行综合比较。

对 aP 免疫后的效果评价,通常采用的方法是检测疫苗接种后各组分的抗体水平。共纯化 aP 和组分 aP 的生产工艺不同,前者是含 PT 在内的几种抗

原成分混合脱毒,后者是 PT 抗原单独纯化后脱毒。化学脱毒的过程,对 PT 的抗原表位有一定影响,有可能会造成 PT 表位的缺失,而且脱毒方法的差别也有可能造成 PT 表位缺失位点的差异,此外,共纯化 aP 混合脱毒时,其他成分如 FHA 等也会受到化学脱毒的影响进而改变抗原表位的构象。这些因素可能造成使用不同抗原进行 aP 免疫后效果评价时,检测结果出现不一致的现象。总体来说,百日咳疫苗免疫后的免疫原性评价相对比较复杂,影响因素较多,血清中 PT-IgG 抗体的浓度是结合抗体浓度,不完全反映中和抗体的功能,在解读结果时需综合评价。

目前,对于百日咳疫苗抗体保护水平尚无统一的一个公认的阈值,不同国家对于该值的定义也有差异,例如韩国、泰国和比利时认为 PT-IgG 大于 5IU/mL、日本认为 PT-IgG 大于 10EU/mL 具有保护效果。我国为了保证疫苗接种的有效性,在进行疫苗临床有效性评价时,一般将此值划定为大于 20IU/mL。

印度是目前使用 wP 的大国,研制了多种以 wP 为基础的联合疫苗,进行相应临床试验。其中包括四联 DTwP-HepB、五联 DTwP-HepB-Hib 和六联 DTwP- Hib /HepB-IPV 等。2015 年报道的一项多中心Ⅲ期临床试验中,评价自行研制的五联苗的免疫原性和安全性,通过检测 PT 抗体,结果显示该疫苗的血清阳转率达到 99%。2018 年报道的一项随机开放的临床研究,评价了六联苗 DTwP-Hib/HepB-IPV 的免疫原性和安全性,并且与已上市相应疫苗进行比对,结果显示与对照组相比并无显著差别,抗 PT 抗体的 GMT 分别为 45.97IU/mL 和 47.33IU/mL。在西班牙进行的一项随机开放性临床研究中,评价了 DTwP- Hib、DTwP 和 Hib 同时接种的免疫效果,基础免疫 3 剂后 2 个月检测相应抗体水平,分别检测抗 PT、抗 PRN、抗 AGG2&3,接种四联苗组与免疫前抗体水平相比,4 倍增长率分别达到 73%、82% 和 73%;不同部位同时接种单苗组,4 倍增长率分别达到 82%、90% 和 82%,显示研究评价的四联苗在免疫效果与单苗相比,其免疫原性受到一定程度的影响,但并无证据说明这种干扰现象有临床意义。

aP 所含抗原组分、各组分浓度的不同,致其免疫原性也略有差异。在美国进行的一项针对 2 组分、3 组分 aP 和 wP 的比较研究显示,分别使用以上 3 种疫苗完成基础免疫后加强免疫,1 个月后采血检测抗体。加强免疫前后,抗 PT 抗体水平在 3 种疫苗组无显著性区别,但抗 FHA 抗体和抗 PRN 抗体的 wP 组显著低于 aP 组。尽管在免疫原性上有所差别,但在临床效果上并无差异。目前国内厂家生产上市的主要是共纯化 aP,有文献报道,基础免疫3 剂后,PT 和 FHA 的抗体阳转率均达到 96% 和 86% 以上。国内共纯化DTaP-Hib 的临床结果显示,3 剂基础免疫后,PT 和 FHA 的抗体阳转率均达到 95% 和 93% 以上。表 4-2-1 为国内外不同厂家生产的百日咳疫苗免疫接种 3 剂次后的百日咳抗体水平。表中可见,按照 PT 抗体水平大于等于20IU/mL 为具有保护性的标准,大部分类型的百日咳疫苗能够在完成 3 剂次基础免疫后达到保护效果,免疫原性良好。

二、百日咳疫苗的抗体持久性与保护效果

百日咳疫苗免疫后临床保护作用的持续时间尚无确切数据,但大部分资料显示,随疫苗免疫后时间的推移,疫苗保护效果出现下降的趋势。无论接种wP 还是 aP,特异性抗体滴度都有不同程度的下降,aP 的下降速度更快。因此,一些在使用 aP 及其联合疫苗的高接种率地区,每隔 3~5 年发生一次较大流行,尽管原因很多,但疫苗效力的下降是其重要因素之一。确定疫苗免疫后的抗体水平与保护力的关系对所有疫苗都是重要的,但也是非常困难的,并非每一种疫苗的抗体水平和保护力都可以对应。

百日咳疫苗在接种后一年之内可采用抗体水平测定评价疫苗的免疫原性。保护效力通常是在Ⅲ期临床试验中,采用随机、安慰剂对照试验来确定。保护效力和保护效果是两个不同的概念。保护效力亦称疫苗效力(efficacy),是指在Ⅲ期临床试验时,比较接种组和对照组(未接种组)发病率的计算结果;保护效果亦称疫苗有效性(effectiveness),是衡量在真实世界疫苗发挥作用的一个指标,在接种疫苗人群和未接种疫苗人群中进行的发病率等比较,会受到疾病流行强度、人群基本特征、接种和冷链等影响。

2006 年,土耳其对 4~24 岁接种过 4 剂 DTwP 的健康人群进行监测,结果显示,百日咳抗体水平在 4~6 岁儿童中最低,大部分抗体水平为阴性,预测疫苗免疫后可维持 3~4 年的时间,之后下降明显。2008 年,日本暴发小规模的百日咳疫情,随后在 2009—2012 年期间进行了一项多中心病例对照研究,结果显示,DTaP 接种可有效预防百日咳,最后一剂接种后 9 年仍显示有一定保护性。在奥地利进行的一项针对 4~8 岁儿童的血清流行病学调查研究显示,儿童接种 4 剂 DTaP-HBV-IPV/Hib 后,血清抗体水平大于等于≥10BU/mL 的占比为 41.8%,但几何平均浓度小于 10BU/mL。美国进行的一项研究报告称,在完成 5 剂次 DTaP 免疫后,监测入选人群的 PCR 阳性

表 4-2-1 国内外不同厂家生产 DTaP 与 DTwP 免疫接种 3 剂次后的百日咳抗体水平比较

序号	疫苗组分	3 剂次免疫后几何平均抗体水平（95%CI）			
		PT	FHA	PRN	FIM
1	五组分 aP	36(32~41)	37(32~42)	114(93~139)	240(204~282)
2	五组分 aP	38(33~44)	36(31~41)	3.4(3.1~3.6)	230(183~290)
3	五组分 aP	68(60~76)	143(126~161)	3.3(3.1~3.6)	1.9(1.6~2.1)
4	五组分 aP	127(111~144)	84(73~95)	3.5(3.2~3.9)	2.0(1.7~2.3)
5	两组分 aP	54(41~71)	1.1(1.0~1.2)	n/a	n/a
6	五组分 aP	180(163~200)	1.2(1.1~1.4)	3.4(3.1~3.7)	1.8(1.7~2.0)
7	五组分 aP	99(87~113)	21(18~25)	65(53~79)	1.9(1.7~2.1)
8	五组分 aP	54(46~64)	103(88~120)	185(148~231)	1.9(1.7~2.2)
9	五组分 aP	99(87~111)	1.2(1.1~1.3)	3.4(3.1~3.6)	2.1(1.8~2.4)
10	五组分 aP	66(59~75)	237(213~265)	3.2(3.0~3.4)	2.0(1.8~2.3)
11	五组分 aP	104(94~116)	110(99~122)	3.3(3.1~3.5)	1.9(1.7~2.1)
12	五组分 aP	29(25~33)	20(17~23)	3.0(3.0~3.1)	361(303~430)
13	五组分 aP	39(32~48)	144(127~163)	128(109~150)	19(13~27)
14	五组分 aP	14(12~17)	49(45~54)	54(47~62)	51(41~63)
15	wP	67(54~83)	3.0(2.7~3.4)	63(54~74)	191(161~227)
16	共纯化 ap	86	59		
17	共纯化 ap	51(48~54)	47(45~49)		

注：所有数据来自多中心无细胞百日咳临床试验。n/a 即 not applicable. 不适用。

率,结果显示,距离完成免疫接种的时间越远,PCR 的阳性率越高,其保护率平均每年下降27%~30%。对此下降速率,不同的研究报道的比例也有差别,有文献报道百日咳疫苗的保护率每年下降33%~42%。为了证明疫苗接种后的保护率和抗体持久性,日本研究者对完成 4 剂次 DTaP-IPV 基础免疫的儿童进行连续动态监测,分别在 4 岁、5 岁、6 岁进行 PT 和 FHA 的血清学检测,认为其抗体水平大于 10EU/mL 为阳性。结果显示抗 PT 抗体的阳性率在 4 岁、5 岁、6 岁分别为31.9%、41.0% 和40.5%;抗 FHA 抗体的阳性率在 4 岁、5 岁、6 岁分别为 76.6%、92.3% 和 89.2%。5 岁和 6 岁儿童抗体阳性率的增加,提示有百日咳隐性感染的可能,说明百日咳疫苗的保护率下降,同时也说明应该对学龄儿童进行加强免疫。在美国加利福尼亚州进行的一项病例对照研究,比较了 7 岁前完成 5 剂次 DTaP 接种的儿童,在 4~12 岁进行百日咳鲍特菌 PCR 检测,结果显示,PCR 阳性组儿童较 PCR 阴性组儿童更早完成最后一剂免疫接种,其相对风险比为 1.42(95%CI:1.21~1.66),表明在完成 5 剂次 APV 接种后,感染百日咳的概率每年增加 42%。另一项在美国明尼苏达州和俄勒冈州进行的队列研究,考察接种 5 剂次 DTaP 后保护率下降情况。结果显示随着时间的延续,随访病例逐年上升。在明尼苏达州,其百日咳发病率从接种后第 1 年的 15.6/10 万增加到第 6 年的 138.4/10 万,相对风险比从接种后第 2 年的 1.9 增加到第 6 年的 8.9;在俄勒冈州,发病率从接种后第 1 年的 6.2/10 万增加到第 6 年的 24.4/10 万,相对风险比从接种后第 2 年的 1.3 增加到第 6 年的 4.0。McGirr 等对 DTaP 免疫接种后保护力持续时间进行了大数据分析。结果显示,3 组分或者 5 组分 DTaP,在预防百日咳疾病的发生方面差异无统计学意义;距最后一剂免疫接种后,每增加一年,百日咳疾病的相对风险率增加 1.33(95%CI:1.23~1.43);假设百日咳疫苗的有效率为 85%,预计 10% 的疫苗接种儿童需要在最后一剂免疫接种后8.5 年进行加强免疫。在意大利进行的一项关于 aP 保护效果的研究数据提示,儿童完成基础免疫后 6 年,保护率分别为 76% 和 85%(针对两个不同的百日咳临床判定标准)。在瑞典,aP 完成三剂免疫程序后可提供 5 年左右的预防保护作用。Cattaneo 等所做的血清流行病学调查报告显示,13~17 岁儿童的血清抗体水平明显下降。

我国学者刘玉堂等在 1998 年完成的对北京市丰台区 wP 免疫后百日咳凝集素抗体水平的监测结果显示,抗体保护率和平均抗体滴度均随年龄的增长而下降。抗体保护率从 2~5 岁的 70.59% 下降到 10~15 岁的 13%,而

25~39 岁年龄段只有 18%。在使用共纯化 aP 后,对其免疫原性及免疫持久性的研究结果显示,在 3 月龄、4 月龄、5 月龄接种 3 剂基础免疫后 30~50 天,PT 的几何平均抗体水平均达到保护效果。但到 1.5 岁左右时,其抗体水平下降约 70%,加强免疫后 1 个月,抗体水平升高明显。随后在加强免疫后 1 年、2 年和 3 年分别进行监测,结果显示在第 1 年时,抗体水平即明显下降,到第 3 年时,基本已经降至免疫前水平。这一结果也间接说明国外一些国家在儿童 4~6 岁加强接种百日咳疫苗的原因。2012 年,河南基于全年龄段人群 1 080 份样本的健康监测显示,2~6 岁人群百日咳抗体水平较低,随年龄增长有继续下降趋势,而在 31~60 岁人群百日咳抗体水平有所升高,提示曾有百日咳鲍特菌的感染。据此估测当地百日咳的发病率可能远远高于报告数据。根据上述研究结果,可考虑在儿童及青少年中进行百日咳疫苗的加强免疫。

对于 wP 和 aP 的免疫效果,也有研究者进行了比较研究,有些国家出现了将 aP 替代 wP 使用后百日咳发病率增高的现象,比如澳大利亚、葡萄牙、英国和美国等。美国的一项研究表明,在 20 世纪 90 年代应用 aP 替代 wP 后,百日咳疫苗的免疫效力在完成 5 剂免疫接种之后即明显减弱,在完成第 5 剂次接种后,患病概率每年增加 42%。针对 12 个受试者的研究数据分析发现,在最后一次免疫接种后,每增加一年,百日咳的相对风险率增加 1.33,最后一次加强免疫后 8 年,保护率只有 10%,认为 aP 并不能阻止百日咳鲍特菌在呼吸道的定植和传播,但可减轻严重百日咳的发病程度,在狒狒模型中的研究结果,也支持此结论。因此,WHO 建议那些一直在使用 wP 的国家不必再推行 aP。在细胞免疫应答的诱导方面,aP 更倾向于诱导 Th2 型反应;而 wP 则倾向于诱导 Th1 和 Th17 型细胞反应,而这些也是产生免疫记忆的必要条件。这也间接说明,虽然 aP 免疫后能够产生较高的抗体水平,但临床保护效果不一定很高,而 wP 免疫后尽管抗体水平不太高,但能够起到足够的临床保护效果,细胞免疫的效果不容忽视。对于 aP 接种诱导细胞免疫应答,有研究者进行了相应描述,从最初对成人的研究和随后对婴幼儿的研究显示,aP 可以诱导针对疫苗抗原特异性 T 细胞应答,应答水平随时间逐渐提高。IL-2 和 IFN-γ 被优先诱导,Th1 细胞参与免疫应答,细胞免疫应答持续存在,但抗体水平会随时间衰减。在意大利进行的 aP 免疫效果试验中,对儿童各个时期的细胞免疫应答进行了评价,结果显示抗 PT-IgG 抗体水平随时间推移明显下降,与之相反,针对同一抗原的细胞免疫强度和比例在接种 42 个月后均有较大程度升高。在芬兰学校发生的一起百日咳暴发疫情发现,有持久细胞免疫应答的学生对疾病有抵抗力,但抗体水平与保护性之间无明显关联,这一结果为细胞免疫在预防百日咳方面的作用提供了进一步佐证。近期的一项研究评估了青少年加强免疫 aP 3 年后的细胞免疫和体液免疫水平。随访期间,百日咳特异性细胞免疫水平一直高于加强前的水平。抗体滴度随时间而衰减,但仍明显高于加强前水平。这些研究结果均说明,aP 接种后不仅能诱导体液免疫应答,还能诱导细胞免疫应答,但在细胞免疫方面,还有待继续研究。小于48 月龄儿童接种 aP 后对 PT 抗体应答和细胞免疫应答情况,见表 4-2-2。

表 4-2-2　小于 48 月龄儿童接种 aP 后随访 PT 抗体应答和细胞免疫应答

月龄	接种后月数	IgG 应答		CMI 增殖应答	
		血清阳性数/总数	GMT（95%CI）	CMI 阳性数/总数	SI 均数
2		1/19	1.3（0.9~1.8）	0/19	1.2（0.3~3）
7	1	19/19	103（103~104）	4/19	2.7（0.3~12.8）
20	14	8/19	6.4（5.7~7.1）	8/19	6.7（0.5~26.3）
48	42	1/19	2.0（1.5~2.6）	17/19	31.5（1~203）

注:血清阳性定义为血清抗体滴度高于检出限 4 倍以上。刺激指数(SI)是指每 min 被刺激淋巴细胞计数和未被刺激淋巴细胞计数的比率,细胞免疫应答规定为 SI 大于 4。

此外,百日咳菌株流行趋势的改变,也影响疫苗的保护效果,与使用 wP 时代或者更早之前未用疫苗时代的菌株相比,现在百日咳流行菌株的基因型发生了变化,并认为抗原漂移是导致疫苗免疫效果降低的原因之一。表达 PRN1 亚型的 wP 对表达 PRN2 和 PRN3 基因型的临床分离株的保护效果不如 PRN1 基因型的临床菌株。在波兰,研究人员的实验结果显示本国的疫苗生产菌株对百日咳毒素 S1 亚基基因(ptxS1)B 亚型 /PRN1 亚型菌株的保护性高于 ptxS1A/PRN2 和 ptxS1A/PRN3 亚型菌株。在我国,由中国食品药品检定研究院百白破疫苗与毒素室主持的百日咳分子流行病的研究也表明,目前百日咳流行菌株与疫苗生产菌株(CS、18530 和 P3S10)存在基因水平的差异。这些资料对于我国选定合适百日咳疫苗生产用菌毒种、制定适宜的百日咳疫苗策略奠定了基础,同时也能促进百日咳疫苗生产用菌毒种质量控制研究的发展。

综上所述,尽管各个国家对百日咳疫苗的保护效果评价结果有差异,但总体说明百日咳的自然感染和疫苗免疫都不能产生针对百日咳鲍特菌的终身免疫。所以,尽管儿童百日咳疫苗的覆盖率很高,但该病仍在流行。2006 年,WHO 在关于百日咳疫苗的意见书中提出,对于通过成功的预防接种已明显降低百日咳发病率的国家,建议在基础免疫后间隔 1~6 年进行加强免疫。欧美大部分国家均已实施百日咳疫苗的加强免疫,为了更好的预防百日咳疾病的发生,甚至建议每隔 10 年进行一次接种。

第三节　百日咳疫苗的实验室检测方法

百白破疫苗检定应依据《中华人民共和国药典》或其他经批准的国家药品标准进行测定,并应符合相关要求。

百日咳疫苗的实验室检测内容按照生产阶段分为原液、半成品、成品。百日咳疫苗原液检定分为全细胞百日咳疫苗原液检定和无细胞百日咳疫苗原液检定,全细胞百日咳疫苗原液检定主要包括浓度测定、染色镜检、血清学试验、效价测定、无菌检查和特异性毒性检查;无细胞百日咳疫苗原液检定主要包括染色镜检、效价测定、无菌检查、不耐热毒素试验、特异性毒性检查、毒性逆转试验和热原试验。半成品检定主要包括无菌检查等。成品检测按照检验类别一般分为:鉴别试验;物理检查外观、装量、渗透压摩尔浓度;化学检查 pH 值、氢氧化铝含量、硫柳汞含量、游离甲醛含量、戊二醛含量;效价测定;无菌检查;特异性毒性检查;毒性逆转试验;细菌内毒素检查等。目前国内已经不再生产wP,所以本节主要介绍 aP 的检测方法。表 4-3-1 为 aP 成品的检测项目和质量标准。百日咳疫苗检定用标准品主要包括百日咳疫苗毒性国家标准品和百日咳疫苗效力国家标准品。

表 4-3-1　DTaP 的检定项目

项目名称	方法	标准
鉴别试验	ELISA 方法或其他适宜的方法	出现相应的抗原抗体反应
物理检查	中国药典规定方法	各项都应符合规定
无菌检查	直接接种法	应符合规定
特异性毒性试验	小鼠法	应符合规定
白细胞增多试验	小鼠法	不高于 0.5LPU/mL
组胺致敏试验	小鼠法	不高于 0.8HSU/mL

项目名称	方法	标准
毒性逆转试验	小鼠法(组胺致敏试验)	不高于 0.8HSU/mL
效价测定	改良脑腔攻击试验	每 1 次人用剂量的免疫效价应不低于 4.0IU；且 95% 可信限的低限应不低于 2.0IU

　　此外,对于百日咳疫苗临床试验样本检测,中国食品药品检定研究院也开发了一系列检验检测方法,并对其进行标准化和验证,包括抗 PT 抗体、抗 FHA 抗体、抗 PRN 抗体和抗 FIM2/3 抗体。目前,我国百日咳疫苗临床试验使用酶联免疫吸附试验方法(ELISA),以 WHO 百日咳抗血清国际标准品(06/140、06/142)或者我国自主研制的从国际标准品溯源的第 1 代人源百日咳抗血清国家参考品为标准,对临床血清样本进行酶标单位值测定。

　　在对百日咳疫苗血清抗体滴度检测中,包被的抗原对检测结果影响较大,主要影响因素包括有效抗原含量(即 PT 和 FHA 含量)以及抗原完整性。我国目前采用共纯化百日咳疫苗进行基础免疫,共纯化百日咳疫苗的有效抗原不能精确定量,不同生产企业的百日咳疫苗的有效抗原 PT 和 FHA 的比例不同;百日咳疫苗的抗原在经过脱毒后抗原的特性发生了一定的改变,不同企业的百日咳疫苗的抗原脱毒工艺也不相同,因此进行百日咳抗体滴度检测中结果有一定差异。中国食品药品检定研究院在对不同抗原检测系统进行百日咳抗体滴度检测的评价中发现,不同的抗原检测系统之间均存在统计学差异,需要通过建立百日咳抗血清 IgG 检测用抗原试剂国家参考品来规范百日咳抗体滴度的检测。WHO 相关指导原则中也规定不能采用混合抗原包被(即 PT 与 FHA 混合包被)进行抗体滴度的检测。在研究中还发现,采用非完整的 PT 抗原进行包被检测也不能准确反映血清抗体水平。总之,包被抗原的选择非常重要,尤其是 PT 抗原。

　　近年来,Luminex 多重检测技术发展很快,该技术可同时定量检测同一血清样本中的多种抗体,可大大简化操作步骤,减少操作误差,节省人力、物力,未来可期。

　　下面重点介绍一下百日咳疫苗的有效性和安全性试验方法。

一、百日咳疫苗有效性检测方法

1. 小鼠脑腔攻击试验(intracerebral challenge assay)　本试验采用小

鼠脑腔攻击的方法,是为了验证百日咳疫苗应具有的免疫力而进行的检测性试验。试验建立在小鼠脑腔攻击的动物模型基础上,通过对特定品系的健康小鼠进行腹腔免疫,使之产生免疫保护,再使用具有一定毒力的百日咳活菌对小鼠进行脑腔攻击,观察疫苗对免疫后小鼠的保护力,并通过与定值标准品结果的比较,经过统计学计算得出该疫苗的免疫效价。鉴于该法用于 wP 效力评价的可靠性,20 世纪 80 年代日本首先研制出 aP 时,仍采用该动物脑腔攻击法作为 aP 的效力试验方法,但方法略有改变,即在小鼠免疫后 21 天后(wP 为 14 天)进行小鼠脑腔攻击,其他试验方法细节与全细胞百日咳疫苗脑腔攻击试验相同,试验成立条件也相同;每次人用剂量 aP 的免疫效价应不低于 4.0IU,且 95% 可信限的低限应不低于 2.0IU。当前,日本、韩国和中国都使用该方法进行 aP 的效力测定。

用生理氯化钠溶液将待检样品稀释至一定倍数(通常不超过 8 倍),并以 5 倍系列稀释法稀释成 3 个稀释度;按照说明将标准品起始浓度稀释至 1IU/mL,并以 5 倍系列稀释法稀释成 3 个稀释度,每个稀释度分别免疫一定数量(16~20 只)的同性别或雌雄各半小鼠,小鼠腹腔免疫后 14~21 天(wP 14天,aP 21 天)进行脑腔攻击,此期间内参考菌苗和供试品疫苗的每个稀释度的免疫小鼠的健存率应至少为 94%,即至少保证每个稀释度免疫有 16 只小鼠用于攻击试验。百日咳攻击菌用生理盐水稀释至起始浓度 270 万/mL,用于待检品与标准品组动物的毒力攻击,每只 0.03mL;同时将其进行 10 倍系列稀释,共 5 个稀释度,用于毒力对照组动物的毒力攻击。稀释菌液应置于冰盒保存,自稀释到攻毒完成不得超过 2.5 小时。小鼠攻击后观察 14 天。攻击后第 3 天,试验组动物每组至少 16 只,逐日观察动物并记录死亡数,最初 3 天死亡的动物不做统计,至第 14 天有麻痹、头部肿胀、弓背及明显耸毛的动物也按死亡计算。应用剂量反应平行线法,以参考菌苗为标准,计算供试品疫苗的效价,每 1 次人用剂量的免疫效价应不低于 4.0IU,且 95% 可信限的低限应不低于 2.0IU。如达不到上述要求时可进行复试,所有有效试验的结果必须以几何平均值(如用概率分析法时,应用加权几何平均)计算。

百日咳疫苗脑腔攻击法效力有效试验成立的条件为:参考菌苗和供试品疫苗的 ED_{50} 应在最大和最小免疫剂量之间;参考菌苗和供试品的剂量反应曲线在平行性及直线性上无明显偏差;应按 Reed-Muench 法计算对照组半数致死量(median lethal dose,LD_{50}),攻击菌的 LD_{50} 应在 100~1 000 的范围。

2. 免疫原性检测方法　通过直接对百日咳各组分抗体进行检测的动物

免疫原性检测方法。该法的基本原理是将疫苗免疫动物,然后检测疫苗所含抗原诱导动物产生抗体的滴度,并与经临床研究证实有效的同类参考疫苗进行比较后计算疫苗产品效力,该方法的优点是不需要对动物直接使用活菌进行攻击,所需动物数量少,符合动物保护伦理要求,可直接检测疫苗中的各有效组分诱导的体液免疫。

百日咳疫苗的动物免疫原性检测方法在欧洲、北美等国家生物制品检定机构和生产厂家广泛应用。该方法一般只能在常规质控中用来监测生产过程的一致性,通过与经临床证明有效的对照疫苗比较来判定是否符合标准。其主要缺陷为:经临床证明有效的对照疫苗不可能长期有效,导致方法学对照有可能不成立。迄今,采用该方法进行疫苗质量控制的生产厂家,由于分别进行临床试验,导致不同厂家,甚至同一生产厂家的不同类疫苗质量控制标准也不同,只能依赖生产过程的一致性控制,缺乏统一的标准。

3. 呼吸道攻击试验(respiratory challenge assay) 通过滴鼻或气雾攻击感染动物模型来评价百日咳疫苗保护力的方法。该法的基本原理是将疫苗免疫动物,然后通过滴鼻或气雾攻击的方式,使免疫动物感染一定数量的百日咳活菌,间隔一定时间后,计数小鼠气管和肺内百日咳鲍特菌的克隆数,观察小鼠百日咳鲍特菌感染程度,并与对照组小鼠相比较。经统计学分析评价其疫苗的效力。

由于该方法是通过模拟人感染百日咳鲍特菌建立的动物模型,监测免疫动物呼吸道受百日咳鲍特菌感染程度,较为直接地反映测试品对免疫动物提供的保护效果。因此该法在一些国家用于疫苗的检验和百日咳相关抗原保护力的评价。但由于该法需要滴鼻或气雾攻击感染,对操作的实验人员的防护要求较高,此外,解剖动物取支气管和肺以及接种于培养基计数细菌克隆数等操作步骤较复杂,不易标准化。

二、百日咳疫苗的安全性检测方法

百日咳疫苗的有效抗原成分百日咳类毒素是经过百日咳毒素脱毒后制备,在一定条件下存在毒性逆转的可能,因此,除一般安全性检查无菌检查外,百日咳疫苗的安全性检查项目还包括特异性毒性检查和毒性逆转试验。

1. wP 的毒性试验 wP 为一种全菌体灭活疫苗,据报道 10%~30% 接种者可能发生全身或局部的较为严重不良反应,这些接种不良反应可能与上述细菌产生的上述生物活性物质有关。因此为了检测 wP 可能含有潜在生物活性物质的毒性,研究人员建立和验证了 wP 毒性试验—小鼠体重减轻试验,该方法并被 WHO 推荐使用于各国生产的 wP 的毒性评价多年。进行 wP 的小鼠体重减轻试验要求每批 wP 供试品注射小鼠不少于 10 只(14~16g NIH,同性或雌雄各半),每只小鼠腹腔注射稀释的原液 0.5mL。同时设相同数量同体重的小鼠作为对照组。结果观察及判定标准:注射后 72 小时及第 7 天分别称取试验组及对照组小鼠的总体重;试验组的小鼠注射后 72 小时的总体重应不低于注射前的总体重。试验组 7 天后小鼠平均增加的体重应不少于对照组平均增加体重的 60%。试验组的小鼠应无死亡。试验结果符合上述要求,该批原液毒性试验判为合格。试验结果若达不到上述要求,原液可放置 2~8℃保存 3~4 个月再进行复试。仍达不到上述要求,该批原液的毒性判为不合格。

2. aP 的毒性试验　　aP 的特异性毒性试验包括小鼠白细胞增多毒性试验、小鼠组胺致敏试验和毒性逆转试验,主要为检测疫苗中百日咳类毒素的残余毒性而设立。若疫苗中百日咳毒素的残余毒性较大,将导致免疫疫苗后的小鼠白细胞增多,组胺致敏后的小鼠体温降低。

将 aP 成品或稀释至与成品相同浓度的原液,腹腔免疫接种体重 14~16g NIH 小鼠(雌性或雌雄各半),每组至少 10 只。同时将已适宜稀释的毒性参考品的每一稀释度(共 3 个稀释度)各用一组,每只小鼠腹腔注射 0.5mL,分别进行小鼠白细胞增多试验,小鼠组胺致敏试验和毒性逆转试验:

(1)小鼠白细胞增多试验:于腹腔注射后第 4 日,分别取小鼠末梢血进行白细胞计数。Statistic 软件(parallel line assay)计算结果,注射 aP 供试品的小鼠白细胞增多毒性的活性应不高于 0.5LPU/mL。

(2)小鼠组胺致敏试验:于腹腔注射后第 5 日,每只小鼠腹腔注射 0.5mL 组胺溶液(含二盐酸组胺 4mg 或二磷酸组胺 2mg),30 分钟后分别测小鼠肛温。Statistic 软件(parallel line assay)计算结果,aP 供试品的小鼠组胺致敏毒性的活性应不高于 0.8 HSU/mL,且无动物死亡。

(3)毒性逆转试验(组胺致敏试验):将每批 aP 供试品放置 37℃ 4 周,然后按小鼠组胺致敏试验方法进行试验,供试品的小鼠组胺致敏毒性的活性应不高于 0.8 HSU/mL,且无动物死亡。

上述 aP 的毒性试验主要在包括中国和日本等亚洲国家范围内使用。由于欧美等国家均采用分别纯化 aP 抗原组分,在其疫苗毒性评价时,仅采用组胺致敏试验作为疫苗潜在毒性的评价。此外,在这些国家使用的组胺致敏试验为定性试验,即在相应毒性参考品试验组成立的条件下,仅通过判断疫苗供试品试验组动物是否出现死亡为判断标准。

三、百日咳疫苗临床试验样本的检测方法

以下方法是由中国食品药品检定研究院建立的定量检测抗 PT 抗体、抗 FHA 抗体和抗 PRN 抗体的 ELISA 方法。分别应用纯化的 PT、FHA 和 PRN 作为包被抗原,百日咳血清抗体国际参考品为标准品。以标准品不同稀释度为横坐标(X 值),其相应的吸光度值为纵坐标(Y 值),应用 Softmax Pro 软件分析,进行四参数拟合绘制标准曲线。

由于采用样品系列稀释和四参数拟合双曲线计算,可以有效排除血浆中其他成分对检测系统的干扰,该方法特异性强,检测准确度高,重复性好,现已广泛用于疫苗有效性临床评价研究。该方法具体操作方法如下。

1. **包被**   96 孔酶标板包被相应浓度的抗原,3ug/mL,每孔 100uL,4℃过夜。

2. **加样**   加入按一定比例稀释的待检样品及血清标准品(参考品),并倍比稀释至酶标板最后一排,37℃恒温箱孵育 1 个小时。使用前用洗涤液洗板,洗净、扣干。

3. **加入酶标结合物**   加入已稀释至工作浓度的酶标结合物,每孔 100uL,37℃恒温箱孵育 1 个小时。使用前用洗涤液洗板,洗净、扣干。

4. **加入酶标反应底物**   加入配制好的酶标底物反应液,每孔 100uL,室温避光放置 10 分钟。

5. **终止反应**   每孔加入 50uL 终止液,终止酶标反应。

6. **测定光密度(optical density,OD)值**   使用波长 490nm 的酶标仪测定每孔的 OD 值。

7. **结果计算**   采用 4 参数对数剂量-反应平行线法以百日咳抗体参考品为标准,计算相应抗体滴度。

目前,对于百日咳疫苗临床试验结果的判定标准主要是以抗体阳转率评价有效性,但评价标准稍有差异,比如:免疫后抗体/免疫前抗体大于等于 4 倍增长;免疫前抗体大于等于 4 倍检测线,免疫后抗体大于等于 2 倍增长;免疫前抗体低于检测线,免疫后抗体大于等于 5IU/mL;免疫前抗体低于检测线,免疫后抗体大于等于 10IU/mL 等。我国共纯化疫苗以免疫后抗 PT、FHA 抗体大于等于 20IU/mL 以及免疫后抗体滴度比免疫前 4 倍增长作为阳转标准。

第四节 含百日咳成分疫苗预防
接种后不良事件监测

疫苗上市后的预防接种后不良事件（adverse event following immunization，AEFI）监测是免疫规划工作的重要内容之一，对于疫苗大规模使用后的安全性评价以及维持公众对预防接种的信心具有重要作用。WHO 发布的《全球免疫接种后不良事件监测手册》（2016 年修订），为各国疫苗安全监测和免疫规划工作人员开展 AEFI 监测处置等提供了重要的技术指导，以提高 AEFI 监测工作的效率和质量。

AEFI，在我国称为疑似预防接种异常反应。《中华人民共和国疫苗管理法》（2019 年发布，以下简称《疫苗管理法》）、《全国疑似预防接种异常反应监测方案》（2022 年修订版发布）、《预防接种异常反应鉴定办法》（2008 年发布）等现行相关的法律法规和技术文件，对 AEFI 报告、调查诊断和鉴定、补偿等进行了规定，指导全国规范开展各项 AEFI 监测处置工作。2011 年、2014 年和 2022 年我国 3 次通过了 WHO 对我国疫苗国家监管体系（NRA）职能评估，我国 NRA 各个职能板块，包括警戒板块 AEFI 监测处置相关工作均已达到国际标准。

按照《全国疑似预防接种异常反应监测方案》规定，AEFI 主要是指在预防接种后发生的怀疑与预防接种有关的反应或事件。接种单位、医疗机构等发现 AEFI 后，应按照规定及时报告，疾病预防控制机构或医学会根据各自职责组织开展调查诊断和鉴定。AEFI 按发生原因分成以下 5 类，即不良反应、疫苗质量事故、接种事故、心因性反应和偶合症。其中不良反应是指合格的疫苗在实施规范接种后，发生的与预防接种目的无关或意外的有害反应，包括一般反应（轻微、相对常见）和异常反应（相对严重、罕见）。疫苗质量事故、接种事故、心因性反应、偶合症，分别是由疫苗质量问题、接种差错、受种者精神因素或其他与疫苗本身特性无关的原因所致。因此，报告的 AEFI 可能是疫苗不良反应，但通常情况下，特别是严重的事件，多为接种后的偶合事件。在群体水平上，疫苗是否能够导致某种疾病的发生风险增高，需要通过主动监测研究提供疾病与疫苗之间的因果关联证据。我国免疫规划疫苗是 DTaP，其他含百日咳成分的四联或五联疫苗使用也逐年增加，了解含百日咳成分疫苗的 AEFI 监测情况以及相关研究情况，对做好疫苗接种和 AEFI 防范处置十分重要。

一、概况

根据对含百日咳成分疫苗的临床试验、大规模上市后疫苗安全性监测以及相关综述研究等进行回顾,单独接种或者与其他疫苗同时接种的安全性均在可接受范围内。含百日咳成分疫苗已知的不良反应中,主要以发热、红肿、硬结、接种部位疼痛、哭闹、倦怠、厌食、呕吐等一般反应为主,少数病例会出现过敏性皮疹,极少数病例会发生热性惊厥,低张力低反应发作(hypotonic-hyporesponsive episode,HHE)、严重急性过敏反应、臂丛神经炎极其罕见。癫痫、脑病、脑炎、吉兰-巴雷综合征(guillain-Barre syndrome,GBS)等极少数神经系统疾病偶有报告,但目前与疫苗之间的因果关联证据并不充分。

目前,国际上用于预防百日咳疾病所使用的疫苗分为 wP 和 aP 两种,而aP 根据生产工艺又可分为共纯化疫苗和组分纯化疫苗。wP 接种后不良反应以注射部位局部发红、肿胀、疼痛,轻微发热和嗜睡为主,罕见热性惊厥和HHE。aP 接种后轻微局部反应和全身反应通常比 wP 低,虽然接种 aP 后仍有 HHE 和热性惊厥发生,但发生率低于 wP,见表 4-4-1。此外,比较共纯化疫苗和组分纯化疫苗发现,组分 aP 引起的不良反应低于共纯化 aP,尤其表现在第 4 剂加强免疫。下面详细阐述不同情形下含百日咳成分疫苗的不良反应以及重点关注事件监测等情况。

表 4-4-1　百白破疫苗不良反应发生频率

疫苗不良反应	全细胞百白破疫苗(DTwP)	无细胞百白破疫苗(DTaP)
发热 37.8~38.4℃	很常见	很常见
发热 38.5~39℃	很常见	常见
发热 >39℃	常见	不常见
局部发红 1~20mm	很常见	很常见
局部发红 >20mm	很常见	常见
局部肿胀 1~20mm	很常见	很常见
局部肿胀 >20mm	很常见	常见
中度疼痛	很常见	常见
重度疼痛	很常见	不常见
中度哭闹	很常见	很常见

续表

疫苗不良反应	全细胞百白破疫苗（DTwP）	无细胞百白破疫苗（DTaP）
剧烈哭闹	很常见	常见
倦怠	很常见	很常见
厌食	很常见	很常见
呕吐	很常见	很常见
持续尖叫	常见	不常见
HHE	罕见	罕见
惊厥	极罕见	极罕见
脑病	极罕见	无该风险相关记录
过敏性休克	极罕见	该率无记录

资料来源：WHO《全球免疫接种后不良事件（AEFI）监测手册》（2016 年修订版）。

注：参考国际医学科学组织委员会（CIOMS）推荐预防接种不良反应的发生率分类：很常见（≥10%），常见（经常，1%~10%，含 1%），不常见（较少见，0.1%~1%，含 0.1%），罕见（0.01%~0.1%，含 0.01%），极罕见（<0.01%）。

（一）含百日咳成分疫苗的主要的不良反应以及重点关注事件

1. 局部反应　局部反应以发红、肿胀、压痛为主，一般发生在接种后 7 天以内。WHO《免疫接种后不良事件监测指南》中指出，DTwP 接种后接种部位发红、肿胀和压痛的预期发生频率分别为 16.4%~56.3%、22.4%~38.5%、14.3%~25.6%，DTaP 接种后接种部位发红、肿胀和压痛的预期发生频率分别为 3.3%~31.4%、4.2%~20.1%、0.4%~6.5%。一项多中心百日咳疫苗临床试验评估显示，13 种 DTaP 的局部症状平均发生分别为 1~20mm 发红 31.4%、大于 20mm 发红 3.3%；1~20mm 肿胀 20.1%、大于 20mm 肿胀 4.2%；中度或严重疼痛 6.9%。2 种 DTwP 疫苗的局部症状平均发生率分别为 1~20mm 发红 56.3%、大于 20mm 发红 16.4%、1~20mm 肿胀 38.5%、大于 20mm 肿胀 22.4%、中度或严重疼痛 40.2%。

局部疼痛、肿胀、红斑是含百日咳成分疫苗接种后的常见反应，在基础免疫期间报告的受种者不良反应发生率可达 40%，加强免疫剂次接种后局部反应发生率更高。加强免疫中，局部不良反应率随初次免疫历史、免疫前抗毒素水平、注射的类毒素剂量不同而有所不同。MAPT 评估了 15~20 月龄接种第 4 剂 DTaP 的安全性，结果显示儿童接种第 4 剂 DTaP 后，出现注射部位红、肿、痛的频率较基础免疫高，基础免疫接种 DTaP 者，加强免疫剂次接种 DTaP 后发生局部红肿的频率显著高于使用 DTwP 基础免疫者。使用 DTaP 完成基础免疫的儿童,接种第 4 剂 DTaP 后有 2% 的儿童出现大腿肿胀,而基础免疫使用 DTwP、加强免疫使用 DTaP 的儿童没有报告。观察到的肿胀一般是在接种后第 1 天和第 2 天出现,第 4 天可缓解,无后遗症。

接种含百日咳成分疫苗后另一种常见局部反应为无菌性脓肿。接种第 3 剂次后发生无菌性脓肿的病例较多,考虑是短时间内同一部位重复接种,增加了发生概率。无菌性脓肿与疫苗内的氢氧化铝佐剂可能相关,使用前未充分摇匀、注射过浅或注射过快,其中含有的氢氧化铝佐剂会使注入的疫苗在局部滞留时间过长,导致局部组织发炎而逐渐坏死、液化形成无菌性脓肿。此外,无细胞疫苗引起的无菌性脓肿病例远远低于全细胞疫苗,考虑因无细胞疫苗通过提纯工艺制成,提取了百日咳鲍特菌的抗原成分,而不是全菌体,避免了可能产生的严重异常反应。使用含百白破成分的疫苗加强免疫,其中的 DT 或 TT 也会在一些人群中导致接种部位发生不同程度的疼痛、红肿等反应。

2. 全身反应 接种含百日咳成分疫苗后,常见的全身反应包括发热、哭闹、倦怠、厌食、呕吐等。WHO《免疫接种后不良事件监测指南》中指出,DTwP 接种后 37.8~39℃ 的发热、哭闹、倦怠、厌食和呕吐的预期发生频率分别为 12.4%~44.5%、12.4%~29.1%、62%、35%、13.7%,DTaP 接种后 37.8~39℃ 的发热、哭闹、倦怠、厌食和呕吐的预期发生频率分别为 2.8%~20.8%、4.7%~12.4%、42.7%、21.7%、12.6%。MAPT 评估的 13 种 DTaP 和两种 DTwP 中,DTaP 全身反应平均发生率:37.8~38.3℃ 发热 20.8%、38.3℃ 以上发热 3.7%,哭闹 17.1%,倦怠 42.7%,食欲减退 21.7%,呕吐 12.6%;DTwP 全身反应发生率:37.8~38.3℃ 发热 44.5%、38.3℃ 以上发热 15.9%,易激惹 41.5%,困倦 62%,食欲减退 35%,呕吐 13.7%。

接种 DTwP 后,约有 50% 儿童会出现轻微发热,仅有不到 1% 的儿童体温达到 40.5℃。1992—1997 年,多国对新上市的 DTaP 进行的效力试验中,安全性研究结果显示,8 种新上市的 DTaP 基础免疫后,40.5℃ 以上高热的发生率为 0.01%~0.29%;与之对照的 DTwP 基础免疫后,40.5℃ 以上高热的发生率为 0.02%~0.44%。

含百日咳成分疫苗加强免疫后,全身反应不像局部反应那样常见。MAPT 评估了 15~20 月龄接种第 4 剂 DTaP 的安全性,儿童连续接种 4 剂无细胞疫苗后,出现发热的频率较基础免疫高,但评估对象中均未出现 40.5℃ 以上的发热。

3. 急性严重过敏反应　急性严重过敏反应是过敏反应中进展迅速,反应强烈的反应,累及两个以上系统,主要包括过敏性休克、过敏性喉头水肿等。含百日咳成分的疫苗作为一种预防性生物制剂,虽然具有良好的安全性,但其包含的抗原物质、吸附剂、稳定剂、容器包装中的乳胶成分等物质仍然可能引发机体出现急性严重过敏反应。美国医学研究所(Institute of Medicine,IOM)对急性严重过敏反应进行评估,相关证据支持含百日咳成分的疫苗与急性严重过敏反应之间的因果关系。因此,接种含百日咳成分疫苗后出现的过敏反应是含百日咳成分疫苗的接种禁忌证。皮肤试验一直被建议用于评价有破伤风过敏史的人接种破伤风类毒素后出现过敏反应的风险。然而,皮肤试验的益处是有限的,本身却带有一定风险。皮肤试验结果呈阴性的人群中,仍然有可能会出现急性严重过敏反应,因此,由于皮肤试验缺乏特异性,不应过于看重其结果,进行试验时必须小心谨慎。

4. 热性惊厥　热性惊厥是一种婴幼儿常见的热敏感性发作性神经系统疾病,极少数病例接种含百日咳成分疫苗后会发生热性惊厥,一般出现在免疫接种后 0~2 天。IOM 调查了 DTwP 与惊厥关联的证据,DTwP 可能与热性惊厥存在因果关联,而现有证据不足以证明 DTwP 与非热惊厥存在因果关联。7 个参与疫苗安全性数据链的健康管理组织结合 1997—2006 年综合监测数据对 DTaP 与惊厥之间的关联进行分析后认为,DTaP 与惊厥缺少关联性。尽管 DTwP 可能与热性惊厥存在因果关联,但发生率极低。Cody 等的临床试验中,DTwP 接种后,热性惊厥发生率为 0.06%,有个人或家族抽搐史的儿童接种 DTP 疫苗后惊厥发生率增加,但远低于其 5% 的自然发病率。有个人或家族抽搐史的儿童,接种 DTwP 后惊厥发生率增高,单一的热性惊厥通常认为是良性的,没有证据表明接种 DTwP 后惊厥会诱发癫痫。

虽然接种 DTaP 后仍有惊厥发生,但发生率低于 DTwP。1992—1997 年,多国开展的 DTaP 与 DTwP 对照试验结果显示,DTaP 接种后,惊厥发生率为 0.005%,DTwP 接种后,惊厥发生率为 0.02%。美国疫苗不良事件报告系统(vaccine adverse event reporting system,VAERS)1991—1993 年监测数据显示,接种第 4 剂和第 5 剂含百日咳成分疫苗的惊厥报告率,DTaP 为 0.5/10 万剂,DTwP 为 1.7/10 万剂。

5. 臂丛神经炎　臂丛神经炎是接种含破伤风组分疫苗后极其罕见的不良反应。据报道,臂丛神经炎可发生在接种破伤风类毒素数小时至数周内。神经病变是类似于注射马破伤风抗毒素后产生的免疫复合物沉着病的表现。IOM 审阅了所有可用的证据,于 1994 年得出结论:有证据支持注射破伤风类毒素与臂丛神经病变之间存在因果关系,估计每 10 万名破伤风类毒素受种对象中,有 0.5~1 人会在免疫后 1 个月内出现臂丛神经病变。美国在 1991—2001 年的预防接种后不良反应被动监测中发现 49 例臂丛神经炎,均发生在接种含破伤风类毒素成分的疫苗(38 例是单纯类毒素,11 例是联合疫苗)后的 0~60 天(中位时间为 2 天),报告发生率为 0.007/10 万剂,低于 IOM 估计发生率。

6. HHE 含百日咳成分疫苗的另一罕见反应是类休克状态,被称为 HHE,可见于接种 DTwP 和 DTaP 后,通常发生在接种后 12 小时内,可持续数小时但最终会缓解。HHE 发生后未见有死亡或不良后果。目前这一现象的发生机制还不清楚,IOM 专门小组收集了大量证据得出结论:现有的证据较弱,但仍然倾向支持 DTP 与 HHE 存在因果关联。在 Cody 等的研究中,DTwP 接种后 HHE 的发生率为 0.06%。WHO《免疫接种后不良事件监测指南》中,DTwP 接种后 HHE 的预期发生频率为 57/10~250/10 万剂,DTaP 接种后 HHE 的预期发生频率为 14/10~62/10 万剂次。1992—1997 年,多国针对上市后 DTaP 开展的效力试验结果显示:8 种 DTaP 基础免疫后,HHE 发生率在 0/10~47/10 万剂之间;与之对照的 DTwP 基础免疫后,HHE 发生率在 0/10~81/10 万剂之间;其中 1993 年斯德哥尔摩研究中,研究者特别关注 HHE 的发生,此项研究中 DTaP 的 HHE 发生率为 47/10 万剂,高于其他研究的同种或类似疫苗。此外,多项研究中报道了接种 DTaP、DTwP-Hib、DTwP-HBV-Hib 后出现的 HHE 病例,研究者倾向于认为 HHE 的发生与接种上述疫苗有关。

7. 其他尚无因果关联证据的几种严重神经系统疾病 目前,癫痫、脑病、急性播散性脑脊髓膜炎(acute disseminated cerebrospinal meningitis,ADEM)、GBS 等疾病与含百日咳成分疫苗之间的因果关联证据仍存在争议。Berkovic 等对 14 名接种含百日咳疫成分苗后癫痫或脑病的儿童进行回顾性研究发现,所谓的疫苗相关性癫痫实际上绝大多数为婴儿严重肌痉挛癫痫(又称 Dravet 综合征),与自身的基因突变有关。婴儿严重肌痉挛癫痫是一种少见但为国际抗癫痫联盟公认的婴儿期癫痫脑病,患者发病前生长发育大多正常,首次发作高峰在 5~6 月龄。Mcintosh 等对 40 例严重肌痉挛癫痫婴儿患者临床特征进行回顾性分析后认为,这些儿童本身存在细胞膜电压依赖性钠离子通道 α1 亚单位基因突变,是导致发病的根本原因,疫苗接种后引起的发热可能是该病的触发因素,疫苗接种与该病的发生和预后均无任何因果关联。此外,Karina A. Top 等对癫痫患儿预防接种后癫痫的发作风险进行研究发现,预防接种不会增加癫痫患儿的癫痫发作风险。

Roger Baxter 等进行的一项病例对照研究显示,DTaP 不会增加 ADEM 的发病风险;IOM 也认为,ADEM 与任何疫苗之间的因果关联证据不充分。Roger Baxter 等对 415 例 GBS 患者进行了回顾性研究,未发现接种疫苗引起 GBS 风险增加的证据。目前,没有足够的证据接受或者否定 DT、TT 或无细胞百日咳与 GBS 的因果关联。在一段时间内,曾怀疑 DTwP 与脑病有因果关联,但几项严谨的流行病学研究在很大程度上消除了这些疑虑。美国的几项研究也显示无证据表明接种疫苗与导致大脑损伤的急性脑病相关。

此外,有报告表明,接种破伤风类毒素或白喉破伤风联合疫苗之后会出现其他神经疾病,包括癫痫发作和急性脑病,目前尚无足够的数据支持接种疫苗与任何一种上述疾病具有因果关系,这些全身症状在接种后不久即出现且不能指明其他原因,其间的联系可能只是一种不相关的偶然事件。澳大利亚报道了 1 例中毒性脑炎综合征病例,在两次接种破伤风疫苗后均出现昏迷状态,其病理形态学表现为变应性脑水肿,与脑炎相反,对治疗的迅速反应表明,过敏水肿是主要的症状。两次昏迷怀疑是因接种疫苗后的超敏反应引起的。

神经系统疾病病因复杂多样,这些极其罕见的严重神经系统并发症与含百日咳成分疫苗接种并无确定的因果关联,接种疫苗可能是这些疾病的触发因素。

(二) 特殊形式下含百日咳成分疫苗的不良反应以及重点关注事件

1. **联合疫苗**　全球已开发出以百白破为基础的四联、五联、六联疫苗。具体种类本章第一节已详细描述,总体上,联合疫苗具有良好的安全性,接种联合疫苗的受试者所出现的不良反应与接种其他含有 DTP 成分疫苗的不良反应相似。最常见的是局部症状,包括疼痛、发红或肿胀;全身症状报告的频率比较低。

目前,国内使用的以百白破为基础的联合疫苗有 DTP-Hib 四联疫苗和 DTaP-IPV-Hib 五联疫苗两类。

(1) DTP-Hib 四联疫苗:目前获得的临床研究结果显示,DTwP-Hib 和 DTaP-Hib 联合疫苗接种后,疫苗不良反应的发生与 DTwP 和 Hib、DTaP 和 Hib 分开使用时相仿,低热或轻微局部反应可能有适度增加,但联合疫苗的使用也避免了同时接种 2 种疫苗时另一个接种部位的局部反应。研究证明 DTwP-Hib 和 DTaP-Hib 联合疫苗是安全有效的。我国评价了自主研发的用于婴儿免疫的 DTaP-Hib 的安全性,结果表明该疫苗可获得预期的安全性,DTaP-Hib 联合疫苗与 DTaP 和 Hib 分别接种,两组局部及全身不良反应发生率差异无统计学意义。

（2）DTaP-IPV-Hib 五联疫苗:在法国 2 195 名婴儿中进行的研究显示,五联疫苗与分别接种 DTaP-IPV 和 Hib 疫苗相比,其局部不良反应率和全身不良反应率相似,均处于较低水平,局部不良反应主要表现为硬结、红斑,全身不良反应主要表现为发热、嗜睡、易激惹和无法安抚的啼哭。在国内开展的Ⅲ期临床试验中,五联疫苗组与单项疫苗对照组的局部不良反应率和全身不良反应率相似,均处于较低水平。

目前,国外使用的还包括 DTP-HepB 联合疫苗、DTP-IPV 联合疫苗、DTP-HepB-Hib 五联疫苗、DTP-IPV-HepB-Hib 六联疫苗等,均具有良好的安全性。与分开接种相比,严重不良反应相似,轻微的不良反应如疼痛和红肿在联合疫苗更为常见。

2. 同时接种其他疫苗　当儿童年龄和接种史符合要求时,DTwP 和 DTaP 可常规与脊髓灰质炎疫苗、Hib 疫苗、肺炎球菌多糖结合疫苗、HepB、麻腮风疫苗和水痘疫苗联合接种,但要使用不同注射器在不同部位进行接种。联合接种后发生严重不良反应的概率比单独接种的稍高,但可以通过接种联合疫苗降低接种次数减少不良反应。

上海市对 2014—2017 年接种 DTaP-Hib 的安全性监测资料分析,以评价 DTaP-Hib 单独和与其他疫苗同时接种的安全性。研究结果显示,单独接种的一般反应报告发生率显著高于同时接种;DTaP-Hib 单独及同时接种的异常反应报告发生率无显著性差异,因此,DTaP-Hib 与其他疫苗同时接种不会增加 AEFI 的发生率。

北京市通州区观察了 DTaP-Hib 单独接种、与脊髓灰质炎灭活疫苗(IPV)同时接种、与二价口服脊髓灰质炎减毒活疫苗(bOPV)同时接种后 0~14 天不良反应。结果显示,儿童 DTaP-Hib 基础免疫单独接种、与 IPV 或 bOPV 同时接种的不良反应发生率分别为 5.89‰、6.18‰、4.86‰,其中局部反应分别为 3.97‰、4.12‰、3.34‰,全身反应分别为 1.92‰、2.06‰、1.52‰。儿童 DTaP-Hib 基础免疫单独接种和与脊髓灰质炎疫苗同时接种的不良反应发生率均在可接受范围内,同时接种未增加不良反应的发生风险。

浙江省对水痘疫苗与 DTaP-Hib 联合接种的安全性进行评价,结果显示单独接种组、联合接种组仅有一般反应报告,如局部红肿、硬结发生率均低于2%,轻度的一过性发热各组发生率也均低于 2%,联合或单独接种组差异无统计学意义。

3. 青少年和成人用疫苗 与儿童用含百日咳成分疫苗相比,青少年和成人用含百日咳成分疫苗中 PT 含量有所降低,但此类疫苗目前在国内尚未使用。美国国立卫生研究院(NIH)资助了一项多中心试验,评价了成人接种不同剂量的 5 种含无细胞百日咳成分疫苗的免疫原性和安全性。尽管随着剂量的增加,某些受试对象的局部反应发生率增加,注射局部不适时间延长,但是各种疫苗在不同剂量组均表现较好耐受性。

大规模临床试验显示,既往使用含百日咳成分疫苗完成基础免疫者,加强接种 1 剂次成人用无细胞百白破疫苗(Tdap)后,反应发生情况与 Td 类似,两相或迟发反应不常见,严重的局部反应罕见。在 Td 中增加了纯化的无细胞百日咳成分,未显示增加不良反应的发生风险。针对使用含无细胞百日咳成分疫苗完成基础免疫者加强接种 Tdap 后的局部反应发生情况,有研究选取已接种过 5 剂含无细胞百日咳成分疫苗的青少年作为受试对象。与前几剂相比,尽管加强接种 Tdap 后出现疼痛(63.6%)、发红(51.7%)和肿胀(41.4%)的频率更高,但出现肿胀超过 100mm、臂围增加 50mm 以上或影响日常活动的严重肿胀者很少,且均无后遗症。针对成人和青少年接种 Tdap后过敏和神经系统反应发生情况,北加利福尼亚州 Kaiser 长期医疗保健计划和美国 CDC 进行了研究,结果显示,与接种 Td 疫苗者相比,接种 Tdap 未增加成人和青少年发生脑病-脑炎-脑膜炎、麻痹综合征、惊厥、脑神经紊乱和吉兰-巴雷综合征等神经系统反应以及过敏性事件的风险。

(三)特殊健康状态人群接种含百日咳成分疫苗的安全性考虑

1. 早产儿 出生时胎龄未满 37 周的早产儿,细胞免疫和体液免疫发育不成熟,补体水平低下,通过母体胎盘获得的 IgG 量少,对百日咳感染的抵抗力弱。美国儿科学会建议早产儿按照足月儿的免疫程序接种含百日咳成分疫苗。研究表明,早产儿按照足月儿的免疫程序接种含百日咳成分疫苗后的安全性与足月儿无差异。

2. 免疫力低下人群 包括先天性免疫缺陷者、人类免疫缺陷病毒感染者、血液或其他系统恶性肿瘤患者、接受干细胞移植或器官移植者以及慢性肾功能衰竭患者等,此类人群容易发生百日咳鲍特菌感染,并且一旦感染病情往往较严重,甚至可能致死。美国免疫实施咨询委员会建议免疫力低下人群根据情况接种疫苗,原则上可接种灭活疫苗。由于含有百日咳成分疫苗均为灭活疫苗,因此,免疫力低下人群,不论其是否使用免疫球蛋白,均可以接种,并且与免疫功能正常者具有相同的安全性,目前尚未发现有额外的风险增加。建议肿瘤患者在化疗结束 6 个月后接种,干细胞移植者在移植 1 年后接种,器官移植者在移植前 2 周以上或移植 1 个月后接种,慢性肾功能衰竭者在疾病缓解期接种。

3. **神经系统疾病患者** 含百日咳成分疫苗可能会因为接种后发热等原因诱发热性惊厥,也可能使潜在的神经系统疾患提前发生,但一般不会引发或加重慢性神经系统疾病。神经系统受损的儿童更需要通过接种疫苗来预防百日咳。对于单纯性热性惊厥,或非频繁性发作的热性惊厥(半年内发作少于3次,且 1 年内发作少于 4 次),既往没有惊厥持续状态(持续惊厥超过半小时),本次发热性疾病痊愈后,可接种含百日咳成分疫苗;6 个月及以上未发作的癫痫患者,无论是否服用抗癫痫药物,可接种含百日咳成分疫苗。其他神经系统疾病患者,适当的做法是推迟含百日咳成分疫苗接种,进一步了解清楚他们的健康状况,再次接种应慎重考虑。

4. **自身免疫性疾病患者** 常见的自身免疫性疾病包括系统性红斑狼疮、幼年特发性关节炎、多发性硬化症、类风湿性关节炎、重症肌无力等。自身免疫性疾病患者感染的风险较一般人群高,且感染更严重。因此,从预防百日咳细菌感染的角度来看,自身免疫性疾病患者更需要通过接种含百日咳成分疫苗来预防感染。接种含百日咳成分疫苗不会诱发自身免疫性疾病,也不会增加自身免疫性疾病患者感染的风险。但是在自身免疫性疾病的急性期暂缓接种;待病情稳定至缓解期后,不论其是否使用激素或免疫抑制剂治疗,均可接种含百日咳成分疫苗。

5. **过敏体质者** 所谓"过敏性体质"不是疫苗接种的禁忌证。接种含百日咳成分疫苗不会增加过敏体质者对疫苗过敏的发生率。除非确定对含百日咳成分疫苗中的某些成分过敏或既往接种含百日咳成分疫苗后出现过敏反应,否则均可正常接种含百日咳成分疫苗。

6. **遗传代谢病患者** 遗传代谢病是遗传性生化代谢缺陷所致疾病的总称,种类繁多。患者体内代谢平衡能力较弱,即使轻微的感染都可能使原本脆弱的机体出现代谢紊乱,从而使病情加重。此类患者需要通过接种疫苗预防感染,但是接种疫苗对于存在遗传代谢病的患者可能诱发或加重病情,因此遗传代谢病患者接种含百日咳成分疫苗需要进行个体化评估。

7. 湿疹、哮喘患者　接种含百日咳成分疫苗不会加重病情,均可接种含百日咳成分疫苗,但湿疹患者接种时要避开湿疹部位,哮喘患者在疾病的缓解期接种。

二、AEFI 的防范及应急处置

1. 注意接种禁忌证和慎用证的筛查　含百日咳成分疫苗的禁忌证有 2 个,即既往接种含百日咳成分疫苗后出现的过敏反应和脑病。接种 DTaP 或 DTwP 后立即发生的过敏反应,由于不能确定是由哪种成分导致,所以是继续接种含白喉、破伤风或百日咳任意一种成分疫苗的禁忌证。若在接种 DTwP 或 DTaP 7 天内发生急性脑病,无其他明确病因时,应禁止再次接种含百日咳成分疫苗,免疫程序中的剩余剂次可使用 DT 疫苗完成接种,但最好将接种推迟到患者神经系统恢复后。TT 的禁忌证为有严重的超敏反应史或接种后出现神经系统疾病。使用 DT 很少有禁忌证,可小剂量预注射观察神经反应或严重过敏反应以决定进一步使用的剂量。

在没有禁忌证时,还需考虑以下慎用证:既往接种含百日咳成分疫苗后 48 小时内体温达 40.5℃及以上,且无其他明确原因;接种后 48 小时内出现 HHE;接种后 48 小时内出现持续不少于 3 小时不可抚慰的哭闹;接种 3 天内发生伴或不伴发热的惊厥;其他相关病史,如 Arthus 反应、吉兰-巴雷综合征或进行性神经系统疾病等。

判断是否继续接种,接种医生或临床医生应针对每一个体进行利益与风险评估。儿童患有伴或不伴发热的中、重度急性疾病的,都应暂时推迟接种,并于痊愈后由医生评估适合接种后尽快实施。对于免疫功能受损或正在接受免疫抑制治疗的儿童,可以进行 DTwP 或 DTaP 接种。如果患儿免疫抑制治疗将在近期结束,为获得更好的免疫应答,应将疫苗接种推迟到治疗结束后 1 个月进行。对患有神经系统疾患的婴儿,适当的做法是推迟含百日咳成分疫苗接种,全面了解他们的身体状况和治疗情况后再决定是否接种,有惊厥史的儿童,应当推迟含百日咳成分疫苗的接种直至惊厥原因明确并且已经治疗恢复后。对接种 DT、TT 后有大面积局部反应史的人群,在进行加强免疫时,其剂量应低于标准剂量,以保证在获得足够免疫应答的同时又不产生明显的不良反应。对这部分人群,应在进行加强免疫前评估其体内抗毒素水平,以确定是否需要加强免疫。

2. **接种实施过程中的注意事项** DTP 疫苗接种剂量过大,注射过浅,接种途径不正确,每次接种前未充分摇匀或者曾经冻结等,都可能加大注射部位发生红肿、硬结的风险。因此,接种医生必须严格按照预防接种工作规范的要求进行接种。

接种加强免疫剂次含百日咳成分疫苗后,局部反应性增强已得到充分证明,这可能与机体对疫苗的细胞免疫应答有关,局部反复受到刺激,机体对相应抗原或吸附剂敏感性也相应增加。国内外相关研究表明,儿童在大腿前外侧或臀部肌肉实施疫苗接种后局部反应发生风险低于上臂三角肌接种。从安全性角度考虑,为降低加强免疫剂次 DTaP 接种后 AEFI 发生风险,建议接种医生在条件允许的情况下,对 DTaP 实施肌内接种,不同部位交替进行,减少局部硬结的出现。

3. **做好接种后留观和急性严重不良事件的应急处置** 接种现场应配备足够的急救设施、设备和药品,接种现场人员应具有基本的急救能力。接种后,提示受种者至少留观 30 分钟,无其他反应再离开接种单位,以避免出现急性严重过敏反应后救治不及时而造成的严重后果。

叮嘱受种者或其监护人注意接种后的观察与护理,如出现不良状况,及时与接种单位沟通,在接种医生的指导下进行处理或直接至正规医疗机构就诊。

三、AEFI 监测评价

1. **报告** 由于罕见的、延迟发病或在亚人群中的不良反应在疫苗上市前临床试验阶段很难被发现,因此,疫苗上市后的安全性监测至关重要。病例发现是 AEFI 监测中最基础性的工作,《疫苗管理法》规定,医疗机构、接种单位、疫苗上市许可持有人是 AEFI 病例的报告主体,在接到受种者或其监护人的报告或者主动发现 AEFI 后,需要向疾病预防控制机构进行报告。AEFI 报告不需要进行严格的因果关联评估,怀疑与疫苗相关即可报告。因此一旦怀疑受种者发生 AEFI,尤其是严重不良事件,需要及时报告,不必等待全部调查和评估工作结束。

目前,我国的 AEFI 报告主要依靠覆盖全国的 AEFI 监测系统。医疗机构、接种单位或县级疾控机构等通过该系统报告 AEFI 病例后,各级疾控机构和药品不良反应监测机构均可通过该系统及时浏览病例信息。因该监测系统收集的是疫苗接种后各种医疗事件信息,因此,明确疫苗相关的不良反应定义是必要的。我国 AEFI 监测方案明确规定了需要报告的 AEFI 范围,责任报告单位和人员可参照该方案要求进行报告。

2. AEFI 个案病例因果关联评估注意事项

AEFI 报告单位可对 AEFI 作出一般反应或者分类待定的初步分类。对需要调查的 AEFI,由疾病预防控制机构按照要求组织调查并收集相关资料。对死亡、严重残疾、群体性等对社会有重大影响的 AEFI,由设区的市级以上卫生健康行政部门、药品监督管理部门按照各自职责组织开展调查、处理。疾病预防控制机构负责组织专家组开展调查诊断并分类,如当事人对调查诊断结论有争议,可向医学会提起鉴定申请。开展疾病与疫苗之间因果关联评估,需要的资料包括病例既往 AEFI 史、既往健康状况(包括基础疾病情况等)、家族史、过敏史、用药史以及可能的危险因素暴露史等资料,病例主要症状和体征、临床诊断、实验室检查结果、已采取的治疗措施和效果等资料,所使用的疫苗以及预防接种实施相关的资料,目前已知的疫苗接种与 AEFI 之间因果关联研究相关文献或资料,必要时还需收集当地相关疾病的发病情况、接种前暴露史等。评估原则和步骤等可参考 WHO 的全球 AEFI 监测手册。2020 年12 月 7 日,国家卫生健康委员会印发了《预防接种异常反应补偿范围参考目录及说明(2020 年版)》(以下简称异常反应补偿范围参考目录)的通知,其中含百日咳成分疫苗异常反应需参考的内容,主要涉及了与注射有关的局部反应和急性严重过敏反应。

我国异常反应补偿范围参考目录对异常反应的判定原则进行了说明。对病例调查诊断或鉴定工作规范,且同时符合以下原则的,可以判定为预防接种异常反应。

(1)疾病临床诊断明确,符合临床诊断标准。

(2)明确排除其他病因:具有明确支持是由疫苗导致疾病的临床或实验室证据,或者具有明确排除其他重要致病因素(如感染、外伤、中毒等)的临床或实验室证据。详细的既往史、发病史、临床检查以及实验室检查等资料,有助于确定和解释是否有其他重要病因。

(3)属于目前已知范围内确定的疫苗损害:属于本目录中疾病与疫苗之间有确定的或倾向于支持存在因果关系的疾病。

(4)接种疫苗至该疾病发生的时间范围可参考本目录中的常见时间范围。

病例调查诊断或鉴定工作规范,且同时符合以下原则的,可以判定为不排除预防接种 2 异常反应。

（1）疾病临床诊断明确,符合临床诊断标准。

（2）基本排除其他病因。具有倾向于支持是由疫苗导致疾病的临床或实验室证据,或者具有基本排除其他重要致病因素(如感染、外伤、中毒等)的临床或实验室证据。尤其对本目录中尚未有确定因果关联研究证据的疾病,应通过既往史、发病史、临床检查以及实验室检查等,排除其他重要的可能病因证据后,可作出不能排除预防接种异常反应的结论。

（3）属于目前已知范围内基本确定或可能的疫苗损害,即属于本目录中所列的异常反应相关疾病范围。

（4）接种疫苗至该疾病发生的时间范围可参考本目录中的常见时间范围。

3. 群体水平因果关联研究评价要点　研究疫苗是否会在接种人群中导致特定疾病的风险升高,需要设计良好的流行病学研究,通过开展主动监测研究,收集高质量的病历信息、接种信息等数据,比较接种人群中不良事件(AE)的发生风险是否较未接种人群明显增高。需要使用监测资料和适当的统计学方法,验证所用疫苗与特定 AE 之间因果关联的假设,测量关联强度。有时需要与个体水平的因果关联评估相结合,对部分或全部的关注病例在纳入群组分析之前,进行个案审核和因果关联评估。

四、预防接种异常反应的补偿

1. 补偿政策相关规定　按照我国《疫苗管理法》第五十六条规定,国家实行预防接种异常反应补偿制度。实施接种过程中或者实施接种后出现受种者死亡、严重残疾、器官组织损伤等损害,属于预防接种异常反应或者不能排除的,应当给予补偿。接种免疫规划疫苗所需的补偿费用,由省、自治区、直辖市人民政府财政部门在预防接种经费中安排;接种非免疫规划疫苗所需的补偿费用,由相关疫苗上市许可持有人承担。预防接种异常反应补偿范围、标准、程序由国务院规定,省、自治区、直辖市制定具体实施办法。

2. 补偿范围参考目录　与含百日咳成分疫苗相关的异常反应调查诊断、鉴定以及补偿,可参考国家卫生健康委员会 2020 年 12 月发布的异常反应补偿范围参考目录。

（1）接种疫苗至疾病发生不超过 4 小时的喉水肿、急性过敏性休克,属于异常反应或不排除异常反应。

（2）接种注射类疫苗至疾病发生不超过 10 天的局部过敏坏死反应

（Arthus 反应,个别疫苗多次注射后可能有风险),属于异常反应或不排除异常反应。

（3）接种含破伤风类毒素疫苗至疾病发生 2~28 天(免疫力低下者 2 天~3 个月)的臂丛神经炎,属于异常反应或不排除异常反应。

五、展望

含百日咳成分疫苗的安全性与产品质量密切相关,建议疫苗生产企业应当做好质量控制,同时加大对新疫苗研发的投入。采用现代生物学 rDNA 技术对 PT 编码基因进行人工改造(突变两次以确保不会发生毒性逆转),可直接产生灭活的 PT 抗原;白喉棒状杆菌也可利用基因工程技术改造,获得无活性有免疫原性的抗原分子 D 蛋白。因此,基因工程重组 DTaP 将是联合疫苗未来发展的一个方向,该技术将使联合疫苗更加安全有效。随着药品生产管理规范的实施和改进,硫柳汞、二苯氧乙醇和抗生素等可能将不再作为联合疫苗必需的添加剂,无防腐剂的联合疫苗可能会减少疫苗不良反应。此外,优化免疫程序,开发含 Hib、HBV、IPV 等成分的联合疫苗将有利于通过减少接种剂次降低局部反应和全身反应的发生概率。

参 考 文 献

[1] 王军志.疫苗的质量控制与评价[M].北京:人民卫生出版社,2013.

[2] KAMACHI K,KONDA T,ARAKAWA Y. DNA vaccine encoding pertussis toxin S1 subunit induces protection against Bordetella pertussis in mice [J]. Vaccine,2003, 21(31):4609-4615.

[3] GUZMAN C A,MOLINARI G,FOUNTAIN M W,et al. Antibody responses in the serum and respiratory tract of mice following oral vaccination with liposomes coated with filamentous hemagglutinin and pertussis toxoid [J]. Infect Immun, 1993,61(2):573-579.

[4] CONWAY M A,MADRIGAL-ESTEBAS L,MCCLEAN S,et al. Protection against Bordetella pertussis infection following parenteral or oral immunization with antigens entrapped in biodegradable particles:effect of formulation and route of immunization on induction of Th1 and Th2 cells [J]. Vaccine,2001,19(15-16): 1940-1950.

[5] VERMA N K,LINDBERG A A. Construction of aromatic dependent Shigella flexneri 2a live vaccine candidate strains: :deletion mutations in the aroA and the aroD

genes [J]. Vaccine,1991,9(1):6-9.

[6] MIELCAREK N,DEBRIE A S,RAZE D,et al. Live attenuated B. pertussis as a single-dose nasal vaccine against whooping cough [J]. PLoS Pathog,2006,2(7):e65.

[7] CLEMENS J D,FERRECCIO C,LEVINE M M,et al. Impact of Haemophilus influenzae type b polysaccharide-tetanus protein conjugate vaccine on responses to concurrently administered diphtheria-tetanus-pertussis vaccine [J]. JAMA,1992, 267(5):673-678.

[8] MILLER M A,MESCHIEVITZ C K,BALLANCO G A,et al. Safety and immunogenicity of PRP-T combined with DTP:excretion of capsular polysaccharide and antibody response in the immediate post-vaccination period [J]. Pediatrics,1995,95(4): 522-527.

[9] MAWAS F,DICKINSON R,DOUGLAS-BARDSLEY A,et al. Immune interaction between components of acellular pertussis-diphtheria-tetanus(DTaP) vaccine and Haemophilus influenzae b(Hib) conjugate vaccine in a rat model [J]. Vaccine, 2006,24(17):3505-3512.

[10] GREENBERG D P,DOEMLAND M,BETTINGER J A,et al. Epidemiology of pertussis and Haemophilus influenzae type b disease in Canada with exclusive use of a diphtheria-tetanus-acellular pertussis-inactivated poliovirus-Haemophilus influenzae type b pediatric combination vaccine and an adolescent-adult tetanus-diphtheria-acellular pertussis vaccine:implications for disease prevention in the United States [J]. Pediatr Infect Dis J,2009,28(6):521-528.

[11] LI G,ZHANG H,ZHOU W,et al. Safety and immunogenicity of a diphtheria, tetanus,acellular pertussis and Haemophilus influenzae Type b combination vaccine compared with separate administration of licensed equivalent vaccines in Chinese infants and toddlers for primary and booster immunization [J]. Vaccine, 2010,28(25):4215-4223.

[12] POOVORAWAN Y,THEAMBOONLERS A,SANPAVAT S,et al. Comparison study of combined DTPw-HB vaccines and separate administration of DTPw and HB vaccines in Thai children [J]. Asian Pac J Allergy Immunol,1999,17(2):113-120.

[13] GATCHALIAN S,REYES M,BERNAL N,et al. A new DTPw-HBV/Hib vaccine is immunogenic and safe when administered according to the EPI(Expanded Program for Immunization)schedule and following hepatitis B vaccination at birth [J]. Hum Vaccin,2005,1(5):198-203.

[14] USONIS V,BAKASENAS V,P. W. Feasibility study of a combined diphtheria-tetanus-acellular pertussis-hepatitis B(DTPa-HBV) vaccine,and comparison of clinical reactions and immune responses with diphtheria-tetanus-acellular

pertussis (DTPa) and hepatitis B vaccines applied as mixed or injected into separate limbs [J]. Vaccine,1997,15(15):1680-1686.

[15] ARAúJO O O,FORLEO-NETO E,VESPA G N,et al. Associated or combined vaccination of Brazilian infants with a conjugate Haemophilus influenzae type b (Hib) vaccine,a diphtheria-tetanus-whole-cell pertussis vaccine and IPV or OPV elicits protective levels of antibodies against Hib [J]. Vaccine,2000,19(2-3):367-375.

[16] NILSSON L,FALDELLA G,JACQUET J M,et al. A fourth dose of DTPa-IPV vaccine given to 4-6 year old children in Italy and Sweden following primary vaccination at 3,5 and 11-12 months of age [J]. Scand J Infect Dis,2005,37(3):221-229.

[17] 李艳萍,李凤祥,侯启明,等. 中国婴幼儿接种吸附无细胞百白破灭活脊髓灰质炎和 b 型流感嗜血杆菌(结合)联合疫苗的安全性和免疫原性研究[J]. 中华流行病学杂志,2011,32(8):808-815.

[18] GANDHI D J,DHADED S M,RAVI M D,et al. Safety,immune lot-to-lot consistency and non-inferiority of a fully liquid pentavalent DTwp-HepB-Hib vaccine in healthy Indian toddlers and infants [J]. Hum Vaccin Immunother,2016,12(4):946-954.

[19] DALVI S,KULKARNI P S,PHADKE M A,et al. A comparative clinical study to assess safety and reactogenicity of a DTwP-HepB+Hib vaccine [J]. Hum Vaccin Immunother,2015,11(4):901-907.

[20] ARíSTEGUI J,DAL-Ré R. Assessment of the immunogenicity and reactogenicity of a quadrivalent diphtheria,tetanus,acellular pertussis and hepatitis B(DTPa-HBV) vaccine administered in a single injection with Haemophilus influenzae type b conjugate vaccine,to infants at 2,4 and 6 months of age[J]. Vaccine,1998,16(20):1976-1981.

[21] 张庶民,马霄,侯启明,等. 吸附百白破乙肝(CHO)四联疫苗接种反应及血清学效果观察[J]. 中国生物制品学杂志,2004,17(5):323-326.

[22] PARTRIDGE S,ALVEY J,. B H. Safety of a combination diphtheria,tetanus toxoid, acellular pertussis,hepatitis B,and inactivated polio vaccine coadministered with a 7-valent pneumococcal conjugate vaccine and a Haemophilus influenzae type b conjugate vaccine [J]. Vaccine,2007,25(10):1806-1813.

[23] MOHANTY L,SHARMA S,BEHERA B,et al. A randomized,open label trial to evaluate and compare the immunogenicity and safety of a novel liquid hexavalent DTwP-Hib/Hep B-IPV (EasySix™) to licensed combination vaccines in healthy infants [J]. Vaccine,2018,36(17):2378-2384.

[24] DHILLON S. DTPa-HBV-IPV/Hib Vaccine(Infanrix hexa):A Review of its Use as Primary and Booster Vaccination [J]. Drugs,2010,70(8):1021-1058.

[25] TICHMANN I,PREIDEL H,GRUNERT D,et al. Comparison of the immunogenicity and reactogenicity of two commercially available hexavalent vaccines administered as a primary vaccination course at 2,4 and 6 months of age [J]. Vaccine,2005,23(25):3272-3279.

[26] SYED Y Y. DTaP-IPV-HepB-Hib Vaccine (Hexyon(®)):An Updated Review of its Use in Primary and Booster Vaccination [J]. Paediatr Drugs,2019,21(5):397-408.

[27] HALPERIN S A,TAPIéRO B,DIONNE M,et al. Safety and immunogenicity of a toddler dose following an infant series of a hexavalent diphtheria,tetanus, acellular pertussis,inactivated poliovirus,Haemophilus influenzae type b, hepatitis B vaccine administered concurrently or at separate visits with a heptavalent pneumococcal conjugate vaccine[J]. Pediatr Infect Dis J,2014,33(1): 73-80.

[28] THOLLOT F,SCHEIFELE D,PANKOW-CULOT H,et al. A randomized study to evaluate the immunogenicity and safety of a heptavalent diphtheria,tetanus, pertussis,hepatitis B,poliomyelitis,haemophilus influenzae b,and meningococcal serogroup C combination vaccine administered to infants at 2,4 and 12 months of age [J]. Pediatr Infect Dis J,2014,33(12):1246-1254.

[29] WARFEL JM,TJ. M. Bordetella pertussis infection induces a mucosal IL-17 response and long-lived Th17 and Th1 immune memory cells in nonhuman primates [J]. Mucosal Immunol,2013,6(4):787-796.

[30] World Health Organization. Pertussis vaccines:WHO position paper,August 2015--Recommendations [J]. Vaccine,2016,34(12):1423-1425.

[31] KOEPKE R,KAHN D,PETIT A B,et al. Pertussis and Influenza Vaccination Among Insured Pregnant Women—Wisconsin,2013-2014 [J]. MMWR Morb Mortal Wkly Rep,2015,64(27):746-750.

[32] XU Y,WANG L,XU J,et al. Seroprevalence of pertussis in China:need to improve vaccination strategies [J]. Hum Vaccin Immunother,2014,10(1):192-198.

[33] EREGOWDA A,LALWANI S,CHATTERJEE S,et al. A phase III single arm, multicenter,open-label study to assess the immunogenicity and tolerability of a pentavalent DTwP-HepB-Hib vaccine in indian infants [J]. Hum Vaccin Immunother,2013,9(9):1903-1909.

[34] MOHANTY L,SHARMA S,BEHERA B,et al. A randomized,open label trial to evaluate and compare the immunogenicity and safety of a novel liquid hexavalent DTwP-Hib/Hep B-IPV (EasySix™) to licensed combination vaccines in healthy infants [J]. Vaccine,2018,36(17):2378-2384.

[35] BOTET ASENSI F I,VERONESE A,DEL CARMEN OTERO M,et al. Immunogenicity

and safety in infants of a DTwPHib full liquid vaccine [J]. Acta Paediatr,2003,92 (5):541-545.

[36] The Pink Sheet. DTaP makers cannot claim superiority based on antigen number, FDA says[EB/OL].(2021-01-12)[2022-04-22]. https://pink.pharmaintelligence. informa.com/search#? q=DTaP%20makers%20cannot%20claim%20superiority% 20based%20on%20antigen%20number,%20FDA%20says.

[37] TARTOF S Y,LEWIS M,KENYON C,et al. Waning immunity to pertussis following 5 doses of DTaP [J]. Pediatrics,2013,131(4):e1047-e1052.

[38] KLEIN N P,BARTLETT J,ROWHANI-RAHBAR A,et al. Waning protection after fifth dose of acellular pertussis vaccine in children [J]. N Engl J Med,2012,367 (11):1012-1019.

[39] SATOKO OHFUJIA,KENJI OKADAB,NAKANOC. T. Effectiveness of acellular pertussis vaccine in a routine immunizationprogram:A multicenter,case-control study in Japan [J]. Vaccine,2015,33:1027-1032.

[40] PAULKE-KORINEK M,FISCHMEISTER G,GRAC A,et al. Persistence of antibodies in 4-8 year old Austrian children after vaccination with hexavalent DTaP-HBV-IPV/Hib and MMR vaccines [J]. Vaccine,2011,29(32):5130-5136.

[41] KLEIN N P,BARTLETT J,FIREMAN B,et al. Waning protection following 5 doses of a 3-component diphtheria,tetanus,and acellular pertussis vaccine [J]. Vaccine, 2017,35(26):3395-3400.

[42] KOEPKE R,EICKHOFF J C,AYELE R A,et al. Estimating the effectiveness of tetanus-diphtheria-acellular pertussis vaccine(Tdap)for preventing pertussis: evidence of rapidly waning immunity and difference in effectiveness by Tdap brand [J]. J Infect Dis,2014,210(6):942-953.

[43] MCGIRR A,FISMAN D N. Duration of pertussis immunity after DTaP immunization:a meta-analysis [J]. Pediatrics,2015,135(2):331-343.

[44] FEDELE G,CASSONE A,AUSIELLO C M. T-cell immune responses to Bordetella pertussis infection and vaccination [J]. Pathog Dis,2015,73(7):51.

[45] XU Y,WANG L,XU J,et al. Seroprevalence of pertussis in China:need to improve vaccination strategies [J]. Hum Vaccin Immunother,2014,10(1):192-198.

[46] RIEBER N,GRAF A,HARTL D,et al. Acellular pertussis booster in adolescents induces Th1 and memory CD8+ T cell immune response[J]. PLoS One,2011,6(3): e17271-17275.

[47] MARCELLINI V,PIANO MORTARI E,FEDELE G,et al. Protection against Pertussis in Humans Correlates to Elevated Serum Antibodies and Memory B Cells [J]. Front Immunol,2017,8:1158.

[48] EDELMAN K J,HE Q,MAKINEN J P,et al. Pertussis-specific cell-mediated and

humoral immunity in adolescents 3 years after booster immunization with acellular pertussis vaccine [J]. Clin Infect Dis,2004,39(2):179-185.

[49] HENDRIKX L H,OZTüRK K,DE ROND L G,et al. Identifying long-term memory B-cells in vaccinated children despite waning antibody levels specific for Bordetella pertussis proteins [J]. Vaccine,2011,29(7):1431-1437.

[50] WHO. Global manual on surveillance of adverse events following immunization[S]. World Health Organization,2016.

[51] MORO P L,PEREZ-VILAR S,LEWIS P,et al. Safety Surveillance of Diphtheria and Tetanus Toxoids and Acellular Pertussis(DTaP)Vaccines [J]. Pediatrics,2018, 142(1):4171.

[52] 邹光荣,兰红,李恒星,等. 吸附无细胞百白破联合疫苗的安全性[J]. 中国生物制品学杂志, 2013,26(11):1637-1640.

[53] 刘大卫,郭飚,曹玲生,等. 吸附无细胞和全细胞百白破联合疫苗上市后预防接种安全性的比较 分析[J]. 中国疫苗和免疫,2008,14(2):97-102.

[54] BLUMBERG D A,MINK C M,CHERRY J D,et al. Comparison of acellular and whole-cell pertussis-component diphtheria-tetanus-pertussis vaccines in infants. The APDT Vaccine Study Group [J]. J Pediatr,1991,119(2):194-204.

[55] DECKER M D,EDWARDS K M,STEINHOFF M C,et al. Comparison of 13 acellular pertussis vaccines:adverse reactions [J]. Pediatrics,1995,96:557-566.

[56] RENNELS M B,DELORIA M A,PICHICHERO M E,et al. Extensive swelling after booster doses of acellular pertussis-tetanus-diphtheria vaccines [J]. Pediatrics, 2000,105(1):e12.

[57] 李怡秋,喻文雅. 133 例儿童接种百白破疫苗引起无菌性脓肿的流行病学分析[J]. 现代预防医 学,2013,40(19):3592-3593.

[58] WHO.Immunization safety surveillance:Guidelines for immunization program managers on surveillance of adverse events following immunization(Third Edition)[S].Manila,Philippines,2016.

[59] PRYMULA R,SIEGRIST C A,CHLIBEK R,et al. Effect of prophylactic paracetamol administration at time of vaccination on febrile reactions and antibody responses in children:two open-label,randomised controlled trials [J]. Lancet,2009,374 (9698):1339-1350.

[60] TROLLFORS B,TARANGER J,LAGERGÅRD T,et al. A placebo-controlled trial of a pertussis-toxoid vaccine [J]. N Engl J Med,1995,333(16):1045-1050.

[61] STEHR K,CHERRY JD,HEININGER U,et al. A comparative efficacy trial in Germany in infants who received either the Lederle Takeda acellular pertussis component DTP(DTaP)vaccine,the Lederle whole-cell component DTP vaccine, or DT vaccine [J]. Pediatrics,1998,101:1-11.

[62] GRECO D,SALMASO S,MASTRANTONIO P,et al. A controlled trial of two acellular vaccines and one whole-cell vaccine against pertussis. Progetto Pertosse Working Group [J]. N Engl J Med,1996,334(6):341-348.

[63] LIESE J G,MESCHIEVITZ C K,HARZER E,et al. Efficacy of a two-component acellular pertussis vaccine in infants [J]. Pediatr Infect Dis J,1997,16(11):1038-1044.

[64] SIMONDON F,PREZIOSI M P,YAM A,et al. A randomized double-blind trial comparing a two-component acellular to a whole-cell pertussis vaccine in Senegal [J]. Vaccine,1997,15(15):1606-1612.

[65] OLIN P,RASMUSSEN F,GUSTAFSSON L,et al. Randomized controlled trial of two-component,three-component,and five-component acellular pertussis vaccines compared with whole-cell pertussis vaccine [J]. Lancet,1997,350:1569-1577.

[66] HOWSON C P,FINEBERG H V. Adverse events following pertussis and rubella vaccines. Summary of a report of the Institute of Medicine[J]. JAMA,1992,267(3):392-396.

[67] HUANG W T,GARGIULLO P M,BRODER K R,et al. Lack of association between acellular pertussis vaccine and seizures in early childhood [J]. Pediatrics,2010,126(2):263-269.

[68] BAST T,CARMANT L. Febrile and other occasional seizures [J]. Handb Clin Neurol,2013,111:477-491.

[69] DELORIA MA,BLACKWELDER WC,DECKER MD,et al. Association of reactions after consecutive acellular or whole-cell pertussis vaccine immunizations [J]. Pediatrics,1995,96:592-594.

[70] ROSENTHAL S,CHEN R,HADLER S. The safety of acellular pertussis vaccine vs whole-cell pertussis vaccine. A postmarketing assessment [J]. Arch Pediatr Adolesc Med,1996,150(5):457-460.

[71] STRATTON KR,HOWE CJ,JOHNSTON RB,et al. Adverse events associated with childhood vaccines:evidence bearing on causality [M]. Washington DC:National Academy Press,1994:67-117.

[72] JACKSON LA,PETERSON D,NELSON JC,et al. Vaccination site and risk of local reactions in children 1 through 6 years of age [J]. Pediatrics,2013,131(2):283-289.

[73] BRAUN MM,TERRACCIANO G,SALIVE ME,et al. Report of a US public health service workshop on hypotonic-hyporesponsive episode(HHE) after pertussis immunization [J]. Pediatrics,1998,102:e52.

[74] MARTINS RDE M,CAMACHO LA,MARCOVISTZ R,et al. Immunogenicity, reactogenicity and consistency of production of a Brazilian combined vaccine

against diphtheria,tetanus,pertussis and Haemophilus influenzae type b [J].
Mem Inst Oswaldo Cruz,2008,103(7):711-718.

[75] VELASCO J,MONTERO DA,GUZMÁN M,et al. Hypotonic-Hyporesponsive Episode
after immunization with whole-cell pertussis combination vaccine [J]. Rev Chil
Pediatr,2017,88(6):771-775.

[76] 蔡方成.疫苗接种与癫痫和脑病:被误判了的相互关联性[J].中华儿科杂志,2012,50(12):
881-884.

[77] WÄRNGÅRD O,NILSSON L,FÅHRAEUS C,et al. Catch-up primary vaccination
with acellular pertussis vaccines in 3-4-year-old children--reactogenicity and
serological response [J]. Vaccine,1998,16(5):480-484.

[78] STRATTON KR,HOWE CJ,JOHNSTON RB,eds. DPT Vaccine and Chronic Nervous
System Dysfunction:A New Analysis [M]. Washington,DC:National Academy
Press,1994.

[79] 雷志花.不同部位接种百白破疫苗的不良反应观察[J].临床合理用药,2014,7(3):22-23.

[80] 吴琳琳,刘捷宸,邵慧勇,等.上海市2014—2017年无细胞百白破b型流感嗜血杆菌联合疫
苗同时接种安全性评价[J].中国疫苗和免疫,2018,24(4):483-486.

[81] 陆瑶,吴艳,徐郡泽,等.适龄儿童无细胞百白破b型流感嗜血杆菌联合疫苗基础免疫与脊髓灰
质炎疫苗同时接种不良反应观察[J].中国疫苗和免疫,2021,27(4):424-428.

[82] 唐学雯,马相虎,邓璇,等.水痘减毒活疫苗与百白破疫苗联合免疫的安全性和免疫原性观察
[J].中华微生物学和免疫学杂志,2016,36(3):202-206.

[83] KEITEL WA,MUENZ LR,DECKER MD,et al. A randomized clinical trial of acellular
pertussis vaccines in healthy adults:doseresponse comparisons of 5 vaccines and
implications for booster immunization [J]. J Infect Dis,1999,180:397-403.

[84] PICHICHERO ME,BLATTER M,KENNEDY WA,et al. Acellular pertussis vaccine
booster combined with diphtheria and tetanus toxoids for adolescents [J].
Pediatrics,2006,117:1084-1093.

[85] ZEPP F,KNUF M,HABERMEHL P,et al. Safety of reduced-antigencontent tetanus-
diphtheria-acellular pertussis vaccine in adolescents as a sixth consecutive dose of
acellular pertussis-containing vaccine [J]. J Pediatr,2006,149:603-610.

[86] GARLAPATI S,ENG NF,KIROS TG,et al. Immunization with PCEP microparticles
containing pertussis toxoid,CpG ODN and a synthetic innate defense regulator
peptide induces protective immunity against pertussis [J]. Vaccine,2011,29:
6540-6548.

[87] ALLEN AC,MILLS KH. Improved pertussis vaccines based on adjuvants that induce
cell-mediated immunity [J]. Expert Rev Vaccines,2014,13:1253-1264.

[88] PRINCIPI N,ESPOSITO S. Vaccine use in primary immunodeficiency disorders[J].
Vaccine,2014,32(20):3725-3731.

[89] ESTCOURT MJ,MARSH JA,CAMPBELL DE,et al. Protocol for Pertussis Immunisation and Food Allergy (PIFA):a case-control study of the association between pertussis vaccination in infancy and the risk of IgE-mediated food allergy among Australian children [J]. BMJ Open,2018,8 (1):e020232.

[90] KIRALY N,KOPLIN JJ,CRAWFORD NW,et al. Timing of routine infant vaccinations and risk of food allergy and eczema at one year of age [J]. Allergy, 2016,71 (4):541-549.

[91] MENNI F,CHIARELLI G,SABATINI C,et al. Vaccination in children with inborn errors of metabolism [J]. Vaccine,2012,30 (50):7161-7164.

[92] CENTERS FOR DISEASE CONTROL AND PREVENTION. Diphtheria,tetanus, and pertussis:recommendations for vaccine use and other preventive measures. Recommendations of the Immunization Practices Advisory Committee (ACIP). MMWR Recomm Rep. 1991,40 (RR-10):1-28.

[93] 谢亚利,李汉华,李贺兰,等 . 百白破疫苗接种不良反应原因分析及预防对策 [J]. 中国自然医学杂志,2009,11 (6):446-448.

[94] SCHEIFELE DW,OCHNIO JJ,HALPERIN SA. Cellular immunity as a potential cause of local reactions to booster vaccination with diphtheria and tetanus toxoids and acellular pertussis antigens [J]. Pediatr Infect Dis J,2009,28 (11):985-989.

[95] PICHICHERO ME,EDWARDS KM,ANDERSON EL,et al. Safety and immunogenicity of six acellular pertussis vaccines and one whole-cell pertussis vaccine given as a fifth dose in four- to six-year-old children [J]. Pediatrics,2000,105:e11.

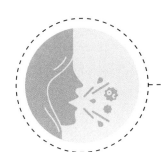

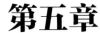

第五章

百日咳疫苗免疫策略

　　接种百日咳疫苗是预防和控制百日咳最经济有效的方法。目前全球使用的百日咳疫苗有 wP 和 aP。由于自然感染和接种百日咳疫苗均不能产生终身免疫,因此,除对儿童实施常规免疫外,部分国家推荐青少年、孕妇、老年人等人群接种百日咳疫苗,为易感人群提供全生命期保护。世界各国/地区制定的百日咳疫苗免疫策略在推荐人群、免疫程序等方面有所不同,疫苗种类既有 wP 也有 aP,疫苗类型既有儿童用也有成人或青少年用。在本章节中,我们对各国推荐人群、疫苗种类及免疫程序进行了梳理,主要介绍国内外百日咳疫苗的免疫策略及其实施情况。

第一节　国际百日咳疫苗免疫策略

　　1974 年,WHO 于世界卫生大会正式提出在全球实施扩大免疫规划(expanded program on immunization,EPI),EPI 包含两个方面的要求:一是要扩大预防接种的目标人群,提高疫苗接种率;二是逐步推广使用安全、有效的新疫苗,扩大疫苗的种类。百白破疫苗一直是全球 EPI 规定接种的疫苗之一,制定科学的免疫策略,及时接种含百日咳成分的疫苗,提高并保持高水平的接种率是实施 EPI 的重要内容。

　　2005 年,来自全球 17 个国家的专家提出全球百日咳行动计划,建议改善现有疫苗接种计划和政策,尽可能提高现有疫苗的保护效果。WHO 百日咳疫苗的立场文件中建议:已经使用 wP 的国家继续使用 wP,不建议转换为 aP;使用 aP 的国家继续使用 aP。具体内容包括:第一,在启动青少年和成年人免疫前,应在婴幼儿中维持高覆盖率的常规免疫接种。第二,儿童和青少年加强免疫要进行流行病学评估,接种方案应以发病率和成本效益数据为依据。欧美一些国家,包括澳大利亚、加拿大、法国、德国和美国已经对百日咳疫苗的免疫策略进行了修订,在儿童期和/或青少年期推荐加强免疫,采用5剂或6剂免疫接种程序。儿童期多在3~6岁,青少年期多在9~15岁加强接种1剂百日咳疫苗。WHO百日咳疫苗立场文件中指出,7岁及以上人群只可接种aP成人或青少年用疫苗。第三,为预防新生儿感染,孕妇免疫可能是成本效益最高的策略,可考虑接种1剂Tdap,建议在孕中期或孕晚期,优选在生产前至少15天接种较好。研究表明孕妇接种Tdap可使婴儿出生的最初几个月体内保持较高的抗体水平,对随后婴幼儿常规接种DTaP的免疫反应没有影响。第四,成人接种百日咳疫苗的优先人群包括:新生儿密切接触者、卫生保健工作者如产科工作或参与新生儿和婴儿护理的工作人员等,以防止传染给婴儿。此外,美国ACIP还建议19~64岁成年人常规接种1剂Tdap替代下一剂加强剂次的Td疫苗;65岁及以上老年人(如祖父母、儿童护理者、卫生保健人员),如既往未接种过Tdap应接种1剂Tdap,其他65岁及以上老年人如果既往未接种过Tdap也可以接种1剂Tdap替代Td。

一、儿童免疫策略

(一)WHO推荐意见

2015年WHO百日咳疫苗立场文件指出:接种百日咳疫苗的主要目的是降低婴幼儿发生百日咳重症和死亡的风险,所有国家或地区都应采取措施,使婴幼儿尽早、及时完成百日咳疫苗常规免疫,且3剂次接种率要维持在90%以上。推荐采取3剂次的基础免疫程序,首剂接种应在6周龄(1.5月龄),最迟不超过8周龄(2月龄),6月龄前完成基础免疫,基础免疫程序可在上述时间限度内进行调整。对于加强免疫,WHO考虑由于不同地区的百日咳流行状况、免疫程序和疫苗选择等因素,基础免疫后免疫持久性差别较大。因此,推荐对1~6岁儿童加强免疫1剂次,最好是在出生后的第2年,且至少与基础免疫末剂接种间隔6个月。

使用wP完成基础免疫和加强免疫后,保护性抗体一般会持续6年以上,若使用aP,则可能会导致6岁前的保护效果下降。但是否对青少年开展加强免疫,各国尚需综合考虑当地百日咳流行现状、疾病负担及成本效益等因素。

（二）各国的免疫程序

根据 WHO 公布的 194 个成员国百日咳疫苗免疫程序,仅使用 wP 的国家约占 60%,仅使用 aP 的国家约占 34%,使用 aP 与 wP 混合免疫程序的国家约占 6%。WHO 194 个成员国百日咳疫苗及其免疫程序,参见表 5-1-1、表 5-1-2、表 5-1-3。

表 5-1-1　WHO 65 个成员国含 aP 成分疫苗免疫程序

免疫程序	国家数	国家
3 剂次免疫程序		
2m/4m/12m	1	AFR:阿尔及利亚
4 剂次免疫程序		
1.5m/2.5m/3.5m/18m	1	AFR:南非
1.5m/3m/5m/4y	1	WPR:库克群岛
2m/3m/4m/18m	1	EUR:马耳他
2m/3m/4m/40m	1	EUR:英国
2m/3m/4m/5y	1	WPR:文莱
2m/3m/5m/18m	1	WPR:马来西亚
2m/3.5m/5m/18m	1	EUR:塞尔维亚
2m/4m/10m/6y	1	EUR:奥地利
2m/4m/11m/6y	1	EUR:西班牙[bc]
2.25m/4.25m/5.75m/18m	1	EUR:黑山
3m/4m/5m/18m	1	WPR:中国
3m/4.5m/6m/18m	1	WPR:日本
3m/5m/11m/4y	1	EUR:荷兰[b]
3m/5m/11m/9y	1	EUR:斯洛文尼亚[b]
3m/5m/12m/5y	1	EUR:丹麦[b]
5 剂次免疫程序		
1.5m/3m/5m/4y/11y	2	WPR:新西兰[ab]、纽埃[b]
2m/3m/4m/18m/5y	2	EUR:格鲁吉亚、波斯尼亚和黑塞哥维那
2m/3m/4m/18m/6y	1	EUR:哈萨克斯坦
2m/4m/6m/12m/4y	1	WPR:密克罗尼西亚联邦

续表

免疫程序	国家数	国家
2m/4m/6m/15m/4y	1	AMR:哥斯达黎加[b]
2m/4m/6m/18m/4y	2	EMR:沙特阿拉伯[b];EUR:土耳其
2m/4m/6m/18m/5y	1	EUR:葡萄牙[b]
2m/4m/6m/18m/6y	1	EUR:克罗地亚
2m/4m/6m/18m/7y	1	EUR:北马其顿
2m/4m/6m/12m/7y	1	EUR:拉脱维亚
2m/4m/6m/4y/12y	1	EUR:爱尔兰[b]
2m/4m/10m/5y/12y	1	EUR:斯洛伐克
2m/4m/11m/6y/11y	2	EUR:法国[ab]、摩纳哥[a]
2m/4m/11m/6y/14y	1	EUR:罗马尼亚[b]
2m/4m/12m/5y/15y	1	EUR:安道尔
2m/4m/12m/4y/11y	1	EUR:瑞士
3m/4m/5m/18m/11y	1	WPR:新加坡[b]
3m/5m/11m/5y/10y	1	EUR:捷克
3m/5m/11m/5y/15y	1	EUR:圣马力诺[a]
3m/5m/11m/6y/12y	1	EUR:意大利[ab]
3m/5m/12m/7y/14y	1	EUR:挪威
3m/5m/12m/4y/14y	3	EUR:瑞典、冰岛[b]、芬兰[a]
6剂次免疫程序		
1.5m/2.5m/3.5m/18m/5y/11y	1	AFR:毛里求斯[b]
1.5m/3m/4.5m/18m/6y/15y	1	EUR:亚美尼亚
2m/3m/4m/13m/5y/15y	1	EUR:卢森堡
2m/3m/4m/15m/5y/14y	1	EUR:比利时[ab]
2m/3m/4m/16m/6y/12y	1	EUR:保加利亚
2m/3m/4m/18m/5y/9y	1	EUR:德国[a]
2m/3m/4m/18m/6y/11y	1	EUR:匈牙利
2m/4m/6m/12m/4y/11y	1	WPR:马绍尔群岛
2m/4m/6m/12m/7y/13y	1	EUR:以色列[b]
2m/4m/6m/15m/4y/10y	1	WPR:帕劳

续表

免疫程序	国家数	国家
2m/4m/6m/15m/4y/11y	3	EUR: 希腊;WPR: 韩国;AMR: 美国[b]
2m/4m/6m/18m/4y/11y	2	AMR:加拿大[ab];EUR:塞浦路斯[a]
2m/4m/6m/18m/4y/12y	1	WPR:澳大利亚[b]
2m/4m/6m/18m/4y/13y	1	EMR:卡塔尔
2m/4m/6m/18m/6y/15y	2	EUR:立陶宛;EMR:利比亚
2m/4m/6m/18m/6y/13y	1	AMR:智利[b]
3m/4.5m/6m/2y/6y/15y	1	EUR:爱沙尼亚

注:在免疫程序中,m 表示月龄,y 表示岁;a、b、c 分别表示还实施于成人、孕妇、医护人员接种。

表 5-1-2　WHO 117 个成员国含 wP 成分疫苗免疫程序

免疫程序	国家数	国家
3 剂次免疫程序		
1m/2m/3m	1	WPR:巴布亚新几内亚
1.5m/2.5m/3.5m	48	AFR:喀麦隆、中非、乍得、科摩罗、科特迪瓦、厄立特里亚、埃塞俄比亚、加蓬、几内亚、几内亚比绍、肯尼亚、莱索托、利比里亚、马拉维、马里、毛里塔尼亚、莫桑比克、纳米比亚、尼日尔、尼日利亚、卢旺达、圣多美和普林西比、塞内加尔、塞拉利昂、南苏丹、多哥、乌干达、赞比亚、加纳、贝宁、马达加斯加、斯威士兰、刚果民主共和国、坦桑尼亚;EMR:阿富汗、巴基斯坦、索马里、苏丹、也门;SEAR:孟加拉国、尼泊尔、朝鲜;WPR:老挝、瓦努阿图、菲律宾、斐济、柬埔寨、所罗门群岛
2m/3m/4m	4	AFR:博茨瓦纳、布基纳法索[ab]、刚果共和国;WPR:蒙古
2m/4m/6m	2	AFR:安哥拉;SEAR:缅甸
4 剂次免疫程序		
1.5m/2.5m/3.5m/4.5m	1	AFR:赤道几内亚
1.5m/2.5m/3.5m/15m	2	AMR:海地;EMR:吉布提
1.5m/2.5m/3.5m/18m	3	AFR:布隆迪、津巴布韦;SEAR:东帝汶

续表

免疫程序	国家数	国家
1.5m/2.5m/3.5m/5y	2	WPR:萨摩亚、图瓦卢
1.5m/2.5m/3.5m/6y	1	WPR:基里巴斯
1.5m/4m/6m/18m	1	AMR:格林纳达
2m/3m/4m/16m	2	EUR:塔吉克斯坦、乌兹别克斯坦
2m/3m/4m/18m	6	AFR:冈比亚;EUR:阿塞拜疆、白俄罗斯、土库曼斯坦;SEAR:印度尼西亚 WPR:越南
2m/3m/6m/18m	1	EMR:突尼斯
2m/3.5m/5m/2y	1	EUR:吉尔吉斯斯坦
2m/4m/6m/18m	9	AFR:佛得角;AMR:安提瓜和巴布达、古巴、圣文森特和格林纳丁斯;EMR:埃及、叙利亚;EUR:乌克兰、摩尔多瓦;SEAR:斯里兰卡
2m/4m/6m/2y	1	EUR:阿尔巴尼亚
2m/4m/6m/4y	1	SEAR:马尔代夫
3m/4m/5m/18m	1	AFR:塞舌尔
5剂次免疫程序		
1.5m/2.5m/3.5m/16m/5y	1	SEAR:印度
1.5m/2.5m/3.5m/18m/5y	1	WPR:汤加
1.5m/3m/6m/18m/4y	1	AMR:牙买加
2m/3m/4m/18m/5y	1	EMR:摩洛哥
2m/4m/6m/12m/5y	1	AMR:厄瓜多尔
2m/4m/6m/15m/4y	3	AMR:巴西[b]、萨尔瓦多[b]、巴哈马[b]
2m/4m/6m/18m/3y	1	AMR:多米尼加
2m/4m/6m/18m/3.6y	1	EMR:科威特
2m/4m/6m/18m/45m	1	AMR:圭亚那
2m/4m/6m/18m/4y	11	AMR:苏里南、玻利维亚、伯利兹、多米尼加共和国[b]、危地马拉[bc]、洪都拉斯[bc]、秘鲁[b]、特立尼达和多巴哥;EMR:黎巴嫩、伊拉克;SEAR:泰国
2m/4m/6m/18m/4.5y	2	AMR:巴巴多斯、圣基茨和尼维斯

免疫程序	国家数	国家
2m/4m/6m/18m/5y	3	AMR:哥伦比亚^b、圣卢西亚、委内瑞拉
2m/4m/6m/18m/6y	2	AMR:尼加拉瓜;EMR:伊朗
3m/4.5m/6m/18m/6y	1	EUR:俄罗斯

注:在免疫程序中,m表示月龄,y表示岁;a、b、c分别表示还实施于成人、孕妇、医护人员接种。

表5-1-3　WHO 12个成员国含aP成分疫苗与含wP成分疫苗的混合免疫程序

免疫程序	国家数	国家
4剂次免疫程序		
1.5m/2.5m/3.5m/2y	1	SEAR:不丹
2m/4m/6m/18m	1	EMR:阿曼苏丹国[c]
3m/4m/5m/18m	1	EMR:约旦
5剂次免疫程序		
1.5m/2.5m/3.5m/18m/4y	1	WPR:瑙鲁
2m/4m/6m/18m/4y	1	AMR:墨西哥[b]
6剂次免疫程序		
2m/4m/6m/18m/4y/10y	1	AMR:巴拿马[b]
2m/4m/6m/18m/4y/13y	1	EMR:巴林[a]
2m/4m/6m/18m/5y/15y	1	EMR:阿联酋[a]
2m/4m/6m/15m/6y/11y	1	AMR:阿根廷[bc]
2m/4m/6m/15m/5y/11y	1	AMR:乌拉圭[bc]
2m/4m/6m/18m/4y/10y	1	AMR:巴拉圭[bc]
1.75m/3m/5m/16m/6y/14y	1	EUR:波兰

注:在免疫程序中,m表示月龄,y表示岁;a、b、c分别表示还实施于成人、孕妇、医护人员接种。

1. 基础免疫程序

（1）起始月龄、接种剂次及其间隔:百日咳疫苗基础免疫通常需要接种3剂次,但各国首剂接种起始月龄和3剂次间的间隔存在差异,除阿尔及利亚、法国、瑞士等,多数国家和地区均采用3剂基础免疫程序,首剂接种月龄为1.5月龄至3月龄。目前约90%的国家或地区采取首剂接种月龄不迟于2月龄的免疫程序。

各国3剂次基础免疫程序主要包括:1.5月龄、2.5月龄、3.5月龄,2月龄、3月龄、4月龄,2月龄、4月龄、6月龄或3月龄、4月龄、5月龄等。其中,约54%的国家和地区基础免疫起始年龄为2月龄,免疫程序主要包括2月龄、3月龄、4月龄,2月龄、4月龄、6月龄。如美国、加拿大和阿根廷等多数美洲国家在2月龄、4月龄、6月龄接种,德国、比利时和印度尼西亚等在2月龄、3月龄、4月龄接种。其次,约36%的国家和地区基础免疫的起始年龄为1.5月龄,如多数非洲国家(南非、喀麦隆等)及少数亚洲地区国家(菲律宾等)在1.5月龄、2.5月龄、3.5月龄接种。约9%的国家和地区基础免疫的起始年龄为3月龄,如中国和新加坡在3月龄、4月龄、5月龄接种;日本在3月龄、4.5月龄、6月龄接种,意大利在3月龄、5月龄、11月龄接种,丹麦和瑞典在3月龄、5月龄、12月龄接种。其他如1.75月龄、3月龄、5月龄和2.25月龄、4.25月龄、5.75月龄等免疫程序使用国家较少,不再一一列举,可参阅表5-1-1、表5-1-2、表5-1-3。

（2）基础免疫使用的疫苗:使用 wP 或/和 aP,虽然两种疫苗免疫效果相似,由于 wP 接种后不良反应发生率相对较高,越来越多的发达国家开始使用aP。目前,WHO 约63%的国家和/或地区的基础免疫使用 wP。按照 WHO成员国所在的6个区域划分,东南亚区和非洲区约93%国家和/或地区使用wP;东地中海区约67%的国家和/或地区使用 wP;美洲区约83%的国家和/或地区使用 wP,且主要集中在阿根廷等南美洲国家。美国、加拿大和墨西哥等北美洲国家或地区多数使用 aP;西太区约52%国家使用 wP,主要为越南、蒙古等经济相对较落后或人口数较少的国家;欧洲区约79%国家和/或地区使用 aP 进行基础免疫和加强免疫,仅有俄罗斯、波兰等少数国家使用 wP。

在传统百白破联合疫苗的基础上,含其他各种疫苗成分的联合疫苗相继问世,DTwP 和 DTaP 均可进一步联合 IPV、Hib 和 HBV 等疫苗,组成四联、五联、六联疫苗,如 DTaP-Hib、DTaP-IPV、DTaP-IPV/Hib、DTaP-HepB-IPV、DTaP-HepB-IPV/Hib、DTwP-HepB-Hib、DTwP-HepB-Hib 和DTaP-HepB-IPV/Hib 等。联合疫苗不仅可简化免疫接种程序,同时还具有减少接种次数、提高疫苗接种覆盖率和接种人群的依从性、减少疫苗不良反应、降低扩大免疫规划的实施成本等优势,因此,越来越多的发达国家基础免疫采用含 DTaP 或 DTwP 的联合疫苗。

目前,绝大多数国家逐步开始使用含百白破成分的四联、五联或六联疫苗,其中超过100个国家和地区使用 DTwP-Hib-HepB 作为基础免疫,该疫苗使用的国家数最多,且在有关国际组织的援助支持下,多在中低收入国家或地区使用(表5-1-1、表5-1-2和表5-1-3均未列出)。其他使用较多的含百白破成分的联合疫苗还包括 DTaP-HepB-IPV/Hib 和 DTaP-IPV/Hib 等,其中 DTaP-HepB-IPV/Hib 主要在欧洲区国家,以及加拿大、智利、澳大利亚、新西兰、马来西亚、南非等国家使用。DTwP 或 DTaP 主要在中国、俄罗斯、韩国、希腊、波兰、乌克兰和乌兹别克斯坦等国家使用。

2. 加强免疫程序

(1)加强免疫的接种剂次及其间隔:随着百日咳疫苗基础免疫剂次的增加,其疫苗保护效果逐渐上升,完成3剂次基础免疫后已能产生有效保护。一项在新西兰的调查结果显示,3剂次基础免疫完成后的保护效果约为86%(95%CI:80%~90%),至3岁时保护效果约为84%(95%CI:80%~88%),并建议4岁前不需要开展加强免疫。然而,越来越多证据支持百日咳疫苗保护效果随年龄的增加而逐渐衰减,并建议开展加强免疫。Quinn 等研究结果认为完成3剂次基础免疫后6~11月龄时保护效果为84%,但至3~4岁时已降至59%,并建议在儿童2岁时实施加强免疫。文献报道,若使用 aP 进行加强免疫,6岁前保护效果可能会下降。因此,1997年开始,ACIP 推荐儿童接种5剂次 DTaP,其中包括2剂次加强免疫,第5剂次应在4~6岁。Klein 等研究结果显示,在接种5剂次 DTaP 5年后保护效果也会出现明显下降,每年的感染风险增加42%。其他研究结果也显示,随着最后1剂次接种间隔延长,保护效果会出现显著的衰减,超过8年后,保护效果仅为37%~41%,为了提供持续保护,建议青少年期间实施加强免疫。ACIP 于2005年开始推荐对11~12岁青少年使用 Tdap 作为加强免疫。

基于不同证据和本国百日咳流行病学特征等因素考虑,大多数国家均开展百日咳疫苗的加强免疫,只是加强免疫开展的时间有所不同,通常应考虑在完成基础免疫最后1剂次的6个月后。在开展加强免疫的国家和地区中,首次加强免疫的时间多数在15~18月龄,约占51%。其中,欧洲区国家加强免疫时间差异较大,如以色列在12月龄,卢森堡在13月龄,德国、比利时、波兰、希腊和葡萄牙等国家在15~18月龄,英国在40月龄。

加强免疫的剂次一般为1~3剂不等。在欧洲区和美洲区的国家多数采取2剂及以上的加强免疫策略,如美国在儿童15月龄、4岁和11岁开展3次加强免疫;德国在儿童11月龄、5~6岁及9~16岁开展3次加强免疫。亚洲国家和地区一般采取1剂次或2剂次加强免疫策略,如中国、日本、马来西亚和越南等国家在 18 月龄时加强 1 剂次,新加坡在 18 月龄和 11 岁时各加强 1 剂次,韩国在 15~18 月龄和 4~6 岁各加强 1 剂次,并在 11~12 岁开展第 3 次加强免疫。部分国家未开展加强免疫,如菲律宾等。此外,也有相当一部分非洲国家则未开展加强免疫,仅南非、津巴布韦、毛里求斯等 8 个国家开展 1 剂加强免疫。

（2）加强免疫使用的疫苗:有研究认为,因生产工艺不同,基础免疫使用 wP 或 aP,加强免疫时非必要不建议更换,绝大多数国家也采取该免疫策略。因此,使用 DTaP 或 DTwP 的国家,加强免疫通常仍使用相同成分的疫苗,如中国和日本在加强免疫时仍使用 DTaP。使用 aP 或 wP 的四联、五联或六联疫苗的国家,一般情况下加强免疫也应使用相同疫苗或减少其他疫苗抗原成分的多联疫苗,但通常加强疫苗中的 aP 或 wP 成分需与基础免疫相同。如英国基础免疫使用 DTaP-HepB-IPV/Hib,而 40 月龄时的加强免疫则使用 DTaP-IPV;澳大利亚基础免疫使用的也是 DTaP-HepB-IPV/Hib,但 18 月龄时第 1 次加强免疫使用的是 DTaP,至 4 岁时第 2 次加强免疫则使用 DTaP-IPV;巴西基础免疫使用 DTwP-HepB-Hib,但第 1 次和第 2 次加强免疫均使用的是 DTwP。也有极少数国家在加强免疫时,使用与基础免疫不同成分的疫苗,实施含 wP 和 aP 成分的疫苗混合免疫程序。如墨西哥在儿童基础免疫使用 DTaP-IPV/Hib,18 月龄第 1 次加强免疫时仍使用 DTaP-IPV/Hib,但至 4 岁第 2 次加强免疫时则使用 DTwP。在针对 7 岁以上人群实施加强免疫时,则只能使用 aP。此外,由于含百日咳成分疫苗尤其是多次加强免疫可能会增加不良反应发生风险,因此,接种总剂次应严格控制,原则上,6 岁及以下儿童不应该超过 5 剂次。

二、青少年及成人免疫策略

(一) WHO 推荐意见及部分研究结论

WHO 立场文件认为,虽然在青少年中实施加强免疫可降低该类人群发病率,但如若要引进青少年和成人的加强免疫,在保证婴幼儿高接种率水平的情况下,尚需仔细评估本地百日咳流行病学、考虑成本效益以及青少年和成年人作为婴幼儿感染源风险等因素,以便能就青少年加强免疫接种的适宜性、可行性和优先性做出科学决策。

尽管有研究认为,接种百日咳疫苗对青少年和成人具有保护作用,常规使用可减轻总体疾病负担,但受可使用疫苗种类、流行病学等因素影响,各国是否开展该类任务加强免疫尚未形成统一意见。目前,全球仅有约 1/4 的国家和地区,特别是一些发达国家和地区对青少年开展实施加强免疫,对成人实施加强免疫的国家则更少,且多数对象是孕妇、医务人员或实施"蚕茧"策略时作为接种对象。

青少年和成人加强免疫使用的疫苗为 Tdap 或 Tdap-IPV,其中,Tdap 为减量的白喉和百日咳抗原百白破疫苗,可以降低多次接种后可能增加的不良反应风险。有报道指出使用仅含 aP 成分疫苗的国家可能需要更频繁的加强免疫来维持保护效果,如每 10 年开展一次加强免疫。此外,流行病学模型结果还显示,成人疫苗接种覆盖率约需要达 85%,才能达到有效减少婴儿百日咳发病数的目的,但成人接种率达 85% 可能放在任何一个国家在操作层面都存在很大挑战。因此,在考虑是否引入青少年和成人接种策略时,需要更符合本国及本地区实际的成本效益分析结果。

(二) 免疫程序

青少年和成人接种的疫苗多数为 Tdap,仅德国、法国等少数国家推荐使用 Tdap-IPV 联合疫苗。在已实施青少年加强免疫的国家和地区中,青少年接种百日咳疫苗的免疫程序也不一致,但推荐的接种年龄一般在 11 岁以后。如在亚洲和大洋洲国家中,韩国推荐在 11~12 岁接种 Tdap,澳大利亚推荐在 12~13 岁接种,新西兰和新加坡均推荐在 11 岁接种。欧洲国家中,法国推荐在 11~13 岁接种,意大利推荐在 12~18 岁接种,比利时推荐在 14~16 岁接种,此外,也有少数国家推荐年龄小于 11 岁,如德国在 9~16 岁可接种 TdaP-IPV,斯洛文尼亚在 9 岁接种 Tdap。美洲一些国家一般也推荐在 11 岁以后接种,如美国推荐在 11 岁接种 1 剂 Tdap,加拿大推荐在 11~16 岁接种,智利推荐在 13 岁接种。多数非洲国家则未开展青少年加强免疫。

成人的百日咳免疫策略一般推荐孕妇接种,尚未扩大到一般人群。如美国推荐孕妇每次怀孕接种 1 剂 Tdap;阿根廷推荐孕妇在妊娠 20 周后接种 Tdap,并推荐"蚕茧"策略。

第二节 我国现行的免疫策略

20 世纪 60 年代,国内在小范围内接种百白破疫苗。1978 年实施计划免疫后,百白破疫苗在全国范围内得到普及,通过疫苗接种显著降低了我国百日咳的发病率和死亡率,流行范围逐步缩小。2007 年,DTaP 纳入扩大国家免疫规划,之后逐步替代 DTwP,2012 年完成替代。目前,我国国家免疫规划疫苗为 DTaP,非免疫规划疫苗有无细胞百白破-b 型流感嗜血杆菌联合疫苗(DTaP-Hib)和吸附无细胞百白破-灭活脊髓灰质炎-b 型流感嗜血杆菌(结合)联合疫苗(DTaP-IPV/Hib)。本节主要围绕目前使用的含百日咳成分疫苗的免疫程序、补种原则及联合接种等方面进行简要介绍。

一、我国已上市的含百日咳成分疫苗的免疫程序

(一) DTaP 免疫程序

国家免疫规划疫苗儿童免疫程序(2021 年版)规定,DTaP 共接种 4 剂次。在 3 月龄、4 月龄、5 月龄各接种 1 剂,共接种 3 剂次基础免疫,每两剂间隔不小于 28 天。18 月龄进行 1 剂加强免疫,第 4 剂与第 3 剂间隔不小于 6 个月。百白破疫苗第 3 剂,小于 12 月龄完成;百白破疫苗第 4 剂,小于 24 月龄完成。

儿童年龄达到相应剂次疫苗的接种月龄时应尽早接种,WHO 建议含百日咳成分疫苗第 3 剂在 6 月龄前完成,第 4 剂次在 24 月龄前完成。

(二) DTaP-Hib 免疫程序

DTaP-Hib 可用于预防百日咳、白喉、破伤风以及由 b 型流感嗜血杆菌引起的侵袭性疾病。接种对象为 3 月龄及以上婴幼儿。推荐常规免疫程序为,在 3 月龄、4 月龄、5 月龄进行基础免疫,两剂至少间隔 1 个月。18~24 月龄时进行 1 剂加强免疫,第 4 剂与第 3 剂至少间隔 6 个月。

(三) DTaP-IPV/Hib 免疫程序

DTaP-IPV/Hib 可用于预防百日咳、白喉、破伤风、脊髓灰质炎(含 I 型、II 型、III 型)以及由 b 型流感嗜血杆菌引起的侵袭性感染。接种对象为 2 月龄及以上婴幼儿,对 I+III 型脊髓灰质炎减毒活疫苗有接种禁忌者(如肛周脓肿等),推荐其使用 DTaP-IPV/Hib 完成全程接种。说明书依据国内临床试验结果推荐免疫程序为,在 2 月龄、3 月龄、4 月龄或 3 月龄、4 月龄、5 月龄进行 3 剂基础免疫,在 18 月龄进行 1 剂加强免疫。

二、含百日咳成分疫苗补种原则

(一) 6 周岁以下儿童补种原则

6 周岁以下儿童如果未按照推荐的年龄及时完成 DTaP 免疫程序规定剂次或出现延迟接种,应尽早进行补种,尽快完成全程接种。按照国家免疫规划疫苗儿童免疫程序及说明(2021 年版)指导意见,优先保证国家免疫

规划疫苗的全程接种,补种时可遵循以下原则:①只需要补种未完成的剂次,无需重新开始全程接种;②尽量使用同一厂家同种疫苗完成接种程序,如遇到无法使用同一厂家同种疫苗完成接种程序时,可使用不同厂家的同种疫苗完成后续接种;③3月龄至5周岁未完成 DTaP 规定剂次的儿童,需补种未完成的剂次,前3剂每剂间隔不少于28天,第4剂与第3剂间隔不少于6个月。

值得注意的是,由于多次加强免疫可能会增加不良反应发生风险,因此5岁及以下儿童接种 DTaP 累计剂次(包括补种剂次)应不超过5剂。选择使用 DTaP-Hib 和 DTaP-IPV/Hib 等非免疫规划疫苗进行接种的儿童,其补种方案可参考 DTaP 原则。

(二)6周岁及以上儿童补种原则

DTaP 说明书中接种对象为3月龄至6周岁儿童,超过6周岁不再使用 DTaP 进行补种,现有的 DTaP-Hib 和 DTaP-IPV/Hib 等非免疫规划疫苗也不适用于6周岁以上接种。按照国家免疫规划疫苗儿童免疫程序说明(2021年版)指导意见,按照以下原则补种。

1. 接种 DTaP 和 DT 累计小于3剂的,用 DT 补齐3剂,第2剂与第1剂间隔1~2月,第3剂与第2剂间隔6~12个月。

2. 接种 DTaP 和 DT 累计大于或等于3剂的,若已接种至少1剂 DT,无须补种。

3. 若仅接种3剂 DTaP,则接种1剂 DT,DT 与第3剂 DTaP 间隔不小于6个月。

4. 若接种4剂 DTaP,但满7周岁时未接种 DT,则补种1剂 DT,DT 与第4剂 DTaP 间隔不小于12个月。

三、关于不同厂家或不同生产工艺百日咳疫苗的替换

不同厂家或不同生产工艺的百日咳疫苗替换使用资料比较缺乏,尽管有限的研究结果表明:不同厂家或不同生产工艺的百日咳疫苗可以替换,但由于不同厂家百日咳疫苗的生产工艺、抗原含量或成分上通常有所不同,因此,无特殊情况尽量使用同一企业同种疫苗完成免疫程序。

Scott 等对两个不同企业的 DTaP-IPV/Hib 作为加强免疫替换使用的研究显示,替换使用后,加强免疫具有良好的安全性和免疫原性,并认为不同企业的疫苗可互换使用。另一项系统综述认为,同一疫苗企业内生产的含百

日咳成分的多联疫苗间互换后免疫原性和安全性较好,可为特殊情况下替换使用,但考虑联合疫苗的复杂性,仍需要进一步评估。

WHO 的 2015 年百日咳立场文件说明,总的来说,应使用同种疫苗完成基础免疫;目前有限的替换接种的证据表明,替换本身应不会影响疫苗的免疫原性和安全性。因此,如果此前不清楚疫苗接种的种类,可以使用可及的 wP或 aP 进行接种。

ACIP 认为,不同企业生产的含百日咳成分疫苗均可预防百日咳,但这些疫苗的生产工艺、有效抗原含量或成分上通常有所不同,因此,如有可能尽量用相同品牌的 DTaP 完成免疫程序。如果不清楚以前接种的疫苗品牌或无法得到同一品牌疫苗,可使用其他品牌疫苗完成含百日咳成分免疫程序。

四、关于同时接种

随着国内上市疫苗产品的不断增多,儿童疫苗免疫接种越来越密集。在确保不发生免疫干扰且安全性良好的情况下,同时接种两种及以上不同疫苗的情况越来越多。同时接种,一般是指同一接种时间,在不同的解剖部位或以不同接种途径接种一种以上的疫苗,且不是在同一注射器中混合后接种。包括一种以上的单苗、联合疫苗与单苗,以及联合疫苗之间通过不同的免疫途径或注射部位进行同时接种。

同时接种疫苗可减少前往接种门诊次数,从而提高受种者的依从性和接种率,使更多人群受益于免疫保护。虽然有少量研究发现,多种疫苗同时接种可能会导致比单独接种疫苗的不良反应率有所增加,但通过同时接种,可降低接种剂次数来减少不良反应。

(一)DTaP 同时接种

目前,关于 DTaP 同时接种的数据已充分证明了其安全性与有效性,绝大多数文献也未发现同时接种可降低百日咳疫苗的保护效力或干扰其他疫苗抗体的产生。因此,目前我国常规免疫规划使用的 DTaP 可与其他疫苗同时接种。但在其他疫苗的说明书中明确不推荐同时接种的除外。

(二)其他含百日咳成分联合疫苗同时接种

虽然有文献报道含百日咳成分的四联、五联、六联疫苗与其他常见儿童疫苗如肺炎球菌疫苗、脑膜炎球菌疫苗和水痘疫苗的同时接种具有良好的安全性与有效性。但是,我国上市的 DTaP-Hib 和 DTaP-IPV/Hib 两种疫苗说明书中暂不推荐同时接种。其中,DTaP-IPV/Hib 在国外已批准可与麻腮风联合疫苗同时接种,但由于国内尚未开展同时接种的临床研究,故其说明书中提出暂不建议与其他常规儿童使用的疫苗同时接种。因此,在具体开展疫苗接种过程中,可参考疫苗使用说明书的规定实施。

五、关于出现提前接种情况的应对

一般情况下,儿童需按照推荐的接种起始年龄和接种时间间隔接种含百日咳成分的疫苗,以保证能产生足够的保护性抗体,达到最好的保护效果。然而,如接种人员未严格核对儿童年龄或与上一剂次接种的时间间隔等,可能会出现接种早于推荐起始月龄或接种时未到接种间隔的情况,从而涉及提前接种剂次是否有效和如何开展后续接种的问题。

ACIP 提出了 4 天"宽限期"概念,可作为在实际工作中出现的紧急情况的参考。"宽限期"是指如在起始接种年龄和最短间隔前 4 天接种疫苗可作为有效接种(第 1 天指在起始接种年龄或最短间隔的前 1 天),如提前 5 天及以上接种疫苗则该剂次将被视为无效接种,并在无效接种剂次后按照不低于最短时间间隔补种 1 剂次。然而,考虑 DTaP 补种可能会增加不良反应发生的风险,最多补种 1 剂次,即基础免疫、加强免疫和补种累计接种不超过 5 剂次。此外,基于 WHO 推荐首剂在 6 周龄接种及大多数国家已采取起始接种年龄不晚于 2 月龄的免疫程序实践经验的考虑,如果出现首剂 DTaP 在 2~3 月龄接种的情况,可视为有效接种,无须补种。

值得注意的是,上述原则仅作为紧急情况下处理相关事件或案例时参考使用,不作为是否为合格接种的依据。接种人员须根据最新的免疫程序及说明书实施预防接种,同时,有关提前接种疫苗儿童的补种,按照国家规定的免疫程序和知情同意原则予以实施。

六、我国免疫策略的挑战与展望

我国监测数据显示,2011—2017 年报告百日咳病例中,1 岁以下婴儿病例占 64.33%,其中小于 2 月龄占 1 岁以下婴儿报告病例的 28.05%,3~5 月龄占 41.95%,约 70% 1 岁以下婴儿病例未达到 DTaP 接种起始月龄或尚未完成基础免疫,而 1 岁以下婴儿也是百日咳感染后发生重症或死亡的高风险人群;百日咳的感染率随年龄增长也呈上升趋势。继续保持高常规免疫接种水平,进一步加强对学龄前儿童和青少年的百日咳流行病学监测、疾病负担与疫苗保护效果的研究,优化百日咳疫苗免疫程序;加快研发和应用 Tdap,

探索孕妇孕晚期接种、青少年和成人接种策略;鼓励研发免疫原性和免疫持久性好、不良反应少的百日咳疫苗。

第三节   特定及高风险人群免疫策略

一、孕妇免疫策略

孕妇接种含百日咳成分疫苗可产生良好的体液免疫应答,提高母体特异性 IgG 抗体水平,且能有效通过母体胎盘传给胎儿从而降低婴儿出生后百日咳感染风险。因此,孕妇接种含百日咳成分疫苗既可为母亲提供保护,也能为婴儿出生至起始免疫月龄前的易感窗口期提供免疫保护。随着美国、英国等国家开展推荐孕妇接种 Tdap,更多的关于孕妇接种安全性的研究证据可为免疫策略的决策提供循证依据。

(一) 孕期接种疫苗的安全性

孕期接种含百日咳成分疫苗对孕妇和婴儿不良出生结局无关,接种疫苗后最常见的不良反应与其他人群类似,主要包括注射部位的疼痛和肿胀等常见一般反应。Munoz 等开展的一项女性孕期接种 Tdap 的安全性和免疫原性随机对照试验结果表明,孕妇在接种 Tdap 后表现出良好的免疫原性,未发现孕妇及其所分娩的婴儿不良事件风险增加,并发现婴儿自母体获得的较高百日咳抗体没有改变接种 DTaP 的免疫原性。美国和英国等国家回顾性和观察性队列研究结果显示,孕妇在怀孕期间接种含百日咳成分疫苗与妊娠高血压、早产、死产或小于胎龄儿分娩等不良出生结局的风险无关。

(二) 孕期接种疫苗的保护效果

孕期接种含百日咳成分疫苗的有效性,在多数实施孕妇免疫策略的国家均已被广泛证实。如英国在实施孕期接种 3 年后的评估结果显示,对实验室确诊百日咳病例的疫苗保护效果维持在 90% 以上,预防婴儿死亡的保护效果为 95%($95\%CI$:79%~100%),即使在接种过首针百日咳疫苗后的婴儿中,母亲免疫后的额外保护依然有效。Baxter 等发现母亲接种 Tdap 后,婴儿在出生 2 个月内的疫苗保护效果为 91.4%($95\%\ CI$:19.5%~99.1%),1 岁以内的保护效果为 69.0%($95\%CI$:43.6%~82.9%)。阿根廷的一项调查结果也显示,无论孕妇在妊娠中期还是晚期接种 Tdap,均可为 2 月龄以内的婴儿提供有效保护,总体保护效果为 80.7%($95\%CI$:52.1%~92.2%)。此外,不同含百日咳成分疫苗的多联疫苗均显示出相似的有效性,提示孕期接种含百日咳成分疫苗的有效性可能不受疫苗种类的影响。

(三)孕期接种疫苗的时间

通常母体接种疫苗至抗体经胎盘传至胎儿至少需两周时间,因此孕期免疫接种的时机十分重要,决定了分娩时婴儿能否具备充足的母传抗体来防止生命早期相应病原体的感染。有研究表明,孕妇在孕晚期接种百日咳疫苗比在孕中期接种更能有效预防婴儿感染百日咳,孕晚期是母源抗体跨胎盘转运的主要时期,同时不良反应发生率相对较低,因此该时期被认为是孕妇免疫接种的最佳时期。然而,也有文献指出孕中期的 13~25 孕周时接种 Tdap 比在 26 孕周及以上时接种更有效,提示孕中期接种百日咳疫苗也是可行的。目前,WHO 推荐意见为在孕中期或晚期,但尽量在分娩前 15 天实施接种;英国已将孕妇接种百日咳疫苗时间从 28~38 孕周提前至 16~32 孕周。而 ACIP 认为孕晚期接种疫苗可优化疫苗诱导的百日咳抗体在婴儿体内的浓度,目前的建议是最好在 27~36 孕周实施接种,且每次妊娠均需要再接种 1 次。

(四)孕妇接种疫苗的综合考量

WHO 立场文件认为孕妇免疫策略是预防小月龄婴儿未到起始免疫月龄不能接种疫苗而被感染最具成本效益的策略,在婴儿百日咳发病率和病死率较高的国家和地区,应考虑将孕妇接种 1 剂次 Tdap 作为预防婴儿百日咳的免疫策略。目前,有美国、英国、新西兰、葡萄牙、西班牙、加拿大、阿根廷、墨西哥、智利、巴西、乌拉圭、秘鲁等 36 个国家和地区已开始推荐孕妇接种 aP。

二、医务人员免疫策略

医务人员对于传染病的管理和控制起关键作用,医务人员接种疫苗不仅可以保障医务人员职业健康,而且有利于控制传染病的院内传播和维持医疗系统正常运转。推荐医务人员接种百日咳疫苗的主要目标是防止婴幼儿和免疫功能低下者发生院内感染或暴发,为医务人员接种疫苗被认为是在医疗机构中减少百日咳感染和传播风险有效的方法。

WHO 认为,如一个国家开始实施成人百日咳疫苗免疫策略时,应考虑将医务人员作为一个接种群体,尤其是可直接接触孕妇和婴儿的产科、儿科、助产士和从事婴儿护理的医务人员。然而,一项针对医务人员接种流感和百日咳疫苗接受度的现场调查显示,仅 57% 的医务工作者有意愿接种百日咳疫苗,而有意愿接种流感疫苗的比例则更低。另一项在医院医务人员中推荐百日咳疫苗接种的研究发现,至少有49%的医务人员并未参加该活动,上述研究结果提示在医务人员中推荐百日咳疫苗接种可能仍存在一定阻力。

因此,如果一些国家和地区计划对医务人员实施百日咳疫苗接种策略,则有必要开展百日咳的流行特征、发病率、传播方式、实施费用及实施其他不同疫苗接种战略的有效性、可行性和成本效益分析综合评估,以确定控制百日咳的最终免疫策略。

三、早产儿免疫策略

早产儿一般指胎龄 <37 周分娩的婴儿。全球每年约有 1 500 万早产儿,早产率约 11%;中国一项多中心前瞻性调查结果显示,我国早产发生率为9.9%。早产儿的细胞免疫和体液免疫均不成熟,母传抗体水平较低,对感染的抵抗能力较弱,因而早产儿罹患各类传染病及其住院和死亡风险可能会增加。既往研究也发现,早产儿的疫苗可预防疾病发病和死亡的保护效果也明显高于足月儿,如早产儿感染百日咳后发展为重症百日咳的风险是对照组的5 倍以上,提示及时接种疫苗的必要性。

由于早产儿的免疫系统发育不成熟,对接种疫苗的免疫反应可能会低于足月儿,但基础免疫完成后,阳转率相似。Schloesser 和 Faldella 等研究发现早产儿完成基础免疫后免疫原性要低于足月儿,如早产儿百日咳毒素(PT)抗体 GMT 值为 64.16U/L,而足月儿为 98.96U/L;早产组的 FHA 抗体GMT 为 50.92U/L,而对照组为 86.02U/L,但并未发现两组安全性和耐受性有差异。

由于目前绝大多数国家的百日咳疫苗基础免疫程序为 3 剂次,在基础免疫完成后,早产儿可产生与足月儿相似的阳转率。Slack 等研究发现,采取 2月龄、3 月龄、4 月龄免疫程序对早产儿和足月儿接种 DTaP,接种 3 剂次后早产儿与足月儿相比,只有 PT-IgG 抗体水平有显著降低,FHA 和百日咳黏附素(PRN)IgG 抗体水平没有明显差异,提示完成基础免疫后两组免疫应答效果差异不显著,因此不建议推迟接种。Vazquez 等采用第 2 月龄、4 月龄、6 月龄的免疫程序接种后,结果也显示与 FHA 和 PRN 相比,基础免疫后 PT引起的免疫反应相对较低,但无论是早产儿还是足月儿,在基础免疫后,3 种抗原都可以刺激产生高水平的抗体保护率,且表现出良好的安全性。早产儿如推迟接种可能会增加感染疾病风险,尽管在免疫原性方面存在微小差异,但足月儿和早产儿对百日咳疫苗的安全性和耐受性方面非常相似,产生严重不良反应风险较低。

以上研究表明,早产儿与足月儿可在相同的年龄接种首剂疫苗,采用同样的免疫策略,以保证早产儿尽早产生免疫保护。此外,我国《国家免疫规划疫苗儿童免疫程序及说明(2021)》也规定,早产儿(胎龄 <37 周)和/或低出生体重儿(出生体重 <2 500 克)如医学评估稳定并且处于持续恢复状态(无需持续治疗的严重感染、代谢性疾病、急性肾脏疾病、肝脏疾病、心血管疾病、神经和呼吸道疾病),按照出生后实际月龄接种疫苗。

四、老年人免疫策略

Bette Liu 等在澳大利亚开展的一项巢式病例对照研究结果显示,在使用 aP 接种后的 5 年内,对老年人(平均年龄 61 岁;年龄范围 46~81 岁)实验室确诊病例有一定的保护作用,调整后的总保护效果为 52%(95%CI:15%~73%),2 年内的保护效果可达 63%(5%~87%)。ACIP 认为,对于 65 岁及以上的老年人,接种 Tdap 的安全性与 Td 疫苗相当,接种 Tdap 后最常见的不良反应是注射部位的局部反应,并未发现脑膜炎、脑神经疾病、过敏反应和全身反应等异常反应显著增加。因此,美国 2011 年开始推荐老年人接种 Tdap。但可能基于老年人百日咳疾病负担相对不高,且相比较孕妇、医务工作者来说无显著成本效益等因素考虑,其他国家对老年人接种百日咳疫苗的情况仍不普遍。

五、终生免疫策略

国外专家提出了百日咳疫苗终生免疫策略,该策略也得到了"中国百日咳行动计划"(China pertussis initiative,CPI)专家的积极响应。终生免疫策略建议在 4 周岁之前接种 DTaP,在 4 周岁后接种 Tdap。婴幼儿时期接种程序按照 WHO 建议,最早在 6 周龄且不晚于 8 周龄开始接种,6 月龄内完成 3 剂次基础免疫,随后完成首剂加强免疫;学龄前儿童在 5 岁左右加强 1 剂次;青少年时期在 10 岁左右加强 1 剂次;成年后在 20 岁左右加强 1 剂次,以后每 10 年加强 1 剂。对于孕妇,建议在每次妊娠的孕中期或孕晚期加强 1 剂。该策略为各个国家制定百日咳免疫策略提供了参考(图 5-3-1)。

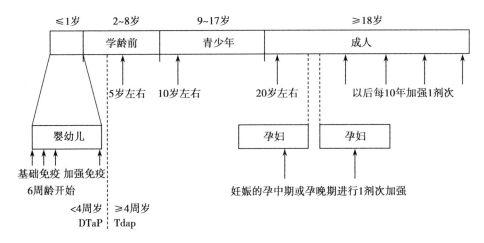

图 5-3-1　百日咳疫苗终生免疫策略

六、"蚕茧"策略

自 21 世纪初以来,某些发达国家(如澳大利亚、法国、德国和美国等)曾施行"蚕茧"策略,该策略是一种保护年龄太小而不能接种疫苗的婴儿的应对方法,即推荐孕妇产前或产后以及新生儿密切接触者包括其他家庭成员、卫生保健人员等接受 Tdap 免疫,通过接种可能是感染源的密切接触者来降低婴幼儿的感染风险。该策略可以同时预防婴幼儿和成人发病,但由于策略依从性与父母等对百日咳疾病的认知度高低有关,且婴幼儿的感染有一部分来源于家庭外成员。因此,该策略难以完全保护婴幼儿免于感染百日咳,且实施难度较大,故并不符合成本效益。相比较而言,采取孕妇免疫接种策略可能会发挥更加显著的作用。

●------- 参 考 文 献 --------------

[1] 刁连东,徐爱强,代表中华预防医学会.百日咳免疫预防专家共识[J].中华流行病学杂志,2011,32(6):550-553.

[2] YEUNG K,DUCLOS P,NELSON E,et al. An update of the global burden of pertussis in children younger than 5 years:a modelling study [J]. Lancet Infect Dis,2017,17(9):974-980.

[3] CORDOVA S P,GILLES M T,BEERS M Y. The outbreak that had to happen:Bordetella pertussis in north-west Western Australia in 1999 [J]. Commun Dis

Intell,2000,24(12):375-379.

[4] Centers for Disease Control and Prevention(CDC). Pertussis epidemic-Washington, 2012 [J]. MMWR Morb Mortal Wkly Rep,2012,61(28):517-522.

[5] KARA E O,CAMPBELL H,RIBEIRO S,et al. Survey of Household Contacts of Infants With Laboratory-confirmed Pertussis Infection During a National Pertussis Outbreak in England and Wales [J]. Pediatr Infect Dis J,2017,36(2):140-145.

[6] 宁桂军,高源,吴丹,等. 中国 2011-2017 年百日咳流行病学特征分析[J]. 中国疫苗和免疫, 2018,24(3):264-267,273.

[7] 中华预防医学会,中华预防医学会疫苗与免疫分会. 中国百日咳行动计划专家共识[J]. 中华流行病学杂志,2021,42(6):955-965.

[8] GÜRIŞ D,STREBEL P M,BARDENHEIER B,et al. Changing epidemiology of pertussis in the United States:increasing reported incidence among adolescents and adults, 1990-1996 [J]. Clin Infect Dis,1999,28(6):1230-1237.

[9] SKOWRONSKI D M,DE SERRES G,MACDONALD D,et al. The changing age and seasonal profile of pertussis in Canada [J]. J Infect Dis,2002,185(10):1448-1453.

[10] Pertussis vaccines:WHO position paper-September 2015 [J]. Wkly Epidemiol Rec,2015,90(35):433-458.

[11] CROWCROFT N S,PEBODY R G. Recent developments in pertussis [J]. Lancet, 2006,367(9526):1926-1936.

[12] QUINN H E,SNELLING T L,MACARTNEY K K,et al. Duration of protection after first dose of acellular pertussis vaccine in infants [J]. Pediatrics,2014,133(3): e513-519.

[13] 苏琪茹,邓继岿. 我国儿童百日咳免疫预防策略[J]. 中华儿科杂志,2020,58(7):615-617.

[14] 杨晓明. 联合接种和联合疫苗研究进展[J]. 中华流行病学杂志,2020,41(1):120-126.

[15] RADKE S,PETOUSIS-HARRIS H,WATSON D,et al. Age-specific effectiveness following each dose of acellular pertussis vaccine among infants and children in New Zealand [J]. Vaccine,2017,35(1):177-183.

[16] ZERBO O,BARTLETT J,GODDARD K,et al. Acellular pertussis vaccine effectiveness over time [J]. Pediatrics. 2019,144(1):e20183466.

[17] NAKAYAMA T,SUZUKI E,NODA A. Vaccine acquired pertussis immunity was weakened at 4 years of age and asymptomatic pertussis infection was suspected based on serological surveillance [J]. J Infect Chemother,2019,25(8):643-645.

[18] BELL C A,RUSSELL M L,DREWS S J,et al. Acellular pertussis vaccine effectiveness and waning immunity in Alberta,Canada:2010-2015,a Canadian Immunization Research Network(CIRN)study [J]. Vaccine,2019,37(30):4140-4146.

[19] LIANG J L,TIWARI T,MORO P,et al. Prevention of Pertussis,Tetanus,and

Diphtheria with Vaccines in the United States:Recommendations of the Advisory Committee on Immunization Practices(ACIP)[J]. MMWR Recomm Rep,2018,67 (2):1-44.

[20] KLEIN N P,BARTLETT J,ROWHANI-RAHBAR A,et al. Waning protection after fifth dose of acellular pertussis vaccine in children [J]. N Engl J Med,2012,367 (11):1012-1019.

[21] SCHWARTZ K L,KWONG J C,DEEKS S L,et al. Effectiveness of pertussis vaccination and duration of immunity [J]. CMAJ,2016,188(16):E399-E406.

[22] CHITKARA A J,PUJADAS FERRER M,FORSYTH K,et al. Pertussis vaccination in mixed markets:Recommendations from the Global Pertussis Initiative [J]. Int J Infect Dis,2020,96:482-488.

[23] WARD J I,CHERRY J D,CHANG S J,et al. Efficacy of an acellular pertussis vaccine among adolescents and adults [J]. N Engl J Med,2005,353(15):1555-1563.

[24] 何寒青,邓璇,唐学雯,等. 青少年和成人百日咳疫苗加强免疫策略卫生经济学研究的系统评价 [J]. 中国疫苗和免疫,2020,26(3):296-300.

[25] SHERIDAN S L,FRITH K,SNELLING T L,et al. Waning vaccine immunity in teenagers primed with whole cell and acellular pertussis vaccine:recent epidemiology [J]. Expert Rev Vaccines,2014,13(9):1081-1106.

[26] CASEY J R,PICHICHERO M E. Acellular pertussis vaccine safety and efficacy in children,adolescents and adults [J]. Drugs,2005,65(10):1367-1389.

[27] ESPOSITO S,PRINCIPI N. Immunization against pertussis in adolescents and adults [J]. Clin Microbiol Infect,2016,22(Suppl 5):S89-S95.

[28] XU Y,TAN Y,ASOKANATHAN C,et al. Characterization of co-purified acellular pertussis vaccines [J]. Hum Vaccin Immunother,2015,11(2):421-427.

[29] BRODER K R,CORTESE M M,ISKANDER J K,et al. Preventing tetanus,diphtheria, and pertussis among adolescents:use of tetanus toxoid,reduced diphtheria toxoid and acellular pertussis vaccines recommendations of the Advisory Committee on Immunization Practices(ACIP)[J]. MMWR Recomm Rep,2006,55(RR-3):1-34.

[30] HALPERIN S A,TAPIERO B,LAW B,et al. Interchangeability of two diphtheria and tetanus toxoids,acellular pertussis,inactivated poliovirus,Haemophilus influenzae type b conjugate vaccines as a fourth dose in 15-20-month-old toddlers [J]. Vaccine,2006,24(18):4017-4023.

[31] DOLHAIN J,JANSSENS W,MESAROS N,et al. Hexavalent vaccines:increasing options for policy-makers and providers. A review of the data supporting interchangeability(substitution with vaccines containing fewer antigens)and mixed schedules from the same manufacturer [J]. Expert Rev Vaccines,2018,17

（6）:513-524.

[32] 李玉,吴文锋,陈慧雯,等. 两种疫苗同时接种不良反应的研究[J]. 中国热带医学,2009,9(7):
1201-1202.

[33] 中华预防医学会,郑景山,刘大卫. 吸附无细胞百白破、灭活脊髓灰质炎和b型流感嗜血杆菌(结
合)联合疫苗(DTaP-IPV/Hib 五联疫苗)应用技术指南[J]. 中华流行病学杂志,2011,32
(3):311-315.

[34] National Center for Immunization and Respiratory Diseases. General recom-
mendations on immunization—recommendations of the Advisory Committee on
Immunization Practices(ACIP)[J]. MMWR Recomm Rep,2011,60(2):1-64.

[35] RAYA B A,EDWARDS K M,SCHEIFELE D W,et al. Pertussis and influenza
immunisation during pregnancy:a landscape review [J]. Lancet Infect Dis,2017,
17(7):e209-e222.

[36] 张大卫,李靖欣,胡建利,等. 孕妇免疫接种研究进展[J]. 中华预防医学杂志,2019,53(5):
534-539.

[37] ABU-RAYA B,MAERTENS K,EDWARDS K M,et al. Global Perspectives on
Immunization During Pregnancy and Priorities for Future Research and
Development:An International Consensus Statement [J]. Front Immunol,2020,
11:1282.

[38] KHARBANDA E O,VAZQUEZ-BENITEZ G,LIPKIND H S,et al. Evaluation of the
association of maternal pertussis vaccination with obstetric events and birth
outcomes [J]. JAMA,2014,312(18):1897-1904.

[39] DONEGAN K,KING B,BRYAN P. Safety of pertussis vaccination in pregnant
women in UK:observational study [J]. BMJ,2014,349:g4219.

[40] SUKUMARAN L,MCCARTHY N L,KHARBANDA E O,et al. Association of Tdap
Vaccination With Acute Events and Adverse Birth Outcomes Among Pregnant
Women With Prior Tetanus-Containing Immunizations[J]. JAMA,2015,314(15):
1581-1587.

[41] MORGAN J L,BAGGARI S R,MCINTIRE D D,et al. Pregnancy outcomes after
antepartum tetanus,diphtheria,and acellular pertussis vaccination [J]. Obstet
Gynecol,2015,125(6):1433-1438.

[42] MUNOZ F M,BOND N H,MACCATO M,et al. Safety and immunogenicity of
tetanus diphtheria and acellular pertussis(Tdap)immunization during pregnancy
in mothers and infants:a randomized clinical trial [J]. JAMA,2014,311(17):
1760-1769.

[43] PSARRIS A,SINDOS M,DASKALAKIS G,et al. Immunizations during pregnancy:
How,when and why [J]. Eur J Obstet Gynecol Reprod Biol,2019,240:29-35.

[44] AMIRTHALINGAM G, CAMPBELL H, RIBEIRO S, et al. Sustained Effectiveness of the Maternal Pertussis Immunization Program in England 3 Years Following Introduction [J]. Clin Infect Dis, 2016, 63 (suppl 4): S236-S243.

[45] HALPERIN S A, LANGLEY J M, YE L, et al. A Randomized Controlled Trial of the Safety and Immunogenicity of Tetanus, Diphtheria, and Acellular Pertussis Vaccine Immunization During Pregnancy and Subsequent Infant Immune Response [J]. Clin Infect Dis, 2018, 67 (7): 1063-1071.

[46] BAXTER R, BARTLETT J, FIREMAN B, et al. Effectiveness of vaccination during pregnancy to prevent infant pertussis [J]. Pediatrics, 2017, 139 (5): e20164091.

[47] ROMANIN V, ACOSTA A M, JUAREZ M, et al. Maternal Vaccination in Argentina: Tetanus, Diphtheria, and Acellular Pertussis Vaccine Effectiveness During Pregnancy in Preventing Pertussis in Infants <2 Months of Age [J]. Clin Infect Dis, 2020, 70 (3): 380-387.

[48] RICE T F, DIAVATOPOULOS D A, SMITS G P, et al. Antibody responses to Bordetella pertussis and other childhood vaccines in infants born to mothers who received pertussis vaccine in pregnancy-a prospective, observational cohort study from the United Kingdom [J]. Clin Exp Immunol, 2019, 197 (1): 1-10.

[49] 于晓婷, 湛志筠, 何秋水. 无细胞百日咳疫苗全球孕期接种的现状 [J]. 微生物学免疫学进展, 2020, 48 (3): 59-65.

[50] WINTER K, NICKELL S, POWELL M, et al. Effectiveness of Prenatal Versus Postpartum Tetanus, Diphtheria, and Acellular Pertussis Vaccination in Preventing Infant Pertussis [J]. Clin Infect Dis, 2017, 64 (1): 3-8.

[51] SAJI F, KOYAMA M, MATSUZAKI N. Current topic: human placental Fc receptors [J]. Placenta, 1994, 15 (5): 453-466.

[52] EBERHARDT C S, BLANCHARD-ROHNER G, LEMAITRE B, et al. Maternal Immunization Earlier in Pregnancy Maximizes Antibody Transfer and Expected Infant Seropositivity Against Pertussis [J]. Clin Infect Dis, 2016, 62 (7): 829-836.

[53] BERTI E, VENTURINI E, GALLI L, et al. Management and prevention of pertussis infection in neonates [J]. Expert Rev Anti Infect Ther, 2014, 12 (12): 1515-1531.

[54] 李晶晶, 曾玫. 医务人员疫苗接种的现况及影响因素 [J]. 中国疫苗和免疫, 2016, 22 (5): 596-600, 560.

[55] MORAES J C, CARVALHANAS T, BRICKS L F. Should acellular pertussis vaccine be recommended to healthcare professionals? [J]. Cad Saude Publica, 2013, 29(7): 1277-1290.

[56] SANDORA T J, GIDENGIL C A, LEE G M. Pertussis vaccination for health care workers [J]. Clin Microbiol Rev, 2008, 21 (3): 426-434.

[57] CALUGAR A,ORTEGA-SÁNCHEZ I R,TIWARI T,et al. Nosocomial pertussis:costs of an outbreak and benefits of vaccinating health care workers [J]. Clin Infect Dis,2006,42(7):981-988.

[58] RYSER A J,HEININGER U. Comparative acceptance of pertussis and influenza immunization among health-care personnel [J]. Vaccine,2015,33(41):5350-5356.

[59] WALTHER K,BURCKHARDT M A,ERB T,et al. Implementation of pertussis immunization in health-care personnel [J]. Vaccine,2015,33(17):2009-2014.

[60] DE JUANES J R,GIL A,GONZÁLEZ A,et al. Seroprevalence of pertussis antibody among health care personnel in Spain [J]. Eur J Epidemiol,2004,19(1):69-72.

[61] 朱燕. 出生早产儿流行病学特征的前瞻性多中心调查 [D]. 上海:复旦大学,2012.

[62] 杭州市疾病预防控制中心,苏州市疾病预防控制中心,上海市疾病预防控制中心. 特殊健康状态儿童预防接种专家共识之一——早产儿与预防接种[J]. 中国实用儿科杂志,2018,33(10):737-738.

[63] SANIA A,SMITH E R,MANJI K,et al. Neonatal and Infant Mortality Risk Associated with Preterm and Small for Gestational Age Births in Tanzania:Individual Level Pooled Analysis Using the Intergrowth Standard [J]. J Pediatr,2018,192:66-72.

[64] MARSHALL H,CLARKE M,RASIAH K,et al. Predictors of disease severity in children hospitalized for pertussis during an epidemic [J]. Pediatr Infect Dis J,2015,34(4):339-345.

[65] 彭宝珍,李靖欣,朱媛媛,等. 早产儿免疫接种现状及疫苗免疫效果的研究进展[J]. 中华预防医学杂志,2018,52(7):762-768.

[66] VAN DER MAAS N,SANDERS E,VERSTEEGH F,et al. Pertussis hospitalizations among term and preterm infants:clinical course and vaccine effectiveness [J]. BMC Infect Dis,2019,19(1):919.

[67] SCHLOESSER R L,FISCHER D,OTTO W,et al. Safety and immunogenicity of an acellular pertussis vaccine in premature infants [J]. Pediatrics,1999,103(5):e60.

[68] FALDELLA G,ALESSANDRONI R,MAGINI G M,et al. The preterm infant's antibody response to a combined diphtheria,tetanus,acellular pertussis and hepatitis B vaccine [J]. Vaccine,1998,16(17):1646-1649.

[69] SLACK M H,SCHAPIRA D,THWAITES R J,et al. Acellular pertussis vaccine given by accelerated schedule:response of preterm infants [J]. Arch Dis Child Fetal Neonatal Ed,2004,89(1):F57-60.

[70] VÁZQUEZ L,GARCIA F,RÜTTIMANN R,et al. Immunogenicity and reactogenicity of DTPa-HBV-IPV/Hib vaccine as primary and booster vaccination in low-birth-weight premature infants [J]. Acta Paediatr,2008,97(9):1243-1249.

[71] D'ANGIO C T. Active immunization of premature and low birth-weight infants:a review of immunogenicity,efficacy,and tolerability [J]. Paediatr Drugs,2007,9(1): 17-32.

[72] LIU B C,HE W Q,NEWALL A T,et al. Effectiveness of Acellular Pertussis Vaccine in Older Adults:Nested Matched Case-control Study [J]. Clin Infect Dis,2020,71 (2):340-350.

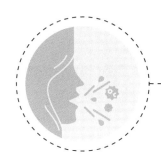

第六章

百日咳疫情调查处置

百日咳的首发病例若不能及时诊断、隔离、治疗,很容易在接触者中引起续发病例,并可导致聚集性发病。在个案病例(疑似病例、临床诊断病例、实验室诊断病例和流行病学联系病例)监测的基础上,天津市对百日咳聚集性发病进行了长期系统地监测,发现聚集性发病存在4种类型:家庭聚集、学校聚集、医院聚集及同村聚集,其中以家庭聚集性发病为主(85.33%)。2010年至2012年家庭聚集性疫情监测发现,平均感染率可高达77.88%,其中24个家庭的百日咳罹患率高达100%。家庭聚集性发病类型中以成人传播给婴幼儿的模式为主(67.19%),且父母亲为婴幼儿百日咳的主要传染源(78.44%)。2016年湖北省随州市主动监测到一起百日咳家庭聚集性发病,一个家庭5人中4人被感染。2014年天津市某小学出现百日咳的暴发流行,116例学生确诊百日咳,占在校学生的30.29%。上述结果显示即使在人群普遍实施疫苗接种之后,百日咳仍然在成人/青少年之间传播,而他们又是婴幼儿的重要传染源。在这个过程中,甚至医疗机构和疾病预防控制机构也未能幸免,值得我们进一步研究。

百日咳疫情的发现依赖于百日咳监测和病例的报告。传染病法定责任报告单位和责任疫情报告人,发现百日咳疑似病例或百日咳临床诊断病例,按照《中华人民共和国传染病防治法》等规定,通过中国疾病预防控制信息系统进行网络报告。学校、托幼机构发现百日咳疑似病例或百日咳临床诊断病例,按照《学校和托幼机构传染病疫情报告工作规范》要求报告。区级疾病预防控制机构发现或接到百日咳聚集发病、暴发疫情后,应立即报告辖区卫生健康委员会和市疾病预防控制中心。根据天津市免疫规划信息管理系统数据,

2010—2012 年统计百日咳聚集性发病疫情分别为家庭 64 起、医院 3 起、同村 5 起和学校 3 起。结合《中华人民共和国传染病防治法》和《学校和托幼机构传染病疫情报告工作规范》，参考《天津市百日咳监测方案（2017 年版）》等，汇总了本章内容，并提供案例分析，为百日咳疫情调查处置提供参考。

第一节　百日咳疫情调查内容及要求

现场疫情调查是应用流行病学方法调查疾病在不同时间、地区、人群的分布特征，并在此基础上运用分析性和/或实验性研究方法追踪其传染源和传播途径、确定疫情波及范围，从而有针对性地采取控制措施，阻断或终止百日咳疫情的蔓延和流行。本节内容参阅了现阶段我国部分省份和地市，以及全球部分国家开展的百日咳疫情调查与处置内容，为疫情调查和处理提供参考。

一、疫情报告

任何获知百日咳聚集性病例或暴发疫情的个人或单位均有义务立即向辖区内的疾病预防控制中心报告。辖区内的疾病预防控制中心接到聚集性病例或暴发疫情报告后，应立即进行初步的调查核实，并在调查核实后立即报告辖区卫生行政部门和上级疾病预防控制中心，并在辖区卫生行政部门判定为突发公共卫生事件后 2 小时内通过突发公共卫生事件管理信息系统报告。

二、调查和处理

（一）核实诊断

辖区疾病预防控制中心在发现或接到聚集性病例或暴发疫情报告后，按照当地监测方案规定（如 24 小时内）立即组织人员调查核实，经确认为暴发疫情的，应立即电话报告上级疾病预防控制中心。暴发疫情达到较大规模或对社会有重大影响时，上级疾病预防控制中心应及时介入调查。

（二）明确监测病例定义

开展个案调查前首先需要明确监测病例定义。监测病例定义分为以下几类。

1. **疑似病例**　是指具有下列 4 项中任意 1 项者。

（1）有阵发性痉挛性咳嗽者(不论咳嗽时间长短)。

（2）咳嗽后伴有呕吐,严重者有结膜下出血或舌系带溃疡。

（3）新生儿或婴幼儿有原因不明的阵发性青紫或窒息者,多无典型痉咳。

（4）持续咳嗽两周及以上,能排除其他原因者。

2. **临床诊断病例**　疑似病例基础上血常规检测白细胞总数显著升高,淋巴细胞占 60% 及以上。

3. **实验室诊断病例**　疑似或临床诊断病例基础上,病原学及血清学检测结果符合下述任一项的病例。

（1）标本中分离出百日咳杆菌。

（2）利用聚合酶链反应方法(PCR)检测阳性。

（3）急性期和恢复期双份血 IgG 抗体呈 4 倍及以上增高。

（4）单份血 PT-IgG 抗体水平大于感染标准。

4. **流行病学联系病例**　临床诊断病例与其他实验室诊断病例有直接的流行病学关联。

5. **排除病例**　疑似病例经过临床、流行病学调查和实验室检测不符合临床诊断病例或确诊病例者(实验室诊断病例和流行病学关联病例)。

现场调查中的病例定义应包括流行病学信息、临床信息和实验室检查信息,并根据调查的进展和需求建立监测用的病例定义。

6. **聚集性发病**　按照当地监测方案中聚集性发病相关规定开展,如在同一家庭、班级、自然村寨、居委、建筑工地、厂矿等集体单位 21 天内发生 2 例及以上病例,有明确的流行病学联系,并且有 1 例为实验室诊断病例。

7. **暴发疫情**　按照当地监测方案中暴发疫情相关规定开展,如在同一学校、幼儿园、自然村寨、居委、建筑工地、厂矿等集体单位 21 天内发生 5 例及以上病例,有明确的流行病学联系,并且至少有 2 例为实验室诊断病例。

（三）开展流行病学调查和标本采集

对每起聚集性病例与暴发疫情的疑似病例均应进行流行病学个案调查,负责调查的辖区疾病预防控制中心流行病学调查人员应在接到报告后尽快完成流行病学调查,填写"百日咳监测病例个案调查表"(章末附表)。开展流行病学调查时应详细询问并填写个案调查表,内容包括病例基本情况、临床表现、实验室检测结果、流行病学内容、疫苗接种史等,并对密切接触人员进行登记。百日咳个案流行病学调查表信息应该翔实、完整。对首发病例和指示病例,要重点关注其发病前 21 天的活动情况、接触人群、可疑的暴露因素以及与续发病例间的流行病学关联等流行病学信息。

出现病例聚集或暴发时,要尽量采集疑似病例的血清学和病原学标本送至辖区疾病预防控制中心检测,进一步核实诊断。标本的采集与运送要求如下。

1. 培养皿　要求对早期、症状典型、没有使用抗生素的病例采集鼻咽拭子,在无菌条件下接种到百日咳培养皿中,划出 1/2 培养皿面积,培养皿用作细菌分离培养。合格鼻咽拭子的采集时间为发病后 14~21 天(注:推荐在患儿咳嗽 2~3 周完成采样,进行细菌培养以获得更好的准确率)。

2. 鼻咽拭子　固定患者头部避免移动,使拭子自鼻孔下缘以垂直于面部角度进入,沿下鼻道的底部向后缓缓深入。待拭子顶端到达鼻咽腔后壁时,若有反射性咳嗽,可将拭子稍留片刻(3 秒),待反射性咳嗽停止,然后轻轻捻动旋转拭子 2~3 周,缓缓取出拭子。采集左、右侧鼻孔鼻咽拭子作 PCR 检测。鼻咽拭子的合格采样时间为不超过发病后 28 天。(注:28 天后疑似病例的阳性率可能低于 50%)

3. 血清标本　采集静脉血 2ml 并分离成血清,单份血标本用作抗 PT-IgG 检测的合格采样时间为发病后 14~21 天,有疫苗接种史(1 年内)的患者需要间隔 14 天采集第二份血标本,若有 1 倍及以上的升降视为感染,单份血标本作抗 PT-IgG 检测不推荐在小于 3 月龄儿童中使用;双份血 IgG 抗体呈 4 倍及以上增高视为感染,合格的采样时间为发病后 14~21 天采集第一份血标本,间隔 14 天后采集第二份血标本。但对于 1 年内接种过百日咳疫苗患儿,百日咳血清学检测结果解释不可靠。

出现聚集性疫情或暴发疫情时,应尽快采集血清学和病原学标本。所有的样本上均应填写患者姓名和标本编号。培养皿需要 35~37℃恒温保温运送,放入 37℃培养箱中培养。鼻咽拭子和血清标本,需在 -20℃冷冻保存,2~8℃冷藏运送。

(四) 主动搜索

按照当地监测方案相关需求开展,如辖区疾病预防控制中心开展暴发点病例主动搜索,包括辖区内各级医疗机构,特别是基层医疗机构;对出现聚集性病例或暴发疫情的托幼机构、学校等集体机构要核查晨检记录和因病缺课记录;对发生疫情的其他集体用工单位,应核查其务工人员进出登记和健康状况记录。

（五）流行因素调查和分析

辖区疾病预防控制中心要深入了解暴发情况,包括疫情始发时间,首发病例、续发病例及续发的时间,病例的年龄、性别、时间、地区、职业等分布状况,排除误诊病例;追踪传染源、评估暴发点及周边地区含百日咳成分疫苗的接种情况、病例免疫史、学校查验接种证工作开展情况、病例居住环境、辖区内人口流动情况、医院感染情况,建立假设并验证假设,综合分析暴发原因。

（六）撰写总结报告

调查过程中和调查结束后,调查人员应尽快将调查过程整理成书面材料,记录好暴发经过、调查步骤和所采取的控制措施与效果,最后将材料上报相关部门并备档。如果达到突发公共卫生事件标准的,一般要包括初次报告、进程报告和结案报告。调查报告的内容包括基本情况、事件总体情况描述、暴发的主要原因、采取的控制措施,以及效果评价、经验教训和下一步建议等。

调查报告的主要提纲包括以下内容。

1. **标题**　关于 XX 家庭/学校/医院一起百日咳聚集性发病/暴发疫情的调查报告。

2. **前言**　说明疫情信息的来源、内容及调查目的,何时何人前去调查处理。

3. **正文**

（1）基本情况:与本次疫情相关病例的人口学特征、主要从事职业/工种、接触史、免疫史等。

（2）发病和就诊情况(包括病例定义、病例搜索、首发病例等):根据疫情特点明确病例分类,包括确诊、临床和疑似病例,首发病例详细调查情况,疫情整体概况,以及主要临床特征构成比。

（3）流行病学调查:包括三间分布、感染来源调查、危险因素调查与分析等。

（4）实验室检测:描述采集标本的类型、份数及检测结果等。

（5）调查结论及依据:结合流行特征、实验室检测结果及现场调查情况作出判断,并简要说明理由分析。

（6）已采取的措施:围绕传染源、传播途径、易感人群三环节,包括组织领导、病例隔离治疗、密接追踪管理、新发病例监测、宣传教育等措施。

（7）下一步工作建议:分析现阶段存在的问题,提出下一步将要开展的工作和建议。

4. **报告单位及报告日期**

第二节 处 置

出现聚集性病例或者暴发疫情后,应该采取以下预防控制措施。

一、一般措施

(一) 病例管理

对百日咳患者应进行对症治疗和并发症防治。百日咳卡他期应用抗生素治疗可以减轻或可以阻断痉咳。

百日咳住院病例应实施呼吸道隔离措施,确诊的病例可同住一个病房。未住院病例建议暂时离开学习、工作的场所,居家休息隔离,避免接触婴儿、无疫苗接种史的儿童或成人。百日咳确诊病例应隔离至病后 21 天。

(二) 接触者管理

在医疗机构、托幼机构、学校、厂矿企业等集体单位及家庭内发生疫情时,百日咳病例的密切接触者在接触确诊病例后应进行医学观察,观察期限到最后一次接触后 21 天,在此期间避免与其他易感者接触。接触者一旦出现发病迹象(咳嗽等症状)立即送诊,以免延误。

(三) 感染控制

百日咳病例所在的一般场所和居家室内环境可开窗通风。集体单位发生百日咳疫情后避免集中活动减少传播。与病例近距离接触须戴口罩,接触后要及时洗手。负责现场流行病学调查、采样和医疗救治的工作人员要加强个人防护。

(四) 加强监测

落实疫情报告、主动监测等制度,暴发地疾病预防控制机构与医疗机构加强沟通,使所有责任报告单位、责任报告人都知晓有百日咳暴发疫情发生,及时发现并报告疑似百日咳病例。做好暴发地区疑似百日咳病例的主动搜索,如对学校、托幼机构和集体用工单位开展晨检,发现可疑或疑似病例必须劝回隔离及时就诊治疗。

(五) 风险沟通

暴发疫情可能会引起公众和媒体广泛关注,暴发期间应做好舆情监测和风险评估,在负面消息或虚假信息广泛传播之前,及时、主动与媒体沟通,针对公众和媒体关注的问题给予科学回复,向公众传递正确信息,避免恐慌和误解,积极采取正确的个人防护措施,配合疫情防控工作。

二、药物预防

药物预防是降低百日咳传播风险的有效措施之一。应根据病例聚集和暴发的情况确定药物预防人群的范围,对接触百日咳病例的家庭和其他密切接触者、高风险的医务工作者、百日咳的暴露者,可推荐使用大环内酯类药物进行治疗和预防,以有效降低百日咳的发病风险。应注意是否开展暴露后药物预防,需综合判断病例传染性、暴露持续时间和强度、暴露个体检测结果以及与百日咳高危人群(如婴儿)接触的可能性等分析确定。

三、疫苗接种

接种疫苗是保护易感者的最佳措施,分析发病与疫苗接种情况,必要时对周围易感人群实施接种(目前暂无青少年或成人百日咳疫苗,以后根据疫苗上市情况而定)。

幼托机构、小学、初中等集体单位内发生百日咳聚集性或暴发疫情时,查验接种情况,对百日咳疫苗免疫史不全的儿童予以查漏补种。

四、特定场所处置措施

在特定场所发生的百日咳疫情,除了实施一般控制措施之外,还需要针对特定场所的特点,因地制宜、科学有据地采取针对性的防控措施。

(一)学校和托幼机构

学校、托幼机构等集体单位百日咳暴发时,病例须暂时离开学校,住院或居家隔离治疗,发病后21天内避免与易感者接触,同时根据病例聚集和暴发的情况确定药物预防人群的范围,及时采取药物预防措施。病例所在班级采取药物预防,对校内所有儿童免疫史进行查验并开展查漏补种,校内工作人员如果无免疫史也应接种含百日咳成分疫苗。当病例数较多、传播风险较大时,对同一地区暂时未受暴发影响的学校与托幼机构的儿童也应考虑开展接种率评估和查漏补种。

在发生暴发疫情的学校及周边学校,应开展晨检和因病缺勤病因追查与登记,加强监测,做到早发现、早报告、早调查。教室等环境保持空气流通,开展预防百日咳的健康宣传教育,使师生养成良好卫生习惯,提高防病意识。

（二）医疗机构

百日咳流行地区和高发季节,医疗机构可能成为助推百日咳传播的特殊场所,对小月龄儿童的影响尤为明显。医疗机构需要在以下几个方面加强百日咳防控工作。

1. 防止医护人员成为传染源造成医源性传播　具有高感染风险的医务人员,如无百日咳疫苗免疫史、既往患病史或血清学免疫力依据,可接种青少年或成人用含百日咳成分疫苗。

2. 防止医院成为助推百日咳传播的场所　做好就诊病例的预检分诊,尤其防止门诊治疗、集中输液等环节可能造成的交叉感染。做好住院病例的隔离,免疫功能低下的病例应隔离更长时间,禁止百日咳病例与易感者接触。未到接种月龄或未完成接种的婴幼儿,在医疗机构接受诊疗过程中,尽量避免与其他患者近距离接触。医生在诊治适龄儿童病例时,应常规询问疫苗接种情况,提醒及时接种免疫规划疫苗。

（三）集体单位

在厂矿、工地、企业等成人为主的集体单位发生百日咳暴发时,应根据年龄、人群免疫力、疾病严重程度及传播风险等因素评估确定目标人群,做好宣传动员,尽早对高重症死亡风险、高感染风险或高传播风险的密接人群开展应急接种或药物预防。避免由于人员流动性大、依从性差使疫情控制措施流于形式。

（四）流动人口聚集地

流动人口聚集地的儿童可能因流动性大错过接种含百日咳成分疫苗,百日咳暴发可以暴露出常规免疫薄弱环节并予以改进的机会。发生暴发疫情后,在开展应急补种措施控制疫情的同时,分析常规免疫薄弱原因,并依次制定加强常规免疫工作的长期计划,及时分析流动人口聚集地的健康教育需求,广泛开展有针对性的宣传教育,提高常规免疫接种率,避免其他疾病所致新的暴发疫情发生。

（五）突发自然灾害等紧急情况

当发生突发自然灾害等紧急情况时,原有的秩序被严重破坏,生活环境恶劣、拥挤,极易造成传染病暴发流行。在紧急情况发生的初期,如果当地常规免疫疫苗接种率低于90%,群体性接种含百日咳成分疫苗应是最优先考虑的免疫预防措施。若出现聚集性病例,宜药物预防与疫苗接种相结合。

第三节 疫情处置案例分析

案例分析是沟通理论与实践的桥梁,把理论学习与实践技能紧密地结合起来,在很大程度上弥补了以往单纯为理论而学理论的学习方式的不足。通过疫情处置案例分析,我们可以有效地加深对百日咳理论的理解,掌握现场调查与处置的技巧,并从中吸取经验和教训。本章前两节详细介绍了百日咳疫情调查和处置的要点,本小节精选国内外百日咳疫情处置相关案例,并进行深度分析,将理论与实践紧密结合起来,帮助读者更好地理解百日咳疫情防控,掌握现场调查与处置技巧。

一、国内家庭疫情调查及处理

案例分析1:2012年天津市西青区一起百日咳家庭聚集性发病

(一)调查

2012年8月2日,天津市传染病医院报告1例百日咳临床确诊病例,西青区疾病预防控制中心8月3日进行现场调查。患儿2月龄,于2012年7月18日出现咳嗽,其母亲认为是因摄入过量食盐所致而未予及时送诊。患儿持续咳嗽4天,未见好转,于天津市某儿童医院就诊,按照病毒感染病例进行治疗,于门诊输液5天,症状加重,按照肺炎住院治疗3天,症状仍未好转,咳嗽不止,怀疑百日咳。于8月1日转天津市传染病医院住院治疗,临床诊断为百日咳,治疗改为红霉素和百日咳糖浆,3天后明显好转。患儿阵发性痉挛性咳嗽症状持续17天,8月28日最后一次回访时夜间仍偶有咳嗽症状。西青区疾病预防控制中心于8月3日进行现场调查和标本采集,家庭具体情况见表6-3-1。

表6-3-1 百日咳家庭聚集性病例家庭基本情况

调查对象	性别	年龄	发病日期	疫苗接种情况	临床表现
患儿	女	2月龄	7月18日	未接种百白破疫苗	痉挛性咳嗽17天,咳后口唇青紫
父亲	男	30岁	7月2日	/	咳嗽30天
母亲	女	30岁	8月7日	/	咳嗽3天

续表

调查对象	性别	年龄	发病日期	疫苗接种情况	临床表现
姐姐	女	6岁	未发病	规范完成百白破疫苗全程接种	无症状
外祖母	女	55岁	未发病	/	无症状（感染）

注:"/"表示病例免疫史不详。

(二) 实验室检测

血液标本采用 ELISA 定性检测 IgM 抗体,定量检测抗 PT-IgG(试剂盒购自德国 Virion 公司)。IgM 抗体检测值大于 14IU/mL 为阳性;PT-IgG抗体检测值大于 80IU/mL 为阳性。鼻咽拭子标本采用套式 PCR 方法进行核酸检测(试剂盒购自德国 Qiangen 公司)。抗体和核酸检测实验过程严格按照试剂盒说明书操作。实验室检测具体情况,见表 6-3-2。

表 6-3-2　百日咳家庭聚集性病例实验室检测结果

检测对象	血清抗体（IU/mL）		鼻咽拭子 PCR 检测	诊断结论
	IgM	PT-IgG		
父亲	–	270	–	实验室诊断病例
外祖母	–	87	–	实验室诊断病例
患儿	–	–	+	实验室诊断病例
母亲	–	–	+	实验室诊断病例
姐姐	/	/	/	非病例

注:PT-IgG,百日咳毒素 IgG 抗体;"/"患儿姐姐未采集到样本,"–"表示结果阴性。

(三) 结论

流行病学调查显示 5 名家庭成员于发病前 1 个月内均无外出史,也无与咳嗽患者密切接触史,但是流行病学调查和实验室检测结果证实这是一起百日咳家庭聚集性发病。血清学抗 PT-IgG 检测结果显示:患儿父亲与外祖母结果阳性,表明两名患者是近期感染,而患儿与其母亲的检测结果为阴性,说明父亲和外祖母发病时间较早;而患儿与其母亲鼻咽拭子 PCR 检测结果为阳性,说明二者发病时间较晚。患儿父亲的 PT-IgG 抗体水平高于外祖母,推断父亲为首发病例,外祖母为一代续发病例,结合临床发病时间综合判断,患儿的发病时间早于母亲,可以判断患儿为二代续发病例,母亲为三代续发病例。患儿姐姐因受到疫苗保护等未被感染。故传播链为:父亲→外祖母→患儿→母亲。成人百日咳病例发病症状不典型,一般无痉挛性咳嗽或鸡鸣音,仅表现为单纯性咳嗽,易成为潜在传染源而导致家庭内传播。百日咳发病初期主要表现为低热、咳嗽、喷嚏、流泪等类似感冒的非特异性症状,如临床医生对百日咳关注度不高,容易出现漏诊或误诊。因此需要加大对临床医生的培训,有条件的医院需要开展快速、灵敏的实验室检测,对症状不典型的青年及成人百日咳病例予以诊断、报告和管理。

(四) 经验总结

当出现百日咳聚集性发病时,辖区疾病预防控制中心应在接到疫情报告后 24 小时内开展流行病学调查,标本的采集和运送,对疫情进行核实、确定疫情波及范围,及时向当地卫生行政部门和上级疾病预防控制中心报告,实施相关控制措施,疫情处理完毕后 3 天内完成调查处理报告并上报。疾病预防控制中心采取了以下控制措施。

1. 立即派出专业技术人员赶赴现场开展流行病学调查和疫情应急处置工作。

2. 对病例采取住院隔离治疗措施,对密切接触者进行医学观察 21 天。

3. 指导病例及其家属对居室进行定期通风、湿式扫除,勤晒衣被。指导医院对患者的痰液、呕吐物用漂白粉等氯制剂进行消毒。

4. 指导相应卫生服务中心尽快对周围易感人群实施应急接种,所有不足 6 周岁且未完成 4 剂次全程免疫程序的密切接触者,必要时在最短时间内完成相应剂次免疫程序;对已完成全程免疫程序但在暴露前 3 年内未接种百白破疫苗的密切接触者加强接种 1 剂,对于免疫功能或心肺功能存在问题的儿童,如果接种利益超过不良反应发生风险,可以考虑应急接种百日咳疫苗。

5. 密切跟踪疫情动态,及时发现问题,及时调整和完善各项工作和措施。

二、国内学校疫情调查及处理

案例分析 2:天津市滨海新区某小学一起百日咳暴发。

(一) 调查

2014 年 7 月 2 日,天津滨海新区某二甲医院报告 1 例 5 月龄百日咳病例,大港疾病预防控制中心现场调查发现患儿一家其他 3 人均有咳嗽症状,采集 4 份血标本、鼻咽拭子送市疾病预防控制中心检测,结果为患儿抗 PT-IgG

(+),患儿姐姐抗 PT-IgG(+)、PCR(+),患儿父亲抗 PT-IgG(+),母亲 PCR(+),均为百日咳实验室确诊病例。患儿姐姐为大港某小学四年级二班学生,大港疾病预防控制中心随即对该学校进行了初步调查,发现其所在班级多名学生出现咳嗽症状,为研究其发病特征及传播机制,开展了流行病学调查。

(二)基本情况

海滨某小学位于大港油田最北端,在校学生 383 名,76% 的学生为外来务工人员子女,教师 27 名。教学楼共三层,一层为办公区,二、三层为教学区,共有 5 个年级 10 个班。学校没有食堂和宿舍,学生自行上下学。

(三)发病及就诊情况

首发病例为四年级 2 班的项某,女,10 岁,本地户籍,有无细胞百白破疫苗 4 剂次全程免疫接种记录。5 月 12 日发病,7 月 10 日去某二甲医院就诊被诊断为百日咳,实验室检测抗 PT-IgG(+)、PCR(-),发病前 21 天无外出史,无明确的百日咳病例接触史。

该小学学生百日咳罹患率为 30.29%(116/383),明显高于教师 7.41%(2/27)(P=0.011)。小学 10 个班级均有发病。罹患率最高的为四年级 2 班,有 26 人发病,罹患率为 68.42%。其他班级的罹患率从 7.89% 到 57.50% 不等(图 6-3-1)。不同年级的罹患率分别为一年级(11.69%),二年级(17.50%),三年级(43.75%),四年级(44.16%),五年级(34.78%)。不同年级间的罹患率差异有统计学意义(P<0.001)。该小学每年均开展预防接种证查验工作,并且所有学生均接种了 4 剂次的百日咳疫苗。

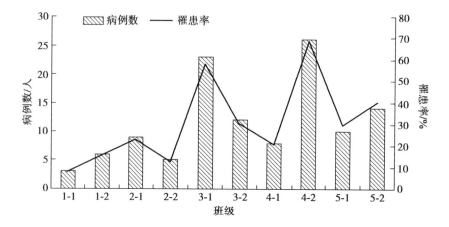

图 6-3-1 某小学不同班级的百日咳罹患率

首发病例可以追溯到 5 月 12 日,最后一个确诊病例是在 7 月 29 日,疫情在 6 月 29 日至 7 月 5 日的一周内达到顶峰,共有 40 例病例确诊(图 6-3-2)。病例数从 7 月 11 日放暑假开始迅速减少,9 月 1 日开学以后没有新的病例出现。这起百日咳疫情至少持续了 88 天,百日咳最长潜伏期为 21 天,因此,这次暴发学校至少有 4 代病例。

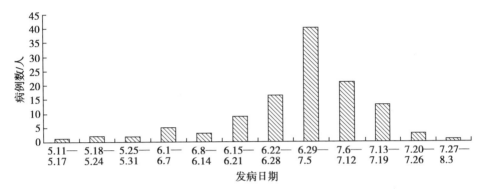

图 6-3-2　116 例百日咳病例发病的周分布

(四) 标本采集与实验室检测

5 月 12 日至 7 月 29 日,共主动搜索出 138 例百日咳疑似病例,其中学生 130 例(94.21%),教师 8 例。共采集 34 份,百日咳 PCR 检测显示 14 份呈阳性。采集血液标本 59 份,抗 PT-IgG 阳性 34 份。在 138 例疑似病例中,44 例(31.88%)经实验室证实,74 例(53.62%)有流行病学关联,20 例(14.50%)被排除,见表 6-3-3。最终,116 名学生被确诊为百日咳病例。

表 6-3-3　天津某小学百日咳暴发病例情况

病例类型	学生		教师		总数	
	病例数 (例)	构成比 (%)	病例数 (例)	构成比 (%)	病例数 (例)	构成比 (%)
实验室确诊病例	42	32.31	2	25.00	44	31.88
抗 PT-IgG	29	/	1	/	30	/
PCR	9	/	1	/	10	/
两者均阳性	4	/	0	/	4	/
流行病学联系病例	74	56.93	0	/	74	53.62
排除病例	14	10.77	6	75.00	20	14.50
总数	130	100.00	8	100.00	138	100.00

注:"/"表示无需计算构成比。

（五）结论

这起暴发表明，即使在百白破疫苗全程接种率很高的学校，仍可能出现百日咳的暴发，青少年百日咳抗体水平降低可能是百日咳暴发的主要因素。

（六）经验总结

当出现百日咳暴发疫情时，辖区疾病预防控制中心应在接到疫情报告后24小时内开展现场调查处置。对首发病例和指示病例，要重点关注其发病前21天的活动情况、接触人群、可疑的暴露因素以及与续发病例间的流行病学关联等流行病学信息。观察在最后一例患者发病后21天内有无新的可疑病例，一旦出现，立即与辖区疾病预防控制部门联系，同时将医学观察期顺延至新病例发生后21天，如果无新病例出现，则可考虑暴发疫情终止。实施相关控制措施，疫情处理完毕后3天内写出调查处理报告并上报。

学校出现疫情后，疾病预防控制中心立即采取了以下措施。

1. 疾病预防控制中心立即派出专业技术人员赶赴现场开展流行病学调查和疫情应急处置工作。

2. 对病例采取住院隔离治疗措施，对密切接触者进行医学观察21天。

3. 加强学校传染病防治工作。

（1）学校应建立校内传染病防治网络，健全预防与控制传染病基本的工作制度。

（2）建立和完善晨检报告制度、查验预防接种证制度、教学场所通风与重要场所定期消毒制度、师生定期体检制度、个人卫生管理制度、食品卫生管理制度等。

（3）在完善制度的同时，要积极有效地实施常态管理，加强对制度执行情况督促检查，做到"早发现、早报告、早隔离、早治疗"，阻断一切传染病的传播途径，防止校内传染病的暴发和流行。

4. 指导辖区卫生服务中心/卫生院尽快对周围易感人群实施应急接种，所有不足6周岁且未完成4剂次百日咳疫苗接种的密切接触者，争取在最短时间内完成免疫程序。

5. 密切跟踪疫情动态，及时发现问题，及时调整和完善各项工作和措施。

三、国内医疗机构疫情调查及处理

案例分析3:某医院一起医务人员百日咳聚集性发病

（一）调查

2010年9月天津市河北区某医院发生一起院内医务人员百日咳聚集性

发病,经实验室血清学及鼻咽拭子检测,4人被确诊,为多年来少见的典型院内聚集性疫情。为研究其传播机理,开展了回顾性流行病学调查。

(二) 基本情况

2010年11月10日天津市河北区一患者家属到天津市河北区疾病预防控制中心咨询百日咳发病情况,经询问,发现患者为天津市河北区某医院医护人员。该患者在当年9月出现阵发性痉挛性咳嗽,自行用药长时间不愈。该患者所在科室的另外6人也出现与患者相似症状。此7人在同一办公室办公,办公室面积较小,人员密集,通风不良。

(三) 发病及治疗情况

调查发现首例病例发病时间为2010年9月23日,患者出现阵发性痉挛性咳嗽,咳嗽后伴呕吐,有口唇青紫及窒息症状,并持续69天。其间患者曾合并轻度肺炎,发热38℃,自行口服克拉霉素及止咳药进行治疗,用药4天,不见好转,而后改为青霉素治疗。在随后的2个月期间内,同办公室的6名医护人员陆续出现咳嗽症状。其中1人出现典型的百日咳症状:阵发性痉挛性咳嗽,咳后伴呕吐,有口唇青紫及窒息症状,口服克拉霉素及止咳药物进行治疗,持续用药7天后未见好转,10月29日至11月11日住院治疗。经专家会诊,初步诊断6人中4人为百日咳,随即采取隔离措施,并按百日咳进行治疗。该起院内医务人员百日咳聚集性发病、治疗及流行病学调查情况,见表6-3-4。

表6-3-4　医院内百日咳聚集性发病、治疗及流行病调查情况

病例	发病时间	临床表现	治疗情况	入户调查	回访调查
首例	9月23日	发热38℃,咳嗽69天,有呕吐	口服克拉霉素而后改为青霉素、中草药汤剂	有咳嗽症状,采集鼻咽拭子和血各1份	症状减轻
同事1	10月7日	痉挛性咳嗽13天	院内自制汤药(中药)	建议服用红霉素等药物,采集鼻咽拭子和血各1份	痊愈
同事2(典型)	10月29日	痉挛性阵咳20天、鸡鸣音、咳嗽后有呕吐、口唇青紫、窒息	口服克拉霉素用药7天,中草药汤剂,输液治疗	建议服用阿奇霉素和百日咳糖浆,采集鼻咽拭子和血各1份	症状减轻

病例	发病时间	临床表现	治疗情况	入户调查	回访调查
同事3	11月6日	痉挛性咳嗽20天	甘草片等止咳药	建议服用红霉素等药物,采集鼻咽拭子和血液标本各1份	痊愈

(四) 标本采集与实验室检测

于2010年11月10~12日对该4名医护人员进行血液标本及鼻咽拭子采集,均诊断为实验室确诊病例,见表6-3-5。

表6-3-5 某医院医护人员实验室检测结果

病例	血清 (IU/mL)		鼻咽拭子	诊断结论
	IgM	PT-IgG	PCR	
首例	–	176	–	实验室诊断病例
同事1	–	91	–	实验室诊断病例
同事2	–	220	–	实验室诊断病例
同事3	–	–	+	实验室诊断病例

注:抗PT-IgG>80IU/mL可诊断为近期感染。

(五) 结论

流行病学调查和实验室检测结果表明,这是一起院内医务人员百日咳聚集性发病疫情。首发病例为该院某科室医生,续发病例为科室内的同事,属于成人-成人的传播模式。导致此次院内聚集发病的原因为首发病例与其他人员的密切接触,即共同在一个办公室办公,办公室面积较小,人员密集,通风不良。成人百日咳病例发病症状多不典型,常不就诊,医生对百日咳尤其是成人百日咳警惕性不高,诊断意识不足,因此极易造成误诊、漏诊,延误诊治,而成为传染源,造成聚集发病。

(六) 经验总结

通过本次流行病学调查发现,对于特定场所的高危人群,应注意以下内容。

1. 加强发病人员的监测和报告,重视成人百日咳的发病,发现疑似或确诊百日咳病例时,在病例周围开展主动监测,做到早发现、早报告、早隔离、早治疗,对病例的密切接触者进行药物预防,必要时对周围易感人群实施应急接种。

2. 广泛开展预防百日咳知识宣传,增强人群的保护意识。

3. 开展特殊人群(如医护人员)的疫苗接种,使其本人及其接触的就诊患者得到有效的保护。

4. 可在医院的重点科室开展百日咳感染的监测,分析预防接种的成本-效益。

四、国外学校疫情调查及处理

案例分析4:韩国某小学一起百日咳暴发疫情调查

(一) 调查

2017年7月25日,韩国乌山市卫生厅通报一例实验室确诊百日咳患者,其为某小学学生。7月31日,又通报了第二例实验室确诊病例,其与第一例确诊病例在同一教室。在接下来的两周内,另外报告了两例在校学生百日咳鲍特菌检测结果呈阳性。8月16日,疾病预防控制中心工作人员在该小学开展了暴发疫情调查,进行了一项回顾性、非匹配的病例对照研究,以确定该起疫情的规模和此次传播的相关危险因素,防止出现更多的病例。病例组定义为在校学生于2017年6月9日(指示病例出现症状前3周)至2017年11月1日(最后一例病例出现症状后9周)期间出现咳嗽超过两周,伴有或不伴有阵发性咳嗽、鸡鸣声或咳嗽后呕吐,进一步通过实验室检测(PCR和/或分离培养)对病例进行分类。对照组定义为暴发疫情期间同一所学校的PCR为阴性的学生。

(二) 基本情况

指示病例自2017年6月29日起出现阵发性咳嗽,7月25日住院期间被确诊为百日咳。指示病例的感染来源未确定。截至8月16日,该小学新增6例百日咳病例,发病率为0.8%(全校852名学生中共有7例病例)。8月17日开始实施以学校和社区为基础的病例监测,并在省级实验室对收集的50个样本进行评估,最终又确定了2例百日咳病例。8月27日之后,再没有检测到其他病例。在9例病例中,有8例经PCR检测呈阳性,包括一年级1例、二年级和四年级各4例。百日咳暴发的最初阶段,指示病例确定后又额外发现的3例病例所在的二年级为受影响最严重的班级,这4例病例座位相互很近,分别位于教室的第二排和第三排。所有病例的平均年龄为8.6岁(最小7岁,最大10岁),其中3例为男性,6例为女性,且均有全程共5剂次的百日咳疫苗免疫史。有5例病例在学校有课外活动。距最后一次接种疫苗的平均时间为 4.4 年（最短 2.9 年，最长 6.0 年）。所有病例均有咳嗽症状，其中 1 例有咳嗽后呕吐症状，1 例有发热症状。8 例病例大环内酯治疗 7 天，仅 1 例病例住院进行治疗。

百日咳病例组和对照组在性别、年龄、百日咳疫苗接种剂次、学校课外活动参加次数和自最后一次接种疫苗的时间间隔方面均没有显著性差异，但两组间在同一课堂或同一课外活动的接触史有显著性差异。

（三）经验总结

此次疫情处置采取了多项措施控制百日咳的传播。

1. 所有病例在完成抗生素治疗前，禁止参加学校和课外活动。

2. 要求所有病例家庭成员均进行预防性抗生素治疗（大环内酯类抗生素治疗 5 天）。

3. 为了及时发现新增病例，市公共卫生部门在学校和社区设置了每日咳嗽症状监测。在实施主动搜索的第 1 周，对 10 名学生（占全校学生总数的 1.2%）进行了评估。在接下来的几周内，有咳嗽症状的学生数量从第 2 周的 30 名下降到第 3 周的 2 名。

4. 要求有呼吸道症状的学生佩戴口罩，直至实验室检测确认为 PCR 阴性。

5. 禁止学校在百日咳暴发疫情期间组织课外活动、野外旅行和体育活动。

6. 建议所有在校学生严格做好个人手卫生，包括经常洗手和避免与患者的任何接触。

五、国外医疗机构疫情调查及处理

案例分析 5：美国某医院一起百日咳暴发疫情

（一）调查

1999 年 9 月 8 日，一名在拥有 138 张床位的县医院工作的麻醉护士被诊断为百日咳临床病例。由于该麻醉护士在感染期间未被确诊的阶段仍在工作岗位，因此其他外科医护人员和当时接受过外科手术的患者均接触到了百日咳鲍特菌。该指示病例出现了急性阵发性咳嗽、咳嗽后呕吐和导致意识丧失的呼吸暂停，疾病预防控制中心工作人员于 9 月 9 日开展了暴发调查。

（二）基本情况

53 名医务人员接受了调查，包括 15 名外科医生和 38 名外科相关工作人员。共有 12 名医务人员的症状符合百日咳临床诊断病例，其中有 11 名为外科相关工作人员,仅 1 名为外科医生,其他 41 名医务人员为非病例。该 12 名病例的年龄中位数为 46 岁(最小 42 岁,最大 54 岁),其中有 9 名为女性,此次暴发疫情持续了 3 个月。

(三) 发病情况

12 名病例的咳嗽持续时间中位数为 27 天(最短 20 天,最长 120 天),10 人出现了阵发性咳嗽,7 人报告有咳嗽后呕吐,5 人报告有呼吸暂停(定义为咳嗽发作后暂时停止呼吸),3 人报告有吸气性呼吸音。指示病例在 3 次呼吸暂停发作后报告意识丧失。41 名非病例均未出现阵发性咳嗽、咳嗽后呕吐、呼吸暂停或吸气性呼吸音。12 名百日咳病例和 41 名非病例在手术职责、性别或年龄方面均无显著性差异,而在咳嗽持续时间、阵发性咳嗽、咳嗽后呕吐、呼吸暂停和吸气性呼吸音方面均观察到了显著性差异。

(四) 实验室检测

10 名医务人员(6 名病例和 4 名非病例)的鼻咽拭子标本进行了 PCR 和细菌分离培养检测,其中 2 名病例(包括指示病例)和 1 名非病例通过 PCR 检测到百日咳鲍特菌,但未从任何鼻咽拭子标本中分离到百日咳鲍特菌。16 名医务人员(10 名病例和 6 名非病例)的血清标本进行抗体检测,其中 6 名病例(包括指示病例)的抗 PT-IgG 均大于 94EU 的阳性判定值(中位值为 332EU,最小 112EU,最大 839EU),表明近期感染百日咳,该 6 名阳性病例均出现阵发性咳嗽、喘息音或呼吸暂停,有 3 人出现咳嗽后呕吐。另外 4 名阴性病例有 2 人刚到抗体检测水平(1EU、2EU),有 2 人到中度升高水平(33EU、51EU)。6 名非病例的 PT-IgG 均小于 22EU,其中 3 人有咳嗽症状 5~7 天,3 人无咳嗽症状。

(五) 口罩使用情况

12 名病例中的 9 人在手术期间照顾过患者,其中的 7 人报告自身在接近患者时总是佩戴外科口罩,另外 2 人报告自身虽佩戴口罩但经常在术前患者谈话或恢复室进行麻醉后检查时摘下口罩。9 名经常与患者面对面工作的百日咳病例在手术期间与患者相处的时间中位数为 50 分钟。另外 3 名病例均是手术管理医务人员,与患者的接触很少,并报告自身从来不佩戴口罩。病例和非病例的口罩使用频率之间没有显著性差异。

(六) 抗生素治疗

咳嗽后 21 天内开始抗生素治疗的有 9 人,其中 2 人接受红霉素治疗,3 人接受阿奇霉素治疗,2 人接受克拉霉素治疗,2 人接受磺胺甲唑-甲氧苄啶治疗,该 9 名病例中的 4 人接受了第二疗程的抗生素治疗。其余 3 名病例有 2 人在咳嗽发作后 21 天以上(64 天、93 天)开始抗生素治疗,另外 1 人未进行抗生素治疗。在接触过病例的外科医护人员中,4 人有短暂的咳嗽(不超过 7 天)。在整个暴发期间,被调查的 53 名医护人员中有 37 人(占 70%)没有出现临床症状,而在这 37 人无症状的医护人员中有 25 人(占 68%)接受了预防性抗生素治疗。

(七) 院内传染给患者

共有 146 名患者接受了手术治疗,并由一名具有传染性的百日咳手术团队的成员照顾。调查了其中的 120 名患者,均未报告自身或其家人出现类似百日咳症状,均未接受过抗生素治疗,5 名患者报告咳嗽持续时间少于 2 周,是在潜在暴露后超过 21 天出现的咳嗽症状,且均不符合百日咳临床诊断病例的定义。

(八) 经验总结

本起暴发疫情,采取了以下控制措施。

1. 提醒医务人员向感染控制部门报告任何咳嗽症状疾病。

2. 为接触过百日咳病例的医务人员提供预防性抗生素治疗。

3. 会见当地新闻媒体,并通知当地和邻近区县卫生部门关于此次暴发疫情的相关信息。

4. 向医务人员发送关于百日咳标本采集的信函。

5. 批准使用成人百日咳疫苗。

6. 制订医疗机构环境下的呼吸卫生和咳嗽礼仪制度,以预防医院内百日咳传播。

7. CDC 和医疗保健感染控制实践咨询委员会制订了医务人员感染控制指南,以指导在遇到咳嗽症状持续 7 天或更长时间患者的行为。建议对百日咳进行早期诊断和治疗,对感染患者采取飞沫预防措施,医务人员在感染期间休假,并对接触过的人使用抗生素进行药物预防。

六、国外家庭疫情调查及处理

案例分析 6:巴西一起家庭百日咳暴发疫情

(一) 调查

2003 年转诊到巴西一家医院的百日咳病例数显著增加。为此,疾病预防控制部门专门设立调查项目,将出现与百日咳症状一致的儿童集中到巴西一家医科大学医院,其为传染病哨点监测医院。

(二) 基本情况

287 名 11.5 岁以下疑似百日咳的儿童被转诊到该监测医院的儿科传染病服务中心。这些儿童中有 179 人未接种或少于 3 剂次百日咳疫苗接种,88 人接种了 3 或 4 剂次,20 人的父母或监护人未提供其孩子的百日咳疫苗接种情况。有 51 例疑似百日咳病例通过分离培养或流行病学关联得到证实,57 户家庭成员与这 51 例确诊病例有同一处所内的多次接触,因此对居住在这 57 户家庭内且近期有咳嗽症状的父母或其监护人进行了调查。

57 户家庭中有 51 户家庭中均至少有 1 例百日咳实验室确诊病例,其余 6 户家庭中与实验室确诊病例有流行病学联系。57 户家庭共有 349 人居住,其中有 190 人(占 54.4%)小于 19 岁,159 人(占 45.6%)在 19 岁或以上(视为成年人)。由于 22 户家庭成员的信息不全将其排除研究,最终纳入 150 名成年人进行调查,其中有 106 人(占 70.7%)的年龄介于 19~39 岁,家庭暴发中的成人百日咳病例为 32 例,占成年家庭成员的 21.3%,15 例为原发性病例,17 例为继发性病例。在 17 例继发性病例中,12 例的年龄介于 19~39 岁,5 例的年龄超过 39 岁。64.17%(11/17)的继发病例发生在原发病例 >10 岁的家庭中,其中原发病例为成人的占 35.3%(6/17);23.5%(4/17)的继发病例发生在原发病例 <6 月龄的家庭。原发性病例为 7 月龄至 5 岁且已接种疫苗的儿童家庭有 14 户,均没有成年人感染百日咳。在 1/4 的家庭暴发中,感染是由成年人引入家庭的,这些成年人包括父母、叔叔、阿姨和祖父母。

患有百日咳的 32 例成年人中,有 22 例报告咳嗽至少持续两周,并伴有至少 1 种百日咳相关症状:阵发性咳嗽、吸气性呼吸音和咳嗽后呕吐。另外 10 例报告咳嗽至少持续两周。在家中的孩子被诊断出患有百日咳之前,没有成年人被诊断出患有百日咳。

(三) 经验总结

19~39 岁成年人在家庭内百日咳传播方面发挥着重要作用,因此,推荐青少年和成人接种含百日咳成分的疫苗。

综上所述,成人百日咳病例发病症状多不典型,多数人对此病缺乏主动意识,极易造成误诊、漏诊,延误诊治,而成为传染源,造成聚集发病或暴发流行。因此,对疑似百日咳病例的密切接触人群应主动监测,及时发现其传染源和续发病例。加强健康教育,提高群众对百日咳的认知水平。同时,也应加强医院医生的百日咳诊断水平,减少误诊、漏诊。在对儿童实施普遍免疫规划的基础上,可考虑推荐在青少年和与婴幼儿密切接触的成年人中进行含百日咳成分疫苗的预防接种,从不同年龄阶段控制百日咳的发病。

附表   百日咳监测病例个案调查表

病例编码□□□□□

一、病例基本情况

1. 患者姓名:_____

2. 患者性别   ①男   ②女   □

3. 出生日期:_____年____月____日   ____岁____月   □□□□/□□/□□

4. 家长姓名(儿童病例需填写):_____

5. 联系电话:_____

6. 病例户口类型   ①本区   ②本市   ③外省_____来津时间:_____   □

7. 家庭住址:_____

8. 职业类别:①散居儿童   ②托幼儿童   ③小学生   ④其他_____   □

   学校或单位名称和地址:_____

二、临床症状和体征

1. 发病日期:_____年____月____日   □□□□/□□/□□

2. 初诊日期:_____年____月____日   □□□□/□□/□□

3. 初诊单位:_____

4. 确诊日期:_____年____月____日   □□□□/□□/□□

5. 确诊单位:_____

6. 报告日期:_____年____月____日   □□□□/□□/□□

7. 报告单位:_____

8. 住院日期:_____年____月____日   □□□□/□□/□□

9. 住院单位:_____

10. 出院日期:_____年____月____日   □□□□/□□/□□

11. 发热   ①有   体温____℃②无   ③不清楚   □

12. 痉挛性咳嗽   ①有   持续____天   ②无   ③不清楚   □

13. 吸气性呼吸音(高亢鸡鸣音)   ①有   ②无   ③不清楚   □

14. 呕吐   ①有   ②无   ③不清楚   □

15. 口唇青紫   ①有   ②无   ③不清楚   □

16. 窒息   ①有   ②无   ③不清楚   □

17. 其他_____

18. 合并症   ①有:a.支气管肺炎   b.百日咳脑病   c.其他   ②无

续表

19. 既往史　①有:a.佝偻病　b.营养不良　c.其他疾病　②无

20. 抗生素治疗　①有　药物＿＿＿＿＿开始使用日期＿＿＿＿＿　用药＿＿天

　　　　　　　　②无　③不清楚　　　　　　　　　　　　　　　　　　□

三、实验室资料

1. 患者培养皿采集　　　①是　采样日期＿＿＿＿＿　　②否　　　　　□

2. 细菌培养　　　　　　①开展　结果＿＿＿＿＿　　②未开展　　　　□

3. 患者鼻咽拭子采集　　①是　采样日期＿＿＿＿＿　　②否　　　　　□

4. PCR 检测　　　　　　①开展　结果＿＿＿＿＿　　②未开展　　　　□

5. 患者血标本采集　　　①是　＿＿＿＿年＿＿月＿＿日　②否　　　　□

　　　　WBC 总数＿＿＿＿＿淋巴＿＿＿%　中性＿＿＿%　检测日期＿＿＿＿＿

6. PT-IgG 检测　　　　　① 开展　结果＿＿＿＿＿　　②未开展　　　□

7. 双份血抗体≥4 倍增长　①开展　结果＿＿＿＿＿　　②未开展　　　□

四、疫苗接种史

1. 含百日咳成分疫苗接种剂次数:

①0 剂　②1 剂　③2 剂　④3 剂　⑤≥4 剂次　⑥不详　　　　　　□

未接种原因＿＿＿＿＿＿＿＿＿＿＿＿＿＿＿＿

2. 如接种过,第 1 剂接种日期:＿＿＿＿年＿＿＿月＿＿＿日　疫苗种类:＿＿＿＿＿＿＿

　　　　　　第 2 剂接种日期:＿＿＿＿年＿＿＿月＿＿＿日　疫苗种类:＿＿＿＿＿＿＿

　　　　　　第 3 剂接种日期:＿＿＿＿年＿＿＿月＿＿＿日　疫苗种类:＿＿＿＿＿＿＿

　　　　　　第 4 剂接种日期:＿＿＿＿年＿＿＿月＿＿＿日　疫苗种类:＿＿＿＿＿＿＿

　　　　　　第 5 剂接种日期:＿＿＿＿年＿＿＿月＿＿＿日　疫苗种类:＿＿＿＿＿＿＿

五、流行病学资料(调查发病前 21 天内情况)

1. 与同样病例有无接触　①有　②无　　　　　　　　　　　　　　　□

2. 如有接触,接触方式为　①同住　②同单位　③同班级　④其他＿＿＿＿＿　□

3. 密接人员填写至下表

百日咳病例密接人员登记表

编号	姓名	性别	年龄	与患者关系	出现症状时间	主要临床表现	标本采集		采样时间
							血液	鼻咽拭子	

续表

六、病例分类与随访

1. 病例最后分类

①确诊(实验室诊断/流行病学联系病例) ②临床诊断 ③排除 □

2. 疫情性质 ①散发 ②聚集发病 首发病例编码:_____ 首发姓名:_____ □

3. 临床转归 ①痊愈 ②好转 ③死亡 □

4. 有无续发病例①有 人数_____ 关系_____ ②无 □

5. 备注:_____

调查者:_____ 回访者:_____

调查者单位:_____ 回访者单位:_____

调查日期:_____年___月_____ 回访日期:_____年___月_____

参 考 文 献

[1] 黄海涛,张颖.中国百日咳的监测现状及其流行特征[J].中华实用儿科临床杂志,2017,32(22): 1685-1688.

[2] 黄海涛,高志刚,刘勇,等.天津市百日咳不同聚集发病类型的传播特征研究[J].疾病监测, 2014,29(7):540-543.

[3] 聂丹文,聂富,郭芳,等.2016年湖北省随州市一起成人百日咳传播导致家庭聚集性发病的调查 报告[J].疾病监测,2017,32(2):171-173.

[4] HUANG H,GAO P,GAO Z,et al. Abigpertussis outbreak in a primary school with high vac cination coverage in northern China:Anevidence of the emerging of the disease in China [J].Vaccine,2018,36(52):7950-7955.

[5] 孙正义,郭立春,姜广启.2012年天津市西青区一起百日咳家庭聚集性发病的调查[J].中华预 防医学杂志,2014,48(3):225-226.

[6] 刘美真,陈经雕,潘雪梅,等.一起疑似百日咳家庭聚集性疫情的实验室检测及应急处置[J].华 南预防医学,2016,42(6):574-576.

[7] 袁飞,姚敏芳.浅谈学校急性呼吸道传染病控制[J].上海预防医学,2007,19(11):574-576.

[8] 李薇,黄海涛,刘勇,等.一起院内医务人员百日咳聚集性发病的流行病学调查[J].中国生物制 品学杂志,2012,25(8):1021-1022.

[9] RYUS,KIMJJ,CHENMY,et al. Outbreak in vestigation of pertussis in a nelemen tary school:acase-control study among vaccinated students [J].Clin Exp Vaccine Res, 2018,7(1):70-75.

[10] PASCUAL F B,MCCALL C L,MCMURTRAY A,et al. Outbreak of pertussis among health care worker sina hospital surgical unit [J]. In fect Control Hosp Epidemiol,

2006,27(6):546-552.

[11] BAPTISTA P N,MAGALHÃES V S,RODRIGUES L C. The role of adults in household outbreaks of pertussis [J]. Int J In fect Dis,2010,14(2):e111-114.

[12] 刘晓川,常利民.一起百日咳家庭聚集性发病的流行病学调查[J].中国城乡企业卫生,2014, 29(5):55-56.

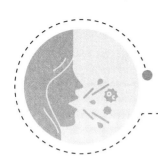

缩略词

缩略词	英文	中文
AC	adenylate cyclase	腺苷酸环化酶
ACIP	Advisory Committee on Immunization Practices	美国免疫接种实践咨询委员会
ACV	acellular vaccine	无细胞疫苗
ACT	adenylate cyclase toxin	腺苷酸环化酶毒素
ADEM	acute disseminated cerebrospinal meningitis	急性播散性脑脊髓膜炎
AEFI	adverse events following immunization	预防接种后不良事件 我国称为疑似预防接种异常反应
aP	acellular pertussis vaccine	无细胞百日咳疫苗
B. pertussis	Bordetella pertussis	百日咳鲍特菌
B-G	Bordet-Gengou	鲍-金
Bopv	bivalent live attenuated oral polio vaccine	二价口服脊灰减毒活疫苗
Bpphu	human B.para pertussis	人副百日咳鲍特菌
Bppov	ovine B.para pertussis	羊副百日咳鲍特菌
Camp	cyclic adenosine monophosphate	环腺苷酸
CBER	Center for Biologics Evaluation and Research	美国生物制品评审与研究中心

CHO	Chinese hamster ovary cells	中国仓鼠卵巢细胞
CI	confidence interval	置信区间
COVID-19	Coronavirus disease 2019	新型冠状病毒感染
CPI	China Pertussis Initiative	中国百日咳行动计划
Cq	quantification cycle	定量循环数
Ct	cycle threshold	循环阈值
DFA	direct immunofluorescence assay	直接免疫荧光抗体试验
DNT	dermonecrotic toxin	皮肤坏死性毒素
DT	diphtheria toxin	白喉毒素
DTaP	diphtheria, tetanus, acellular pertussis vaccine	无细胞百白破疫苗
DTP	diphtheria, tetanus, pertussis vaccine	百白破疫苗
DTwP	diphtheria, tetanus, whole-cell pertussis vaccine	全细胞百白破疫苗
ECMO	Extracorporeal membrane oxygenation	体外膜氧合器
ED_{50}	50% effective dose	半数有效量
ELISA	enzyme-linked immunosorbent assay	酶联免疫吸附测定
ELSO	extracorporeal life support organization	体外生命支持组织
EPI	expanded program on immunization	扩大免疫规划
FDA	Food and Drug Administration	美国食品药品监督管理局
FHA	filamentous hemagglutinin	丝状血凝素
FIM	fimbriae	菌毛
GBS	Guillain-barre syndrome	吉兰-巴雷综合征

GI	generation interval	代际间隔
GMT	geometric mean titer	几何平均滴度
GPCR	g-protein coupled receptors	G 蛋白偶联受体
GPI	Global Pertussis Initiative	全球百日咳协作组
HBV	Hepatitis B Virus	乙型肝炎（乙肝）病毒
HepB	Hepatitis B vaccine	乙型肝炎（乙肝）疫苗
HGT	horizontal gene transfer	基因水平转移
HHE	hypotonic-hyporesponsive episode	低反应低张力状态
Hib	haemophilus influenzae type b	b 型流感嗜血杆菌
HRM	high-resolution melting	高分辨熔解曲线
IFN	interferon	干扰素
IL	interleukin	白细胞介素
IOM	Institute of Medicine	美国医学研究所
IPV	inactivated polio vaccine	脊髓灰质炎灭活疫苗
IQR	inter-quartile range	四分位数间距
IS	insertion sequence	插入序列
IVIG	intravenous immunoglobulin	静脉用免疫球蛋白
LAMP	loop-mediated isothermal amplification	环介导等温扩增技术
LD_{50}	median lethal dose	半数致死量
LOS	lipooligosaccharide	脂寡糖
LPS	lipopolysaccharide	脂多糖
M	median	中位数
MAPT	multicenter acellular pertussis vaccine clinical trial	多中心无细胞百日咳疫苗临床试验
MIC	minimum inhibitory concentration	最低抑制浓度

MIT	mouse immunogenicity test	小鼠免疫原性检测
MLST	multi-locus sequence typing	多位点序列分型
mPAP	mean pulmonary artery pressure	平均肺动脉压
NEDSS	National Electronic Disease Surveillance System	国家电子疾病监测系统
NETSS	National Electronic Telecommunications System for Surveillance	国家电子通信监测系统
NK	natural killer	自然杀伤
NO	nitric oxide	一氧化氮
OD	optical density	光密度
OMP	outer membrane protein compound	脑膜炎球菌外膜蛋白
PAGE	polyacrylamide gel electrophoresis	聚丙烯酰胺凝胶电泳
PAH	pulmonary arterial hypertension	肺动脉高压
PBS	phosphate buffer saline	磷酸缓冲盐溶液
PCR	polymerase chain reaction	聚合酶链式反应
PRN	pertactin	百日咳黏附素
PRP	polyribosylribitol phosphate	多聚磷酸核糖
PT	pertussis toxin	百日咳毒素
PVRI	pulmonary vascular resistance index	肺血管阻力指数
R	reproduction number	再生系数
R_0	basic reproduction number	基本再生数
RAD	right atrium transverse diameter	右心房横径
Re	effective reproduction number	有效再生数
SARS	severe acute respiratory syndrome	严重急性呼吸综合征

SD	standard deviation	标准差
SMZ-TMP	sulfamethoxazole- trimethoprim	磺胺甲噁唑-甲氧苄啶
SNP	single nucleotide polymorphism	单核苷酸多态性
T3SS	Type Ⅲ secretion system	Ⅲ型分泌系统
TCT	tracheal cytotoxin	气管细胞毒素
Tdap	tetanus toxoid, reduced diphtheria toxoid and acellular pertussis combined vaccine	白喉和百日咳抗原减量的百白破疫苗
Td	tetanus and diphtheria toxoids	破伤风及白喉类毒素
T_g	generation time	代际时间
Tr cell	regulatory T cell	调节性 T 细胞
TT	tetanus toxin	破伤风毒素
VAERS	vaccine adverse event reporting system	疫苗不良事件报告系统
WBC	white blood cell	白细胞
WHO	World Health Organization	世界卫生组织
wP	whole-cell pertussis vaccine	全细胞百日咳疫苗